DIE BRUCELLOSE ALS ANTHROPO-ZOONOSE

FEBRIS UNDULANS

EINE ZUSAMMENFASSENDE DARSTELLUNG FÜR ÄRZTE UND TIERÄRZTE

VON

W. LÖFFLER
DIREKTOR DER MED. UNIV.-KLINIK
ZÜRICH

D. L. MORONI
MEDIZINISCHE UNIVERSITÄTS-KLINIK
ZÜRICH

W. FREI
EHEM. DIREKTOR DES VET.-PATH.-INST.
DER UNIVERSITÄT ZÜRICH

MIT 67 ABBILDUNGEN

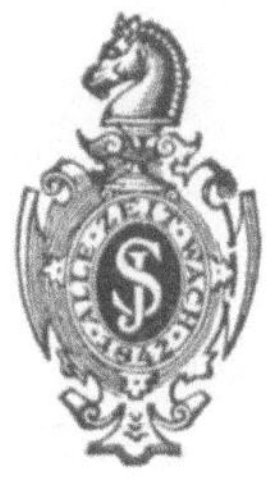

SPRINGER-VERLAG BERLIN HEIDELBERG GMBH
1955

ISBN 978-3-540-01941-1   ISBN 978-3-642-92651-8 (eBook)
DOI 10.1007/978-3-642-92651-8

Vorwort.

Im Rahmen einer zusammenfassenden Darstellung für das Handbuch der inneren Medizin (Infektions-Band) hatten zwei von uns die *Brucellose des Menschen* bearbeitet. Dabei ergaben sich einige sehr interessante *Forschungsaufgaben,* von denen eine durch enge Zusammenarbeit der Medizinischen Universitätsklinik sowie des Veterinär-Bakteriologischen Universitäts-Institutes in Zürich sehr weit vorwärts getrieben werden konnte und zu bedeutsamen Ergebnissen in der *Diagnostik* führte. Wir meinen: die Frage der *inkompletten Antikörper* bei der Brucellose und ihre Erkennung durch den *Blocking-Test* und durch den von uns verwendeten modifizierten *„Brucella-Coombs(-Antiglobulin)-Test"*.

Ermutigt einerseits durch diese glückliche Zusammenarbeit von Humanmedizin und Veterinärmedizin, verpflichtet andererseits durch den Charakter der *Brucellose als Anthropo-Zoonose,* entschlossen wir uns zur Herausgabe des vorliegenden Buches als *erweiterte,* unseren eigenen neuen Ergebnissen Rechnung tragende *Darstellung* mit *Einschluß* einer umfassenden Bearbeitung der *Brucellose der Tiere* durch einen *Vertreter der Veterinärmedizin,* zumal bis heute in der deutschsprachigen und auch anderssprachigen Literatur ein derartiges *Gemeinschaftswerk* über die *Brucellose* nicht bestand.

Epidemiologisch interessierte die Frage besonders, in welchem Ausmaße die *Konsumentenmischmilch* einer großen Stadt *Brucellen* enthält. Mehrjährige serobakteriologische Kontrolluntersuchungen der Milch der Stadt Zürich zeigten, daß die *Euterbrucellose* der Kühe im Kanton Zürich *30fach höher* ist als die heute bei uns selten gewordene *Eutertuberkulose. Die Brucellosesanierung der Rinderbestände zum Schutze der Mischmilchverbraucher wird zu einer dringenden Notwendigkeit.* Die wissenschaftlichen Unterlagen hierzu soll unter anderem das vorliegende Buch liefern.

Bei der *antibiotischen Therapie der Brucellose* sind neue wichtige Gesichtspunkte zu beachten, besonders bei derjenigen der *therapieresistenten, chronischen Brucellosen.* Wasserunlösliche amphotere *Tetracycline* (Terramycin, Aureomycin, Achromycin) führen vielleicht in naher Zukunft zu neuen Ausblicken in der *Therapie* der menschlichen und auch der tierischen *Brucellosen.*

Dank des Entgegenkommens und der Großzügigkeit des Springer-Verlages konnte dieses Buch mit zahlreichen, teils mehrfarbigen Abbildungen und verschiedenen Übersichtstabellen in hervorragender Ausführung ausgestattet werden.

Nicht zuletzt möchten wir noch Frl. M. Lévy, Frl. H. Hudecek, Fr. R. Jeanneret und Fr. L. Heinzelmann für die Schreibhilfe sowie Herrn A. Walch und Frl. A. Günter für den Literatur-Dienst danken.

Zürich, im März 1954. **Die Autoren.**

Inhaltsverzeichnis.

Inhaltsverzeichnis.   V

Verzeichnis der Abbildungen.

Verzeichnis der Tabellen.

I. Definition und Geschichtliches.

Verschiedene ätiologisch und epidemiologisch sehr nahe verwandte Infektionen septischen Charakters, die als *Tier*krankheiten wegen ihrer großen Verbreitung von eminenter Bedeutung, jedoch auch in der *menschlichen* Pathologie nicht weniger wichtig sind, werden heute zweckmäßigerweise als Brucellosen zusammengefaßt nach Bruce, dem Erstentdecker der sehr kleinen Coccobacillen, die diesen Krankheiten zugrunde liegen.

Der *typische Fieberverlauf* der *akuten* Brucellainfektion gab dieser Krankheitsgruppe den sehr glücklichen klinischen Namen *Febris undulans* (F. u.), ergänzt durch geographische und Eigennamenhinweise, wie F. u. *Melitensis* Bruce (Brucellosis typo caprino s. ovino), F. u. *abortus Bang* (Brucellosis typo bovino) und F. u. suis Traum[1] (Brucellosis typo porcino).

Weitere Namen sind: Melitococcie, endemische Bacillococcie, Febris remittens simplex, F. continua simpl., F. typhoides atypica, F. typh. intermittens, F. typh. recurrens, Typhomalaria, Tuberculosis mediterranea usw. Die geographische Bezeichnung präjudiziert eine örtliche Gebundenheit der Infektion, die nur sehr bedingt besteht, der Hinweis „abortus" eine Tatsache, die dem Wesen der Brucellose des Menschen als Allgemeinkrankheit nicht gerecht wird.

Für die *klinische* Nomenklatur schlagen wir vor: *F. u. Bruce für die caprine, F. u. Bang für die bovine und F. u. Traum für die porcine Menschenbrucellose.*

Das klinische Bild der Brucellose als Krankheit des Menschen ist erst in neuerer Zeit ätiologisch und pathogenetisch scharf umrissen worden, im Gegensatz zu dem schon lange bekannten Krankheitsbild der tierischen Brucellose. Allerdings finden wir in den ältesten medizinischen Überlieferungen bereits Krankheitsbilder beschrieben, die retrospektiv recht gut als undulierendes Fieber von anderen fieberhaften Zuständen abgegrenzt werden könnten. Schon um 1800 wird ein remittierendes Fieber auf *Malta* beschrieben, wahrscheinlich eine mit dem heutigen Maltafieber identische Krankheit. Marston führt 1863 für dieses Krankheitsbild den Namen Mittelmeerfieber ein. Bruce kommt jedoch das große Verdienst zu, die Krankheit 1887 durch Isolierung des Erregers — von ihm *Micrococcus Melitensis*[2] genannt — hinsichtlich der Ätiologie eindeutig erfaßt zu haben, ohne allerdings damals schon die epizootische Natur der Krankheit voll erkannt zu haben.

Weitere bedeutende historische Daten in der Erkennung der Brucellose:

1896 Entdeckung des *Bact. abortus* als Erreger des seuchenhaften Verwerfens der Kühe durch Bang und Stribolt;

1897 Auffindung einer diagnostischen Agglutinationsprobe durch Wright und Smith;

1905—1907 Erkennung des Maltafiebers als Epizoonose (Maltaziege) durch umfassende Untersuchungen der britischen Kommission zur Erforschung des Mittelmeerfiebers;

1911 erstmaliger sicherer Nachweis von Bang-Bacillen in der Kuhmilch durch Schroeder und Cotton;

1914 Beschreibung eines seuchenhaften Verwerfens der *Schweine* mit Nachweis von Brucellen im toten Schweinefetus durch Traum;

---

[1] Nomenklatur in USA. häufig, da Traum 1914 in USA. als erster Brucellaerreger im Fetus eines abortierenden Schweines nachgewiesen hat, deren Typendifferenzierung allerdings erst später Huddleson gelang.

[2] Die Bewohner der Insel haben Verwahrung eingelegt gegen die Verwendung des Namens Malta im Zusammenhang mit der Krankheit. *Geographisch* ist dies gewiß berechtigt.

1917 Entdeckung der weitgehenden morphologischen und serologischen Übereinstimmung des Micrococcus Melitensis und des Bac. abortus Bang durch Miss EVANS;

1924 Züchtung von Bang-Bacillen aus dem Blut von Menschen, die nach Genuß roher BANG-Kontaminierter Milch erkrankt waren, durch KEEFER in USA. (1924) und DUNCAN in *Südafrika* (1924);

1927 Nachweis von 89 Fällen von Menschen-Bang in Dänemark durch KRISTENSEN mittels des Agglutinationstestes;

1930 erstmaliger Nachweis beim Menschen durch LÖFFLER zusammen mit v. ALBERTINI der typischen Bang-Granulome in der operativ entfernten Milz und in dem probeexcidierten Leberstück eines Landwirtes mit F. u. Bang.

Die Brucellosen, für ALESSANDRINI und PACELLI „*un pericolo sociale*", für CH. NICOLLE „*une maladie de l´avenir*", verdienen ohne Zweifel die volle Aufmerksamkeit des Arztes. Besonders zweckmäßig ist eine Zusammenarbeit zwischen Arzt und Tierarzt im Hinblick auf eine erfolgreiche Prophylaxe. Es handelt sich um eine Krankheit der Gegenwart, die aber bald der *Vergangenheit* angehören sollte.

II. Die Brucellose der Tiere.

Allgemeines.

Einleitung. Wie andere Krankheiten, so war auch die Verwerfensseuche bei der Symbiose des Menschen mit den Haustieren von alters her bedeutsam (s. Abb. 1, Antonius der Einsiedler, Schutzpatron der Haustiere und der Schweinehirten). Berichte über epizootischen Abortus (der möglicherweise, aber nicht sicher — da noch andere infektiöse Ursachen bekannt sind, Spirillen, B. pyogenes, Trichomonaden — brucellärer Ätiologie war) finden sich aus England (MOSCALL 1567, WHITE 1801, LAWRENCE 1805, HULL in „Complete Farmer" 1807, SKELLET 1808, CLATER 1815, welche die kontagiöse Natur der Krankheit erkannten; Literatur bei LÖFFLER, auch GLEESON), Deutschland (1777 künstliche Übertragung durch Eihautmaterial, BRAUER 1873, FRANK 1876, LEHNER 1878), Frankreich (VATEL 1829), aus der Schweiz (STREBEL 1884). NOCARD machte 1886 und 1888 Mitteilungen über einen im Fetus, im Fruchtwasser und in den Cotyledonen aufgefundenen Mikroorganismus. 1895 beschäftigten sich die Royal Agricultural Society of England und die Zentralgesellschaft der dänischen Tierärzte mit dem seuchenhaften Verwerfen des Rindes. Endgültige Erkennung des Erregers der Rinderbrucellose durch BANG und STRIBOLT 1896.

Geographische Verbreitung. Brucellosen findet man bei Tieren ungefähr auf der ganzen Erde, allerdings mit ungleicher Dichte und Schwere, unter den Haustieren bei Rind, Schaf, Ziege, Büffel, Zebu, Kamel, Rentier, Schwein, Pferd, Hund, Katze, sowie beim Hausgeflügel, unter den Wildtieren bei der Gemse. Alle diese Tierarten kommen als Gefahrenquelle für den Menschen, wenn auch in sehr verschiedenem Ausmaße, in Abhängigkeit von der Kontaktmöglichkeit und von der Beschäftigung des Menschen mit Tieren und Tiermaterial in Frage.

Ätiologie. Br. bovis kommt vornehmlich beim Rind, Br. suis beim Schwein, Br. Melitensis bei der Ziege vor. Das Rind ist am anfälligsten für Br. bovis, das Schwein für Br. suis, Ziege und Schaf für Br. Melitensis. Grundsätzlich sind alle 3 Haupttypen pathogen für sämtliche wichtigsten Haustierarten wie Rind, Ziege, Schaf, Pferd, Schwein, Hund und Katze, so daß der Mensch von diesen allen mit jedem Typus angesteckt werden kann. (Br. Melitensis in Iowa bei Rindern und Schweinen, STEELE 1949; Br. abortus und Melitensis bei Schweinen, JORDAN und BORTS 1946; McCULLOUGH und Mitarbeiter 1949, DAMON und SCRUGGS 1950; Br. Melitensis bei Kühen, CASTANEDA 1950). „It is obvious that brucellosis of man is the most important disease in the United States transmitted from animals to man" (*National Brucellosis Committee* 1952).

Die Erreger. HUDDLESON beschreibt 1951 18 kulturell unterscheidbare Varianten der Dissoziation von Br. abortus, 34 von Br. suis und 19 von Br. Melitensis, die sich puncto Morphologie der Kolonien, physikalische Eigenschaften der Zellen (Stabilität der Suspension in Kochsalz und Akriflavinlösung), Agglutinabilität, Agglutininproduktion und Virulenz unterscheiden. Die Aufspaltung von S- (smooth) Typen in Varianten findet in vitro und in vivo statt. Die R- (rough) Stämme sind weniger pathogen als S und verschwinden früher — in einigen Wochen, selten erst nach 7—8 Wochen — aus dem Versuchstier, die M- (Mucoid-) Varianten nach 3—4, seltener nach 9 Wochen (HUDDLESON 1947, JONES und BERMAN 1941). Eine Intermediärvariante von Br. bovis, Stamm 45/20 (McEWEN und PRIESTLEY 1938) hält sich im Meerschweinchen bis zu 13 Wochen (McEWEN 1940). Sie verursacht in trächtigen Tieren Abortus, wonach S-Formen herausgezüchtet werden können. Wenn aber nichtträchtige Tiere mit Stamm 45/20 vacciniert und zu verschiedenen Zeiten getötet werden, so zeigen die Kulturen Eigenschaften der Virulenz, Antigenität und Kulturbedürfnisse, welche nicht dem Mutterstamm 45/20 entsprechen (EDWARDS und Mitarbeiter 1945). Die Mucoidvarianten von Br. bovis, suis und Melitensis sind für Meerschweinchen weniger virulent als die S-Ausgangstypen. Sie persistieren im Versuchstier 1—9 Wochen, verursachen Abscesse des Nebenhodens, Hodenatrophie, Splenomegalie und mäßige Lymphadenitis. Bei einigen Stämmen ist Rückkehr der M- zu S-Eigenschaften im Tierkörper beobachtet worden. Nach

Injektion von Gemischen von M- mit S-Formen bei Meerschweinchen verschwindet die M-Variante schneller und die S - Variante allein persistiert (smooth selecting factor of the serum, BRAUN und HAUGE 1948, JONES und BERMAN 1950). Im Kaninchen erzeugen intravenös eingespritzte S - Stämme wie auch die R- und M-Varianten Agglutinine, und zwar entstehen nach Injektion von R und M nicht nur homologe Agglutinine, sondern auch solche gegen S, woraus geschlossen wird, daß die R- und M-Stämme auch S-Antigene enthalten (WARNER, JUANITA und HUDDLESON 1951).

Die praktische Bedeutung dieser Variantenstudien liegt einmal darin, daß sie die Verschiedenheiten der Pathogenität und Antigenität auch innerhalb der 3 Haupttypen der Brucellen erklären, zum andern in der Möglichkeit, die eine oder andere Variante (z. B. M) zu Immunisierungszwecken zu verwenden.

Infektionsmodus. Die Brucellen gelangen peroral, percutan, conjunctival, genital, unter gewissen Umständen auch per inhalationem in den Organismus, wobei die Bedeutung der verschiedenen Infektionspforten nach Bakterientypen, Tierarten und Umständen unterschiedlich ist.

Über *disponierende Momente* wissen wir wenig. Ob der Domestikation, d. h. dem Aufenthalt in Ställen und der riesigen Milchproduktion beim Rind die disponierende Rolle zukommt, wie

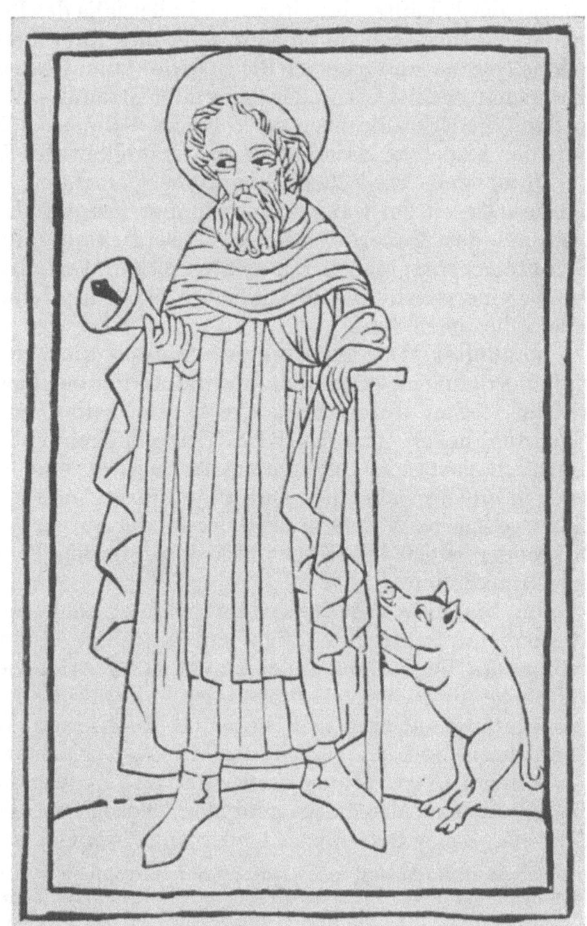

Abb. 1. Antonius der Einsiedler (um 250 bis um 356), nach dem die sich der Spitalpflege widmenden Antoniter benannt sind, als Schutzheiliger gegen Seuchen und Patron der Haustiere und Schweinehirten. Anonymer Holzschnitt, um 1450. Kupferstichkabinett, München. Klischee aus dem Archiv der Ciba-Zeitschrift.

von manchen angenommen wird, ist vielleicht grundsätzlich richtig, dürfte aber mit Hinsicht auf die Ausdehnung der Brucellose bei nicht hochgezüchteten und vollständig unbehausten Nutztieren nicht so bedeutsam sein. Was uns fehlt, ist eine vergleichende Untersuchung über die Virulenz der verschiedenen Typen und Varianten der Brucellen in verschiedenen Gegenden der Erde.

Pathogenese, pathologische Anatomie und Klinik. Soweit bis jetzt untersucht, dringen die Brucellen von der Eintrittspforte aus ins Blut vor, vermehren sich hier, verursachen also eine Septicämie (worunter der Zustand der zeitweisen oder permanenten Existenz und Proliferation der Mikroorganismen im Blut verstanden sei). Bevorzugte Organe der Ansiedlung, welche alsdann die hauptsächlichsten pathologisch-anatomischen Veränderungen und funktionellen Störungen zeigen, sind bei den Tieren der Genitalapparat (Eihaut, Uterus, Hoden und Nebenhoden), Milchdrüse, Schleimbeutel, Sehnenscheiden, Gelenke, seltener Knochen, Lunge, Leber, Milz, Darm, unter gewissen Umständen regionale Lymphknoten. Im Zentrum des praktisch-wirtschaftlichen Interesses stehen bei allen Haustieren die Erkrankungen der Eihäute, des Uterus und allenfalls des Fetus, welche zum Abortus, und der Milchdrüse, welche zu Verminderung ihrer Leistungsfähigkeit führen. Diese beiden Organe sind zugleich die Orte der lebhaftesten Vermehrung der Erreger und massenhafter zeitweiser oder dauernder Streuung. Von praktischer Bedeutung sind alsdann die Erkrankungen der Gelenke, Sehnenscheiden, Schleimbeutel und allenfalls der Knochen, da sie die Arbeitsfähigkeit des Tieres beeinträchtigen.

Unter den klinischen Symptomen erscheint das Fieber zuerst, das aber bei den Tieren bei weitem nicht immer festgestellt wird und vielleicht auch nur während der Dauer der initialen Septicämie anhält. Die übrigen klinischen Symptome entsprechen der anatomischen Lokalisation. Die Brucellose ist fast immer eine chronische Krankheit, welche in Heilung ausgehen, aber auch zeitlebens bestehen kann.

Immunität. Der Organismus bekämpft die Erreger durch Antikörper (Agglutinine, Präcipitine, Opsonine und Bactericidine bzw. komplementbindende Antikörper), ferner durch Phagocytose von seiten polymorphkerniger Leukocyten, Eihautepithelien und des RES. In manchen Fällen scheint die natürlich oder künstlich zustande gekommene Immunität eine vollständige sterilisierende zu sein, in anderen aber nur eine Prämunität, eine immunitas non sterilisans, d. h. eine gesteigerte Widerstandsfähigkeit, die nur so lange besteht, als sich lebendige Mikroorganismen im Körper befinden (ähnlich Tuberkulose und gewissen Protozoenkrankheiten).

Die Diagnose der Brucellose gründet sich zunächst auf das bei Wiederkäuern und Schwein häufige und auffällige Symptom des Abortus (das aber zufolge des Verwerfens anderer infektiöser Ätiologie nicht pathognomonisch ist), auf einige klinische Äußerungen der Erkrankungen des Bewegungsapparates, auf Immunitätsreaktionen mit Blut- und Milchserum, Blut und Vollmilch, allergische Reaktionen und schließlich den direkten Nachweis der Mikroorganismen.

Weiteste Verbreitung und häufigste Anwendung haben die serologischen diagnostischen Methoden gefunden, besonders die Agglutination, welche bei Schwein, Ziege und Mensch allerdings weniger zuverlässig ist als beim Rind.

Der positive Ausfall zeigt fast immer (abgesehen von unspezifischer Agglutination) eine bestehende oder vor kurzem erloschene Infektion des Tieres, bei Säuglingen colostrale Antikörperaufnahme an. Bei negativem Ausfall ist das Tier entweder nicht infiziert oder aber es ist infiziert und befindet sich

    a) im Inkubationsstadium ohne Krankheitssymptome,
    b) es zeigt Symptome der Krankheit oder
    c) Symptome fehlen infolge geringer Pathogenität der Erreger oder
    d) das Tier war infiziert, ist geheilt und die Antikörper sind verschwunden.

Therapie. Die Behandlung der Tierbrucellosen mit großer Aussicht auf Erfolg ist trotz mannigfaltigen Versuchen noch nicht möglich. Die Anwendung von Mitteln bezweckt einerseits die Resistenz des Organismus im allgemeinen zu verbessern (Vitamin E) oder die Mikroorganismen durch Chemotherapeutica oder Antibiotica tödlich zu treffen (was aber, im Gegensatz zum Menschen, nicht gelungen ist). Die übrigen therapeutischen Maßnahmen sind rein symptomatisch und lokal und ohne spezifisch ätiologische Richtung.

Die Verhütung der Brucellose ist erfolgreich möglich durch aktive Immunisierung, welche unter Verwendung von wenig virulenten oder avirulenten Stämmen, besonders für das Rind, ausgearbeitet werden konnte.

Die sonstigen Bekämpfungsmaßnahmen bestehen in Isolation und Desinfektion, wie sie bei anderen Seuchen durchgeführt werden.

Die Brucellose des Rindes.

Geographische Verbreitung und Häufigkeit. Die Brucellose oder BANG-Krankheit des Rindes ist eine durchaus kosmopolitische Seuche. Sie findet sich in allen Erdteilen; es wäre nicht überraschend, wenn mit der genaueren Untersuchung der Rinderbestände in unzivilisierten Gebieten ihre universelle Ausbreitung noch unterstrichen würde.

In *Deutschland* waren (ZELLER 1936) unter 276367 über 1 Jahr alten Rindern 10,71% Bang-positiv, von 266512 weiblichen Tieren 10,99%, von 9855 männlichen Tieren aber nur 2,93%. Von der Gesamtzahl der Bestände waren 78,62% abortusfrei. In der *Schweiz* war die Verseuchung in den letzten 30 Jahren etwa 10—30% der Tiere (PFENNINGER und KRUPSKI 1923, LEUTHOLD 1930, KÄSTLI 1927, SCHMID 1940), im Kanton Bern 1937 48,7%, 1945 31%, 1950 noch 14,4% (KÄSTLI 1952), im Kanton Aargau 1939 17,5% (SCHMID 1945) und im Kanton Zürich 25,9% der Milchviehbestände (RUOSCH 1941).

In *Dänemark* fand THOMSEN bis 1942 eine Verseuchung der Herden von 4,3—40,2% und von den Tieren 0,9—14% (serologisch), bis 1944 eine Verseuchung der Bestände von 25% und der Tiere von 11%. Aus *Norwegen* wird von 1912—1929 berichtet, daß von den Kühen 28,72% seropositiv oder verdächtig und von den Beständen 28,35% verseucht und verdächtig waren (HOLTH). In *Finnland* wurden in den Schlachthäusern 3,5—14,3% der Tiere serumpositiv befunden (THOMSEN und RISLAKKI 1936). In den *USA* wurden 1934—1947 unter 82989575 Rindern 4,3% Reagenten festgestellt (Notiz im J. Amer. Vet. Med. Assoc. 1948). Ferner wird Brucellosis des Rindes gemeldet von *Cuba* (PELAIZ 1950), aus *Brasilien* (10—20%, DE MELLO 1950), *Uruguay* (5,2% Reagenten, 31,85% der Bestände verseucht, von 1172 nach Montevideo Milch liefernden Tieren 20,3% positiv (SZYFRES, STELLA, ERRANDONEA, TRENCHI, ABARACON, PINON und INFANTOZZI 1950). In der *Südafrikanischen Union* ist die Brucellose der Rinder eine ziemlich verbreitete Seuche (HALL 1913, ROBINSON 1918, HENNING 1949). In *Südwest-Afrika* wurden beim Menschen zahlreiche Fälle von undulierendem Fieber beobachtet, welche auf die große Verbreitung der Brucellose unter Rindern, Ziegen und Schafen zurückzuführen ist (KARSTEN 1939). Weiterhin wird das Vorkommen der Brucellose gemeldet aus *Indien, Turkestan, Sumatra* (VAN DER SCHAAF und ROZA 1940, KRANEVELD 1927), *Java* (LOBEL, VAN DER SCHAAF und ROZA 1938), *Neuseeland* (BUDDLE 1949).

Schäden. Die durch die BANG-Seuche des Rindes verursachten Schädigungen bestehen in Verlusten an Kälbern: a) direkt durch Abortus, Frühgeburt und Lebensschwäche und b) indirekt bei Normalgeburt durch Anfälligkeit für Kälberkrankheiten, zeitweiser oder temporärer Sterilität, hauptsächlich infolge Sekundärinfektion des Genitalapparates (Salpingitis, Endometritis, Vaginitis, Ovarialcysten, persistierendes Corpus luteum), c) in Verminderung der Milchleistung: α) direkt durch Mastitis brucellosa; β) infolge Nichtbeendigung der Gravidität oder sekundärer Genitalerkrankungen; d) in Herabsetzung der Gebrauchsfähigkeit bei Arthritis, Bursitis und Tendovaginitis; e) bei männlichen Tieren in zeitweiser oder vorübergehender Unfruchtbarkeit durch Impotentia coeundi oder generandi.

Beispielsweise wird an Produktionsausfall in USA berechnet, daß die Milchergiebigkeit der infizierten Kühe um etwa 22% und der Ertrag an Kälbern um etwa 40% herabgemindert werde. Im Durchschnitt bringen normale Kühe alle 11,5 Monate ein Kalb, mit Brucellen infizierte Kühe alle 20 Monate, und von je 5 Kühen wird eine steril. Von den etwa 26 Millionen Milchkühen der USA sind etwa 5% mit Brucellose infiziert, was einen Milchverlust von etwa 50 Mill. Dollar und einen Ausfall von Kälbern von 5 Mill. Dollar und einen Wertverlust der infizierten Kühe von 32 Mill. Dollar pro Jahr verursacht (*Special Committee* 1949).

Ätiologie. In weitaus den meisten Ländern und der Mehrzahl der Fälle ist die Brucellose des Rindes durch den BANGschen Bacillus verursacht, in den Mittelmeerländern sowie in einigen Gegenden der USA durch Br. Melitensis. Auch Br. suis kommt beim Rind vor, insbesondere nicht selten in den USA.

Schweine können unter natürlichen Umständen nicht leicht mit Br. abortus oder Melitensis infiziert werden, der Übergang von Br. suis auf das Rind geht leichter vor sich (HUTCHINGS 1943). Einbringung von Br. suis in den Zitzenkanal des Rindes führt zur Infektion des Euters (WASHKO 1949). Der Übergang von Br. suis auf das Rind und die Ausscheidung dieses Brucellentypus durch die Milch ist von praktischer Bedeutung für den Menschen

(PLASTRIDGE und McALPINE 1930, HOWARTH und HAYES 1931, COTTON 1931, FITCH und BISHOP 1937, COTTON und BUCK 1938, COTTON, BUCK und SMITH 1938, HUDDLESON 1941, HARRIS, JOYNT und JENNINGS 1943, JORDAN 1946). Ein natürlicher Übergang von Br. suis auf das Rind kommt vor, wenn dieses Gelegenheit hat, sich in der Umgebung von Schweinen zu infizieren, insbesondere bei dichtem Zusammenleben und dem Auftreten von Aborten bei den infizierten Schweinen (COTTON, BUCK und SMITH; HARMS; HOWARTH und HAYES). Unter solchen Umständen ist auch daran zu denken, daß eine Infektion des Euters des Rindes durch den Kontakt der Zitzenmündung mit verunreinigter Streu möglich ist.

Neuerdings wird eine natürliche Infektion eines Bullen mit Br. suis gemeldet (GOLDGLÜCK und HOFFERBER 1952).

Gelegentliche Berichte über Intermediärtypen (BEVAN 1921, ORPEN in Rhodesia 1924, MEYER und EDDIE 1929, KARSTEN 1939) gewinnen neuerdings an Interesse durch die letzten Untersuchungen von HUDDLESON über Typenumwandlungen bei Bang, Suis und Melitensis.

Empfänglichkeit. Auch gegenüber der Br. bovis zeigen sich beim Rind große Verschiedenheiten der Empfänglichkeit, wenn nicht nach Rasse, so doch nach Alter, Sexualzustand, Milchproduktion sowie nach Maßgabe der Einwirkung gewisser äußerer Faktoren.

Innere Faktoren der Resistenz bzw. Empfänglichkeit. Das *Alter* spielt insofern eine Rolle, als nach allgemeiner Erfahrung die Empfänglichkeit der *Kälber* geringer ist als diejenige der erwachsenen, wohl genauer der geschlechtsreifen Tiere. Kälber werden nicht selten durch das Saugen an infizierten Eutern mit Colostrum oder mit Milch infiziert. In einer gewissen Zahl der Fälle gehen die Brucellen ohne irgendeine Wirkung auszulösen durch den Darm hindurch und können im Kot nachgewiesen werden. In anderen Fällen, besonders nach massiver Infektion werden sie in den Lymphknoten des Verdauungsapparates, besonders in denjenigen des Kopfes, im Harn, im Blut, in der Milz (BARGER und HAYES, HART und WOODS 1925) gefunden, gelegentlich noch 7 Wochen, nachdem die Infektion aufgehört hat (HART und WOODS 1925). Die mit der Milch oder auf andere Weise in den Organismus des Kalbes übergegangenen Brucellen können die Bildung von Agglutininen veranlassen (HART und WOODS 1925). Hingegen ist das Auftreten von Agglutininen im Säugling zu einem Teil auf perorale Aufnahme dieser Antikörper mit dem Colostrum zurückführbar, welche in einzelnen Fällen bis 9 (STOCKMAYER und ZELLER 1936), sogar bis 12 Monate (SEELEMANN und LANZELOT 1941) nachweisbar sein können. Das Kalb ist demnach resistent gegenüber der pathogenen, nicht oder nicht im selben Maße gegenüber der antigenen Wirkung der Brucellen.

Nur ausnahmsweise sind Kälber angesteckter Mütter beim Eintritt der Geschlechtsreife Träger der Infektion (FITCH, BOYD, KELLY und BISHOP 1941, HUDDLESON 1942, ROBINSON 1945).

Die primäre Ursache der Resistenz der Kälber gegen Br. bovis ist möglicherweise in bakteriostatischen bzw. bacericiden Substanzen im Serum zu suchen, welche im Blut erwachsener Tiere fehlen oder in viel geringerer Menge enthalten sind (HUDDLESON, WOOD, CRUSMAN, BENNETT 1945, zit. nach URFER). Diese Antikörper müssen aus dem Colostrum stammen, da sie erst nach dem Saugen des Kalbes in seinem Serum nachweisbar sind. Eine vollständige Abtötung aller Keime findet aber nicht immer statt, da man auch im Organismus des Kalbes lebende Brucellen fand (s. oben). Es ist aber fraglich, ob die mit dem Colostrum und allenfalls mit der späteren Milch aufgenommenen Antikörper 7—12 Monate und länger, d. h. weit über die Entwöhnung hinaus persistieren. Die Globuline des Serums des Kalbes steigen nach der Aufnahme von Colostrum in den ersten 2 Tagen nach der Geburt rasch an und sinken im Verlauf von etwa 30 Tagen wieder, während die Menge der Albumine zunimmt, worauf die Serumproteine 6—12 Monate stabil bleiben (HOWE 1922, zit. nach URFER). Die obengenannten bacericiden Substanzen müssen somit (wenigstens nach der Entwöhnung) im Kälberorganismus gebildet worden sein. Es ist auch möglich, Kälber und Jungtiere präpuberal mit dem Stamm Buck 19 zu immunisieren.

Zeigt somit das geborene Kalb eine bemerkenswerte Resistenz gegenüber BANG-Bacillen, so ist der *Fetus* in utero ziemlich anfällig.

Neuerdings wurde gefunden, daß die Organe bzw. Gewebe des Fetus in den Phasen intensivster Entwicklung, d. h. schnellster Zellteilung, d. h. stärkster Wirkung der Wachstumshormone (Hypophysenvorderlappen, Thymus) für gewisse Gifte ganz besonder anfällig sind. Es wäre deshalb nicht verwunderlich, wenn die Brucellen und ihre Endotoxine bei Mutter und Fetus nicht genau dieselben pathologisch-anatomischen Veränderungen erzeugten. Bei erwachsenen weiblichen und männlichen Tieren finden wir Veränderungen des Uterus, der Milchdrüse, der Hoden und Nebenhoden sowie der Schleimbeutel und Sehnenscheiden, bei den Feten aber Gastroenteritis, Blutungen unter serösen Häuten und Ergüsse in seröse Höhlen, subcutanes Ödem, allenfalls Pneumonie, welche bei Erwachsenen fehlen. (Auf Lueserreger reagiert ein Embryo oder Fetus anders als ein Erwachsener, so daß die Lues der Neugeborenen sich anders präsentiert als die des erwachsenen Menschen.) Weiterhin kann die Infektionsresistenz des Fetus herabgesetzt werden durch die Giftsubstanzen der in der Eihaut wuchernden Brucellen, durch die infolge der Erkrankung der Placenta entstehende Verschlechterung des Austausches von Nährstoffen, Sauerstoff und Stoffwechselprodukten und endlich durch den Übergang mütterlicher Sexualhormone (s. unten, größere Anfälligkeit geschlechtsreifer und insbesondere trächtiger Tiere)[1]. Möglicherweise dauert die Wirkung der mütterlichen Sexualhormone und der mangelhaften Ernährung durch die erkrankte Placenta noch eine Zeitlang über die Geburt hinaus und bedingt die bekannte größere Anfälligkeit der Kälber abortusverseuchter Mütter gegenüber den Erregern von Kälberkrankheiten (Coli, Salmonellen, Pasteurellen), die gewissermaßen eine Sekundär- bzw. Mischinfektion mit den intrauterin aufgenommenen Brucellen darstellen. Hier sei auch an die Hemmung der Phagocytose durch Endotoxine (BOIVIN und DELAUNAY) erinnert.

Alter, innere Sekretion und *Trächtigkeit* haben insofern einen Einfluß auf die Infektionsresistenz, als unträchtige erwachsene Rinder widerstandsfähiger sind als trächtige und diese hinwiederum sind um so empfänglicher, je weiter die Trächtigkeit vorgeschritten (THOMSEN 1936/37, 1949; HUDDLESON 1942; ROBINSON 1945). THOMSEN infizierte 19 Rinder oral und konjunktival mit Placentamaterial zu verschiedenen Zeiten der Gravidität und fand die Inkubationszeit mit dem Fortschreiten der Gravidität kürzer werden.

Hohe Milchleistung wird allgemein als disponierendes Moment für die Entstehung von Infektionskrankheiten unserer Kühe, im besonderen auch für die BANG-Infektion genannt. Grundsätzlich kann das möglich sein.

Hingegen fehlen einwandfreie statistische Erhebungen über einen Parallelismus der Zunahme der BANG-Häufigkeit mit der Steigerung der Milchergiebigkeit im Laufe der letzten Jahrzehnte. Ferner sei darauf hingewiesen, daß in der Mehrzahl der Betriebe eine qualitative und quantitative exakte Anpassung des Produktionsfutters an die Milchleistung sehr zu wünschen übrigläßt und daß in Afrika die Abortusseuche, wenn auch in manchen Gebieten in gemilderter Form, unter dem primitiven Eingeborenenvieh weit verbreitet ist (HENNING 1949).

Über Empfänglichkeitssteigerung für Brucellose durch schon *bestehende Krankheiten* ist nicht viel bekannt. Zusammenhänge zwischen Mastitis und BANG-Infektion werden zum Teil bejaht, zum Teil bestritten (KÄSTLI, DIERNHOFER, FREI u. a.). Maul- und Klauenseuche kann subklinische Brucellosis aktivieren und zu Abortus führen (KARSTEN 1939). Auf der anderen Seite disponiert die brucelläre Endometritis für Mischinfektionen mit Streptokokken, Staphylokokken, Pyogenesbacillen.

---

[1] Den Einfluß von Sexualhormonen auf die Empfindlichkeit gegenüber Brucellen untersuchte URFER (1951). Von 40 normalen, mit einer bestimmten Menge von Br. Bang infizierten Meerschweinchen erkrankten 36, während 4 keinerlei Krankheitszeichen aufwiesen. Von 42 kastrierten, mit derselben Keimdosis infizierten Tieren erkrankten 29 und 13 blieben normal. Von 49 kastrierten und mit männlichem bzw. weiblichem Sexualhormon behandelten Meerschweinchen wurden 29 krank und 20 blieben gesund. Eindeutig an dem Versuch ist, daß von 40 normalen Meerschweinchen nur $^1/_{10}$, von 91 kastrierten aber mehr als $^1/_3$ (36%) nicht infiziert werden konnten. Interessant wären analoge Experimente mit trächtigen Versuchstieren. Im Kulturversuch in vitro fand URFER eine gewisse Wachstumshemmung durch Progesteron, die aber mit Bezug auf die bekannte geringere Infektionsresistenz der graviden Tiere nichts aussagen kann.

Äußere Faktoren. Die *Stallhaltung* und die mit ihr verbundenen Nachteile werden mit Recht als disponierende Momente des Zustandekommens der BANG-Infektion angeführt.

Mengenmäßig darf dieser Einfluß aber nicht zu hoch angeschlagen werden, da in Afrika die ständig im Freien lebenden Rinder zum Teil hochgradig verseucht sind. In einigen Eingeborenendistrikten des nördlichen Transvaal ist die Krankheit endemisch und breitet sich sowohl beim Milchvieh als auch bei Tieren unter den üblichen Farmbedingungen aus (ROBINSON 1920). In Schweden und in Deutschland ist die Verseuchungs- bzw. Abortusfrequenz gerade in den großen, nach hygienischen Prinzipien gebauten Ställen größer als in Kleinbetrieben (HENRICSSON, ZELLER), trotzdem in den letzteren die Gefährdung durch die Dichte des Zusammenlebens hochgradiger ist. Hier muß allerdings auf den Seuchenimport durch neu zugekaufte Tiere in Großbetrieben und den Ersatz durch eigene Nachzucht in kleinbäuerlichen Verhältnissen hingewiesen werden. Andererseits kennen wir in der Schweiz die mit der Alpung verbundene Ansteckungsgefahr, bedingt durch Liegenbleiben von Feten und Nachgeburtsteilen nach Aborten.

Das *Klima* scheint in Indien eine Bedeutung zu besitzen, insofern die größte Häufigkeit der Verseuchung in feuchten, regnerischen und sonnenarmen Gegenden vorkommen soll.

Über einen Einfluß der *Ernährung* weichen die Auffassungen bzw. Erfahrungen verschiedener Forscher voneinander ab.

Nach WAGENER (1936) steigert übermäßige Verabreichung von Kraftfutter die Anfälligkeit, aber wohl nicht unter allen Umständen (WITTE und HAUPT). Die Zahl der Aborte in verschiedenen Betrieben war größer, wenn an Stelle von Rüben Schlempe und Sauerfutter (hier hauptsächlich eingemietete Rübenblätter) verabreicht wurden (WAGENER 1936). Beobachtungen an 1000 Kühen ließen keinen Unterschied der Verkalbefälle bei Stallfütterung mit Ölkuchen und der Weidefütterung erkennen (LÜHRS 1938). MOUSSU nahm an (1935), daß der Abortus die Folge des Mangels an E-Vitamin sei. Er spritzte infolgedessen den trächtigen Tieren Weizenkeimöl ein mit zufriedenstellenden, nach Gegenden verschiedenen Ergebnissen. Hierzu ist zu sagen, daß E-Mangel wohl auch beim Rind die Fähigkeit des Uterus, den Embryo einzubetten und zu ernähren, beeinträchtigt, so daß eine gewisse Zahl von Verwerfensfällen nicht' durch Brucellen, sondern durch E-Mangel bedingt sein kann (vgl. SCHMID 1939). Weiterhin setzt eine ungenügende Zufuhr von E vielleicht auch beim Rind, wie beim Meerschweinchen (FREI 1942, JOLLER 1946), die Widerstandsfähigkeit gegen Infektionen herab. Einspritzungen von E-haltigen Keimölen können somit auf zweierlei Weise die Zahl der Aborte herabdrücken[1]. Der Gehalt der Nahrung an Eiweiß (wohl nur innerhalb gewisser Grenzen) hatte keinen Einfluß auf die Empfänglichkeit und den Krankheitsverlauf beim Rind (HART, HADLEY und HUMPHREY 1932), ebensowenig die zusätzliche Verabfolgung von Spurenelementen (wenn die Nahrung an sich schon ausreichende Mengen enthielt) (BERMAN und Mitarbeiter 1949, 1952; *National Brucellosis Committee*, USA 1952).

Im übrigen zeigt die Empfänglichkeit bei gleichen äußeren Lebensumständen ziemliche individuelle Schwankungen (BIRCH 1931, GÖTZE 1936, *Special Committee USA* 1949 u. a.). Vgl. Klinik.

Epidemiologie. Die Ausbreitung der Seuche vollzieht sich entweder auf kurze Distanzen innerhalb eines Stalles oder auf einer Weide, oder durch Aufnahme von frischem infiziertem Material, wie z. B. von Milch (durch das Saugkalb) oder von Futter oder Streu. Oder aber die Erreger werden durch Wasser, Nahrungsmittel oder verseuchte Tiere größere Strecken weit transportiert. Von besonderer Bedeutung ist sicher der *Verkehr.*

In Schweden war der Prozentsatz der infizierten Grundstücke bei isoliert gelegenen Farmen 1,3; bei den an Eisenbahnen oder Landstraßen gelegenen 1,4 und bei nur neben einem Wasserlauf stehenden 15,4; hingegen 36,6 auf Farmen, die sowohl durch Landstraßen, Eisenbahnen als auch durch Wasserläufe berührt wurden (HENRICSSON 1932). In Südafrika ist die Übertragung auch möglich durch das Wasser an Tränkestellen und langsam fließende Bäche sowie bei Verdichtung der Tiere in der Nähe von Arsenikbadeanlagen. Der lebhafte Ver-

---

[1] Auf die Bildung von Agglutininen im Blut hatte die Verabfolgung von Evion (einem E-reichen Weizenkeimöl) bei Meerschweinchen keinen Einfluß (FELDMANN 1939), was nichts aussagt über die Infektionsresistenz.

kehr des Eingeborenenviehs macht sich bei der Ausbreitung der Seuche auch dort geltend (HENNING).

Bemerkenswerte Beziehungen existieren zwischen der *Größe des Bestandes* und dem Grad der Verseuchung.

Beispielsweise waren in Deutschland (ZELLER 1936) unter den Beständen über 50 Stück 34,7% abortusfrei und 43,6% stark verseucht, von den Beständen von 20—50 Stück waren 63,03% abortusfrei und 20% stärker verseucht, bei 6—19 Tieren 74,13% unverseucht und 20,44% stärker verseucht, während von den Zwergbeständen von 1—5 Tieren sich 85,85% als seuchenfrei und 14,14% als stärker verseucht erwiesen.

In Schweden waren in den Beständen mit 2—4 Kühen 0,4%, bei 7—10 Kühen 0,66%, bei 11—15 Kühen 4,73%, bei 16—25 Kühen 8,61%, bei 26—60 Kühen 15% und bei über 60 Kühen 88,23% mit Bang infiziert (HENRICSSON 1932). Im Einzugsgebiet des Veterinär-bakteriologischen Instituts Zürich erwiesen sich milchserologisch als verseucht: von Beständen mit 1 Kuh 11%, mit 2 Kühen 12,6%, mit 4 Kühen 15,5%, mit 6 Kühen 22,5%, mit 10 Kühen 26,8%, mit 12 Kühen 33,9%, mit 15 Kühen 59,1% und mit 17 Kühen 87,5% der Bestände (SACKMANN 1953). Das wird darauf zurückgeführt, daß in den großen Beständen eine weniger solide Immunität entstehe, was sich auch darin kundgebe, daß ein und dasselbe Individuum häufiger abortiere als in kleinen Beständen. Die Ursache kann in dem häufigeren Tierwechsel und Import von neuen (möglicherweise infizierten) Tieren gefunden werden. In Deutschland ist die stärkste Verseuchung in den Gegenden mit lebhaftem Viehhandel (s. oben, Verkehr).

In einer frisch infizierten Herde sind die Aborte zunächst spärlich und erfolgen in größeren Abständen. Später werden sie häufiger. Am Anfang sind nur wenige Tiere infiziert und die ersten Verwerfensfälle erscheinen 2—3 Monate nach der Hereinbringung des Infektionsmaterials (HENNING 1949). Wenn keine neuen Tiere zugekauft werden, überschreitet die Abortushäufigkeit ein Maximum und nimmt nachher infolge der Erreichung einer gewissen Immunität wieder ab. In kleinen Beständen kann bei eigener Nachzucht die Seuche aussterben (*Special Committee USA* 1949).

Als *belebte Keimüberträger* kommen verseuchte oder nur oberflächlich infizierte Hunde, Füchse und Vögel in Betracht (HENNING 1949). Ratten und Mäuse sind mit Kulturen peroral infizierbar (TÜXEN 1912, HAGAN 1923, SANDERSON und RETTGER 1924, HADLEY, WARWICH und GILDOW 1925, SANDHOLM 1938). Da Ratten 24—36 Std nach Aufnahme von infiziertem Nachgeburtsmaterial lebensfähige Brucellen mit dem Harn abgeben (SCHAETZ und BUSS 1951, HARMS und WEGENER 1953), können diese häufigen Bewohner von Rinder- und Schweineställen als Seuchenüberträger wohl gelegentlich in Betracht kommen. Zecken, Bettwanzen und Flöhe können Brucellen aufnehmen (TOVAR 1947) und wohl auch wieder an neue Wirte abgeben, weshalb besonders in tropischen und subtropischen Gebieten, wo diese Parasiten in großen Mengen vorkommen, die Übertragung vielleicht auch auf diesem Wege erfolgen mag. WELLMAN konnte Rinder mittels der Stubenfliege (Musca domestica) und der Stechfliege (Stomoxys calcitrans) infizieren (1953). Br. Melitensis wird auch durch Mücken und Fliegen übertragen (EYRE, McNAUGHT, KENNEDY und ZAMMIT 1907).

Ist in Zentral- und Nordeuropa das Rind die hauptsächlichste Ursache der Brucellose beim Menschen, so kann die Krankheit auch umgekehrt vom Menschen auf das Rind übergehen, da Patienten mit Febris undulans Brucellen durch Harn und Kot abgeben (AMOS und POSTON, CARPENTER und BOAK u. a.). Es sind also folgende Infektketten möglich:

Rind → Rind → Rind → Rind → · · ·
   ↓   ↓   ↓
Schaf Pferd Mensch → Rind
             ↓
          Mensch

Infektiöses Material und Infektionsmodus. Die *Brucellen finden sich in großen Mengen* in den Eihäuten, in der Amnion- und Allantoisflüssigkeit, im Fetus, in den Ausflüssen aus dem Uterus post abortum und post partum (bei infizierten, aber normal gebärenden Kühen), in der Milchdrüse und ihrem Sekret (in verschiedenen Quantitäten), in kleinerer Anzahl in den Faeces der Neugeborenen, wenn sie infizierte Milch aufnehmen (in der Regel verschwinden sie etwa einen Monat nach der Entwöhnung, *Special Committee* 1949), seltener und nicht regelmäßig oder nur zu gewissen Zeiten (s. Pathogenese) im Blut und im Fleisch (im Gegensatz zu Br. suis beim Schwein), in der Samenflüssigkeit bei Orchitis und Epididymitis, in der Hygromflüssigkeit und im Exsudat bei brucellärer Bursitis, Tendovaginitis, Arthritis, selten im Harn, noch seltener im Kot (s. unten, Lokalisation der Bakterien). Der *Eintritt der Brucellen* in den Rinderorganismus geschieht zur Hauptsache peroral (Eindringen durch die Tonsillen oder andere Drüsen der Mundhöhle, CARPENTER 1924), alsdann percutan (an der Zitze durch Streu oder Kratzen durch den Melker bei „Naßmelken", HOFMANN 1945), conjunctival (SCHROEDER und COTTON, RETTGER, MCALPINE, WHITE und JOHNSON 1926), vaginal (durch den Stier passiv nach Decken einer infizierten Kuh selten, THOMSEN 1936, 1943, bei Orchitis im Gegensatz zum Eber selten, weil der Coitus verweigert, durch künstliche Insemination BENDIXEN und BLOM 1947), urethral (RETTGER, WHITE und CHAPMAN 1921), durch den Zitzenkanal (bei „Naßmelken" durch den Melker, Berührung mit infizierter Streu).

Pathogenese. *Einfluß der Keimzahl* auf das Zustandekommen der Infektion. Je größer die Menge der einverleibten Bakterien, um so höher die Wahrscheinlichkeit der Infektion (umso kürzer auch die Inkubationszeit, THOMSEN).

Unter je 10 erwachsenen trächtigen Rindern haftete die Ansteckung bei 10, wenn die Keimzahl 1460×10^6, bei 9, wenn sie 1460×10^4, bei 7, wenn sie 1460×10^3, bei 5, wenn sie 1460×10^2 und bei einem, wenn sie 1460 betrug (MCEWEN). (Diese Zahlen demonstrieren gleichzeitig die Individualverschiedenheiten der Empfänglichkeit.) Nach HUDDLESON (1943) genügt durchschnittlich 1 Mill. Keime zur erfolgreichen Infektion eines trächtigen Jungrindes. Von 350 conjunctival mit verschiedenen, aber immer mehr als 1 Mill. betragenden künstlich infizierten trächtigen Rindern abortierten 85% (BERMAN, IRWIN und BEACH 1949, zit. nach URFER).

Die durch die Infektionspforte unter natürlichen Umständen (also hauptsächlich peroral aufgenommenen Brucellen) gelangen ins *Blut*, wo sie sich vermutlich vermehren (Sepsis), was wahrscheinlich Fieber zur Folge hat. Alsdann siedeln sie sich in den für ihre *Proliferation zusagenden*, d. h. die geeignete chemische Zusammensetzung aufweisenden *Geweben* an. Das sind also in erster Linie die Eihaut, d. h. die Placenta fetalis (Abb. 2, S. 16), die Uterusschleimhaut und die Milchdrüse, ferner die regionalen Lymphknoten, weiterhin die Schleimhäute der Bursen, Sehnenscheiden und Gelenke, bei männlichen Tieren in erster Linie die Hoden.

Die *Prädilektionsstellen* für Br. bovis beim Rind unterscheiden sich von denjenigen beim Menschen, bei dem in erster Linie Milz, Leber, Lymphknoten, Gallenblase, Hoden und erst in zweiter Linie Eihäute und Uterus sowie Milchdrüse in Betracht kommen.

Wie bei anderen Infektionen kann man auch bei der Brucellose des Rindes zwischen örtlichen und Fernwirkungen der Keime unterscheiden. Die *Lokalwirkungen* sind Zellschädigungen und Zelltötung, Nekrosen, besonders in der Eihaut, gefolgt von Entzündung (Placentitis fetalis necroticans) mit „Phagocytose" der Keime durch die Epithelzellen der Eihaut, weiterhin Mastitis, Bursitis, Tendovaginitis, Arthritis und Orchitis. Von den *Fernwirkungen* ist, abgesehen von dem übrigens sehr selten wahrgenommenen Fieber, nicht viel bekannt. Von den Ansiedlungsstellen aus können Einbrüche der Mikroorganismen in die Blutbahn und *Metastasen* vorkommen, am häufigsten wohl vom trächtigen Uterus aus in die Milchdrüse und umgekehrt.

Für das Haften und die Vermehrung der *Brucellen im Fetus* sprechen einige seiner pathologisch-anatomischen Veränderungen, z. B. die Gastroenteritis. Die allgemeine ödematöse Beschaffenheit kann auf Ernährungsstörungen infolge der Nekrose der Kotyledonen und der Abdrängung der Placenta fetalis von der Placenta materna durch das sich einschiebende Exsudat zurückgeführt werden. Die Hämorrhagien mögen durch Ansiedlung von Bakterien oder aber durch Resorption von Toxinen der in der Placenta sitzenden Keime entstehen.

Lokalisation der Bakterien. In großen Mengen finden sich die Keime in der Eihaut (Abb. 2, S. 16) im *Exsudat* zwischen Uterus und Chorion; *Lochien* sind daher infektiös. Auch die regionären Lymphknoten sind als infiziert zu betrachten. Nach dem Abortus reinigt sich der Uterus schnell, z. B. in 20—65 Tagen (Schroeder und Cotton, Holth 1930, Klimmer 1932, Ridala 1933 u. a.). Auch bei einer Normalgeburt einer Bang-infizierten Kuh werden unter Umständen große Mengen von Keimen in die Außenwelt abgegeben. Ausnahmsweise können sowohl nach einem Abortus als auch nach einer Normalgeburt die Brucellen noch monatelang, sogar bis zu einem Jahr und noch länger im Uterus persistieren (Ridala, Manthei 1949). Fast alle frisch infizierten Kühe eliminieren Brucellen beim Kalben. Je mehr die Krankheit chronisch wird, um so mehr geht die Bacillenausscheidung zurück. Infizierte Kühe können jahrelang Lochialflüssigkeit abgeben, welche keine Bacillen enthält und plötzlich, bei einer neuen Geburt, können solche auftreten. Mit Hinsicht auf die relativ kurzdauernde Keimabgabe mit der Genitalflüssigkeit post partum, und darauf, daß die nächste Deckung erst 2 bis 3 Monate nach dem Kalben erfolgt, ist eine passive Übertragung durch einen gesunden Stier beim Coitus nicht wahrscheinlich (*Special Committee USA* 1949).

Der Heilungsvorgang des Uterus kann besonders bei der nach Abortus nicht seltenen Zurückhaltung der Nachgeburt durch *Sekundärinfektionen* wesentlich verzögert werden. Am häufigsten trifft man Streptokokken und Pyogenesbakterien, einzeln oder zusammen oder gelegentlich gemischt mit Coli-, Proteus- und Nekrosebakterien sowie Bacillen des malignen Ödems (Wall 1911, Strodthoff 1922). Durch geeignete örtliche Behandlung kann die Ausscheidungszeit für Bang-Bacillen verkürzt und Sekundärinfektion verhütet werden. Brucellen können im Uterusexsudat im Freien bis zu 100 Tagen lebend bleiben (Bosworth 1935) und dieses Material kann in zerstäubtem Zustand Menschen infizieren (Gleeson 1952). Im abortierten *Fetus* findet man Br. abortus im allgemeinen in Reinkultur im Darm und in der Lunge, während andere Organe meistens steril sind (Hagan und Bruner). Das Vorkommen der Mikroorganismen im Darm erklärt sich durch Verschlucken von Amnionflüssigkeit, das Auftreten in der Lunge eher durch hämatogenen Transport; damit wäre auch im Fetus eine dauernde oder vorübergehende Bakteriämie angenommen.

Der Nachweis von Abortusbacillen im Mageninhalt gelang bei 51 abortierten Feten 22mal (*englische Kommission,* zit. nach Zwick und Zeller 1912), unter 24 Feten 19mal (Holth), unter 52 Feten 35mal (Zwick und Zeller 1912).

Kälber, welche infizierte Milch aufnehmen, enthalten Bakterien in den *Mesenteriallymphknoten*, wo sie nach Aussetzen der Milchfütterung im allgemeinen bald (Hagan und Bruner), gelegentlich aber auch verspätet verschwinden. In der Regel scheiden solche Kälber einen Monat nach der Entwöhnung auch mit dem Kot keine Keime mehr aus (*Special Committee USA* 1949).

Beim männlichen Tier setzen sich die Bang-Bacillen vor allem im *Hoden* und *Nebenhoden* fest und erzeugen hier eine nekrotisierende disseminierte oder diffuse Orchitis bzw. Epididymitis, welche am Beginn der Krankheit von Bedeutung ist zufolge der Möglichkeit der coitalen Ansteckung weiblicher Tiere, unter Umständen aber auch wegen Verbreitung der Seuche durch künstliche Insemination

(BENDIXEN und BLOM 1947; BANG-Bacillen in der Samenflüssigkeit: THOMSEN 1943, BENDIXEN und BLOM 1947), später zufolge Sterilität des Stieres.

Ein bevorzugtes Organ der Ansiedlung von BANG-Bacillen ist die *Milchdrüse*, wo sie sich mit großer Zähigkeit Monate und Jahre hindurch aufhalten und von wo aus sie, dauernd oder intermittierend einerseits in die Milch, andererseits ins Blut übergehen, wodurch Bakteriämie und Metastasen zustande kommen (s. unten Klinik und pathologische Anatomie der Milchdrüse). Das *extragenitale* und *extramammäre Vorkommen* von Br. bovis ist zwar nicht allzu häufig, aber trotzdem von Interesse für das erkrankte Tier, für die allgemeine Pathologie der Rinderbrucellose und schließlich für die menschliche Gesundheit.

RIDALA fand Brucellen in der *Milz* von 2 und in der *Schilddrüse* von einer unter 6 Kühen. Bei der Schlachtung von 88 Kühen, 9 Rindern, 2 Kälbern und einem Stier, die wahllos bakteriologisch untersucht wurden, konnte er bei 42 Tieren Br. abortus in einem oder in mehreren Organen, und zwar in 29 Fällen extragenital und extramammär, nämlich in Milz, Leber und Tonsillen feststellen.

Im *Blut* des Rindes sind die BANG-Bakterien (im Gegensatz zu Br. suis beim Schwein) nicht gerade häufig, ebensowenig im Harn und Kot. Sie konnten nachgewiesen werden in 17 von 119 *Harn*proben und in 2 von 118 *Kot*proben (FITCH, BISHOP und BOYD 1932). Unter 8 mit verschiedenen Brucellastämmen subcutan und per os infizierten Bullen wurden bei zweien die Erreger im Blut 10—21 Tage, bei 3 Tieren im Harn 10—37 Tage p. i. nachgewiesen, bei 22 subcutan geimpften tragenden Kühen frühestens 2—3 Wochen p. i. (ZELLER 1933). Im *Rindfleisch* konnten nach 14tägiger Aufbewahrung bei einer Temperatur von 3—5° durch den Meerschweinchenversuch noch lebende BANG-Bakterien dargestellt werden (KRÜGER 1932). Gelegentlich hat man auch Abortusbacillen nachgewiesen in *Abscessen* der Milz, der Leber und der Lunge (*Special Committee USA* 1949). Das Schlachtpersonal ist infolgedessen nicht nur durch Genitalapparat und Milchdrüse, sondern auch durch andere Organe gefährdet (McCULLOUGH, EISELE und ANN BYRN 1951).

Erkrankungen des Karpalgelenkes und der *Schleimbeutel* dieser Gegend sind anscheinend nicht selten durch BANG-Bacillen verursacht. Man fand diese in der *Hygrom*flüssigkeit (BUCK und CREECH 1915, BERGMAN und AGREN 1923, SEDDON, Australien 1932, MAGNUSSON 1933, VAN DER HOEDEN, zit. nach MAGNUSSON).

1931 stellte MAGNUSSON bei Kühen im Schlachthaus (Schweden) eine Bursitisfrequenz von 2—3% fest. Von 1055 Kühen ohne Hygrom zeigten 12% eine positive Agglutination gegenüber BANG-Bacillen, von 203 Hygromträgern aber 39%. Bei 17 Tieren war der Agglutinationstiter des Blutserums über demjenigen der Hygromflüssigkeit, bei 8 Tieren aber zeigte diese letztere einen höheren Titer. Die Hygrome werden im allgemeinen auf Trauma zurückgeführt. Die Bedeutung dieses Faktors ist insofern verständlich, als im Blut vorkommende Bakterien sich mit Vorliebe an Orten von mechanischer oder chemischer Schädigung ansiedeln, z. B. Gasbranderreger. Das gilt nicht nur für die Lokalisation von BANG-Brucellen, sondern auch von anderen Mikroorganismen, z. B. Bacillus pyogenes, den man bisweilen ebenfalls in Hygromen antrifft.

Beziehungen zwischen Brucellose und *Gelenk*erkrankungen sind mehrfach festgestellt (Schweiz: LEUTHOLD 1930; USA: BOYD, DELEZ und FITCH 1930; Niederländisch-Indien: VAN DER SCHAAF und NOZA beim Zebu, Nachweis der Bakterien im periartikulären Gewebe, BUCK und CREECH, USA 1915, Nachweis der Bakterien im Kniegelenk). Durch intravenöse Injektion erzeugten BANG und BENDIXEN 1928 akute Tendovaginitis und konnten in Gelenken ebenfalls Brucellen feststellen (zit. nach MAGNUSSON 1933).

Klinik. Die *Inkubationszeit* kann berechnet werden vom Moment der Infektion entweder bis zum Auftreten klinischer Symptome, z. B. Abortus oder Anzeichen von Mastitis, Tendovaginitis, Arthritis oder — was wohl selten ist — von Fieber, oder aber bis zum Auftreten von Antikörpern im Blut. Unter natürlichen Umständen ist der Moment der Bakterienaufnahme meist nicht bestimmbar. Außerdem dürften Erkrankungen oft erst nach Aufnahme gewisser großer Mengen oder wiederholter Einverleibung der Infektionserreger entstehen. Eine genaue Feststellung der Inkubationsdauer ist nur experimentell möglich. Einige Kühe abortieren vor einer Steigerung des Agglutinationstiters. Meistens aber steigt der Titer vor dem Abortus an (*Special Committee USA*, THOMSEN u. a.).

Bei künstlicher Infektion von trächtigen Kühen trat der *Abortus* ein nach 33—230 Tagen (McFADYEAN und STOCKMAN 1909), nach 12—189 Tagen (WALL 1934), nach 30, häufiger nach 60—120 Tagen (*Special Committee USA* 1949), nach 193—251 Tagen (genitale Infektion, THOMSEN 1950), nach 51—209 Tagen (nach peroraler und conjunctivaler Infektion, THOMSEN 1950). Als Inkubationszeiten bis zum *Auftreten von Serumantikörpern* werden angegeben: 21—56 Tage (*Special Committee USA* 1949), 15—82 Tage (THOMSEN 1950, nach peroraler und conjunctivaler Infektion), 97—239 Tage (THOMSEN 1950, nach genitaler Infektion), ausnahmsweise 14 Tage oder 4 Monate (LERCHE 1929, peroral).

Die Brucellen, die sich nur langsam vermehren, treten ins Blut über und gelangen von da allmählich in die ihnen zusagenden Gewebe. Dazu gehören auch die Orte der Antikörperbildung: Milz, Knochenmark, Lymphknoten und Leber. Erst später und langsamer entwickelt sich die Krankheit in den gegenüber der pathogenen Wirkung der Keime empfindlichen Organen: Eihaut, Uterusschleimhaut, Milchdrüse u. a. Da sowohl die Antikörperbildung als auch die klinisch sichtbare Krankheit erst in Erscheinung treten, wenn eine gewisse Minimalmenge von Bakterien und Bakteriensubstanzen an den empfänglichen Stellen vorhanden ist, muß die Inkubationszeit von der Zahl der einverleibten Bakterien abhängig sein (THOMSEN 1936, 1949; McEWEN). Sie wird auch mitbestimmt vom Infektionsweg und Genitalzustand des Tieres (trächtig oder unträchtig). Sie scheint bei unträchtigen Tieren und am Anfang der Gravidität länger zu dauern, kürzer gegen das Ende der Trächtigkeit (BELLER und ZELLER 1934; THOMSEN 1928, 1936). Nach peroraler Aufnahme ist sie bedeutend länger und es kann ein infiziertes Tier längere Zeit serologisch negativ sein (LERCHE 1929).

Sowohl die klinische (gemessen am Abortus), wie die serologische Inkubationsdauer zeigen demnach große individuelle Verschiedenheiten, welche auf die ungleiche Reaktivität der antikörperbildenden Organe und die unterschiedliche Empfindlichkeit der krankwerdenden Gewebe zurückzuführen sind.

Charakter und Verlauf der Krankheit sind, abgesehen von der Virulenz der Erreger, bedingt durch genotypische, konstitutionelle und dispositionelle (endogene und exogene) Faktoren (s. auch oben, Empfänglichkeit). Weniger als 1 Jahr alte Tiere werden anscheinend nicht krank, zeigen wenigstens keine Symptome. Bei geschlechtsreifen weiblichen Tieren kann man folgende *Grade der Krankheit* bzw. der Empfindlichkeit oder ihres Gegenstückes, der Resistenz, unterscheiden (BIRCH 1931/32, *Special Committee* 1949):

1. Keine klinischen Symptome, leichte und vorübergehende Agglutination des Blutserums. Diese Fälle sind häufig.

2. Chronischer, in der Regel Monate oder Jahre dauernder Verlauf mit positiver Blutserumagglutination und mit klinischen Symptomen, Abortus, Retentio placentae, Endometritis, Ausstreuung von Bakterien, endend mit vollständiger Ausheilung. Diese Fälle sind verhältnismäßig selten.

3. Chronischer Verlauf mit oder ohne Abortus, mit ständiger oder intermittierender Erhöhung des Bluttiters, ständiger oder intermittierender Abgabe von Bakterien durch Uterus oder Milchdrüse, mit Neigung zu Sekundärinfektionen im Uterus. Keine Heilung. Diese Fälle sind die häufigsten.

4. Chronische oder halbchronische Krankheit ohne Abortus mit permanenter Erhöhung des Bluttiters, mit klinischen Symptomen in Form von chronischer Endometritis, Arthritis, Mastitis und Bakterienstreuung. Diese Fälle, welche meistens nicht in Heilung übergehen und zur Entwertung des Tieres führen, sind ziemlich häufig.

Diese Klassifikation ist sicher nicht die einzig mögliche. Sie stellt aber einen Versuch dar, in die Mannigfaltigkeit der klinischen Erkrankungsbilder eine gewisse Ordnung zu bringen.

Bei den männlichen Tieren steht im Vordergrund die meist beidseitige Orchitis und Epididymitis mit oder ohne Impotentia coeundi oder generandi. Weiterhin sind beobachtet worden, wie bei weiblichen Tieren, Erkrankungen der Gelenke, Sehnenscheiden und Schleimbeutel.

Die *Körpertemperatur* zeigt nach experimenteller Infektion meist intermittierende Erhöhungen, z. B. am Nachmittag. Die Gipfel können aber auch mehrere Tage auseinanderliegen (LERCHE 1929).

Der *Abortus* ist dasjenige klinische Symptom, das auch wegen seiner wirtschaftlichen Bedeutung die Aufmerksamkeit zuerst auf die Krankheit lenkte.

Die normale Trächtigkeitsdauer wird beim Rind mit 280 Tagen durchschnittlich angegeben. WHITE, RETTGER und McALPINE fanden 1924 bei 640 nicht Bang-infizierten Kühen eine Durchschnittsdauer von 281 Tagen, in einer anderen Gruppe von 671 negativen Tieren 279,2 Tage. Die durchschnittliche Trächtigkeitsdauer von 629 reagierenden Kühen war 266,9 Tage.

462 serologisch reagierende Kühe, welche ihre Kälber mehr als 265 Tage trugen, zeigten eine Graviditätszeit von 280 Tagen. Erfolgt eine Geburt vor dem 266. Tag, so ist dieses Ereignis als Abortus zu betrachten. Viele dauernd positiv reagierenden Tiere bringen ihre Kälber zu normaler Zeit zur Welt. Eine langjährige Statistik zeigt, daß 26,23% vor dem 266. Tag geboren werden (WHITE, RETTGER und McALPINE 1924). Andere Autoren mögen zu etwas anderen Zahlen gelangen.

Bei uns kann als Faustregel gelten, daß ungefähr $^1/_3$ der infizierten Kühe abortiert. Nach RUOSCH (1949) wissen in der Schweiz $^2/_3$ der Besitzer nicht, daß sie in ihrem Stall verseuchte Tiere haben, welche eine ständige Gefahr für andere Tiere und Menschen sind. In anderen Gegenden, z. B. in Südwestafrika, scheint der Abortus bei infizierten Tieren weniger häufig zu sein (KARSTEN 1939).

In einer 6 Jahre hindurch serologisch und bakteriologisch untersuchten Herde von Milchkühen in USA (HAYES und BARGER) wurden nur 13,6% der Trächtigkeiten vorzeitig beendet und von den abortierenden Kühen waren 77% serumpositiv. Hier ist zu berücksichtigen, daß es noch andere infektiöse Abortusursachen gibt und daß gelegentlich (s. oben) der Abortus vor dem Anstieg des Serumtiters eintritt.

Bei den Zeburindern in Sumatra besteht der hauptsächlichste durch Br. abortus verursachte Schaden nicht im Verkalben, sondern in häufigen chronischen und rezidivierenden Gelenkserkrankungen, deren Zusammenhänge mit Verkalben bzw. Sterilität der weiblichen oder Orchitis der männlichen Tieren bereits 1927 KRANEVELD erkannte.

Ob Abortus erfolgt oder nicht, hängt davon ab, ob sich die Erreger in der Eihaut ansiedeln können und wie groß die Zahl der geschädigten, d. h. außer Betrieb gesetzten Kotyledonen ist (HAUPT 1932). Sicher können vereinzelte Kotyledonen ohne Nachteil für den Fetus absterben. Sogar bei normalen Tieren können sie vereinzelt an den Hornenden des Uterus atrophieren oder mumifizieren (WILLIAMS). Zur Erkrankung einer größeren Zahl von Kotyledonen gehört demnach eine gewisse Menge und Virulenz der Erreger und eine gewisse relativ niedrige Resistenz des Organismus, im besonderen der Eihäute und des Uterus.

Über die *Zeit des Eintrittes des Abortus* im Verlauf der Trächtigkeit existieren ausführliche Statistiken aus Deutschland, Dänemark, der Schweiz und USA (ZWICK und ZELLER, JENSEN, THOMSEN, PFENNINGER und KRUPSKI, SCHMID, WHITE, CHAPMAN und RETTGER, RICH u. a.). In frisch mit Bang infizierten Beständen ist der Hundertsatz der Aborte bis zum 6. Monat etwas größer als in bereits längere Zeit verseuchten Herden (z. B. 34% gegen 13%, JENSEN 1928). Im übrigen erfolgt nach übereinstimmenden Erfahrungen die Ausstoßung der Frucht weitaus in den meisten Fällen im letzten Drittel der Gravidität. Diese Erscheinung ist aber nicht pathognomonisch für Brucellose, da auch das durch Tuberkulose des Uterus oder der Eihäute oder durch Spirillen verursachte Verwerfen zur Hauptsache in dieselbe Zeit fällt[1].

---

[1] Von 440 Kühen mit Placentatuberkulose abortierten 2,8% in den ersten 6 Monaten und 97,26% in den letzten 3 Monaten der Gravidität, 50% im 9. Monat (PLUM 1924, JENSEN 1928). Von 148 Fällen von Spirillenabort fielen etwa 21% auf die ersten 6 Monate und etwa

Die Häufigkeit der Aborte in den verschiedenen Altersstufen bzw. Trächtigkeitsperioden. Eine alte Erfahrung besagt, daß bei jugendlichen Muttertieren, d. h. in den ersten Trächtigkeiten, die Abortusanfälligkeit größer sei, während sich später eine gewisse Immunität (wenigstens des Uterus bzw. der Eihäute, s. unten) herausbilde.

In einigen längere Zeit beobachteten Herden (USA, WHITE, RETTGER und CHAPMAN 1923) ereigneten sich 34,3% der Aborte in der ersten Trächtigkeit, 21,4% in der zweiten, 18,5% in der dritten, 8,7% in der vierten, 8,1% in der fünften und 8,7% in der sechsten oder einer späteren Trächtigkeit. Insgesamt geschahen von 172 Aborten 128 in den ersten 3 Graviditäten. Von 75 abortierenden Kühen eines wissenschaftlichen Institutes haben 79% einmal, von 61 Kühen 20% zweimal und von 48 Kühen 8% ein drittes Mal abortiert (RICH, USA 1931).

Klinische Erscheinungen des Abortus. Das bevorstehende Verwerfen kündigt sich an wie eine normale Geburt: Schwellung der Vulva, Rötung der Vaginalschleimhaut, Ausfluß eines schleimigen, bisweilen blutigen Materials, Schwellung des Euters, Einsinken der breiten Beckenbänder. Bisweilen wird die Placenta innert normaler Frist ausgestoßen, häufiger aber wird sie zurückgehalten und bildet einen Nährboden für Sekundärinfektionen, welche die Involution des Uterus verzögern (Streptokokken, Pyogenesbacillen, Nekrose-, Coli- und Proteusbakterien).

In solchen Fällen können Atrophie und Sklerose des Uterus dauernde Hindernisse der Implantation und somit Ursachen der Sterilität sein (WALL 1911, STRODTHOFF 1922 u. a.). Beim Ausbleiben von Sekundärinfektionen und Ausstoßen der Nachgeburt in normaler Zeit befreit sich der Genitalapparat in kurzer Zeit von Brucellen, z. B. innert 30 Tagen, so daß, da diese Kühe, wenigstens nach einer Normalgeburt, erst 2—3 Monate später gedeckt werden, eine Übertragung durch den Stier unwahrscheinlich ist (*Special Committee USA* 1949).

Wenn man die Geschehnisse des Abortus, also ausgedehnte Nekrose der Placenta materna und fetalis und Resorption der verhältnismäßig großen Mengen von Zerfallsmaterial zusammen mit Bakteriengiften, insbesondere auch bei Retentio placentae, als *Stress* (im Sinne von SELYE) auffaßt, so müßte in dieser Zeit der Hypophysenvorderlappen eine größere Menge von ACTH (adrenocorticotropes Hormon) abgeben und dadurch die Nebennierenrinde zu gesteigerter Produktion von Cortison und anderen Corticoiden anregen. Hierdurch würde die Infektionsresistenz des Organismus herabgesetzt. Das könnte die Ursache der nach Abortus so häufigen Sekundärinfektionen sein. Geburtsanstrengung, Schwergeburt und Retentio bilden Stress, sowohl in mechanischer als auch in chemischer Hinsicht. Weiterhin besteht die Möglichkeit, daß im Verlauf einer chronischen latenten, gewissermaßen ruhigen symptomlosen Brucellose eine Belastung (Stress) in Form von Trauma, schwerer Operation, intensiver Kälteeinwirkung, akuter schwerer Infektion (Mastitis, Pneumonie) oder starker Verdauungsstörung, von Schwergeburt, von plötzlich einsetzender reichlicher Lactation eine übermäßige Sekretion von ACTH und damit von Cortison provoziert, wodurch die Resistenz sowohl gegenüber der bestehenden Brucellose als auch gegenüber neu hinzukommenden Infektionen herabgesetzt wird. Der Stresswirkung könnte vielleicht durch Injektion von STH (somatotropes Hormon = Wachstumshormon des Hypophysenvorderlappens) entgegengewirkt werden (vgl. HEILMEYER 1952).

79% auf die letzten 3 Monate der Gravidität, 67,56% auf den 7. und 8. Monat (JENSEN 1928). Auch SCHMID (Festschrift BAER) findet bei den Spätaborten sowohl bei Bang-positiven als bei Bang-negativen Fällen ein Maximum in der 30.—31. Trächtigkeitswoche, d. h. zwischen dem 210. und dem 217. Tag. SCHMID denkt an hormonale Störungen, da der Abortusgipfel mit dem Beginn des Ergaltens zusammenfällt.

Wenn man nicht wüßte, daß der Trichomonadenabortus sich meistens in der ersten Hälfte der Trächtigkeit vollzieht, würde man aus der Häufigkeit des durch BANG-Bacillen, Tuberkelbacillen und Spirillen verursachten Verwerfens auf eine besondere Erkrankungsdisposition der Placenta in der zweiten Hälfte, genauer im letzten Drittel der Gravidität schließen. Diese Fragen können erst beantwortet werden, wenn wir Genaueres über den Chemismus und Mechanismus des durch Trichomonaden einerseits und durch die genannten Bakterien andererseits verursachten Abortus kennen, insbesondere über allfällige Beeinflussungen der hormonalen Tätigkeit der mit der Gravidität und dem Ausstoßen des Fetus sich betätigenden Hormondrüsen (Hypophyse, Keimdrüse, Chorion) durch diese beiden Gruppen von Mikroorganismen.

Pathologische Anatomie. Die Brucellose des Rindes ist pathologisch-anatomisch in erster Linie eine Erkrankung des Fortpflanzungsapparates im weiteren Sinne, also der Eihäute, des Uterus und der Milchdrüse bei den weiblichen, des

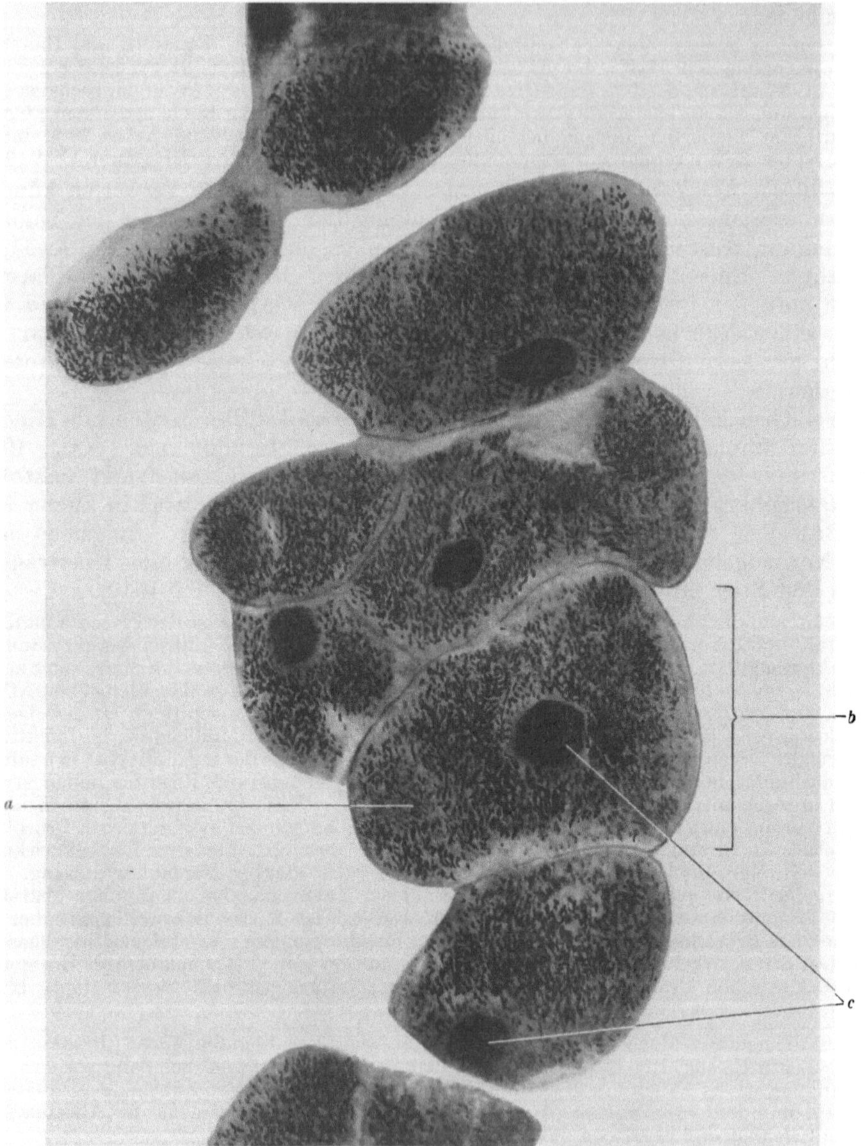

Abb. 2. Mit Bang-Keimen *a* gefüllte Epithelien (*b* mit Zellkernen *c*) des Chorion vom Rind. Einer Abbildung von Th. Smith (1919) nachgezeichnet im Veterinär-bakteriologischen Institut Zürich.

Hodens bei den männlichen Tieren, des Verdauungsapparates beim Fetus. Außerdem aber kommen bei beiden Geschlechtern Entzündungen der Gelenke, Sehnenscheiden und Schleimbeutel zu Gesicht. Infolge der Chronizität der Infektion, des wahrscheinlich häufigen Vorkommens von Schüben sowie von Superinfektionen sind pathologisch-anatomische Allergiewirkungen zu erwarten, z. B. gerade in Form von Gelenk-, Sehnenscheiden- und Schleimbeutelerkrankungen. Solche hat man in der Tat als Folgen aktiver Immunisierung bei infizierten Tieren beobachtet.

A. Beim weiblichen Tier. Beim graviden Tier entsteht eine exsudativ eitrig nekrotisierende *Placentitis fetalis et materna.* Das Chorion ist ödematös geschwollen, seine mit BANG-Bakterien vollgestopften Epithelien (Abb. 2) werden abgestoßen. Ein trübes, graugelbes, desquamierte Epithelien, nekrotisches Zerfallsmaterial der Cotyledonen und Carunkeln sowie die Keime oft in Reinkultur enthaltendes Exsudat schiebt sich in den Uterus-Chorion-Zwischenraum ein (TH. SMITH 1919). Die Cotyledonen, am Anfang ödematös verdickt mit jetzt

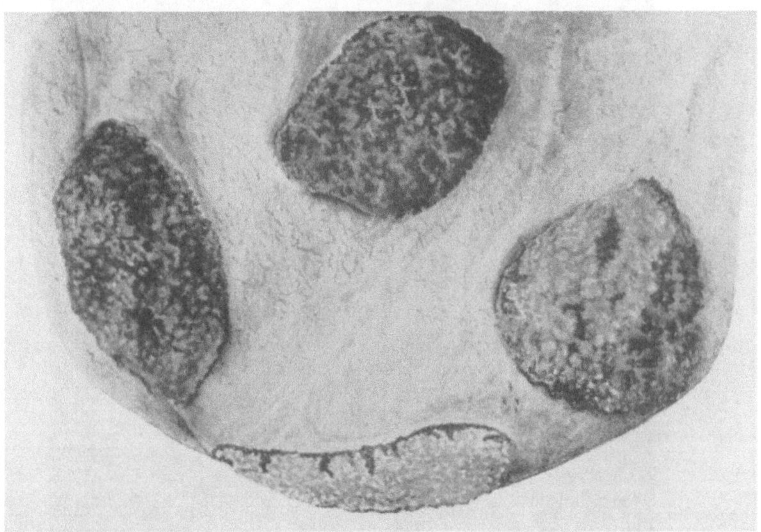

Abb. 3. Chorion mit Cotyledonen, Rind. Nekrotisch-eitrige Erweichung der Cotyledonenoberfläche (hell). (Aus HUTYRA-MAREK-MANNINGER: Spezielle Pathologie und Therapie der Haustiere. Jena: Gustav Fischer 1941.)

schon reichlich bakterienhaltigen Epithelzellen, werden mit fortschreitender Erkrankung oberflächlich nekrotisch (Abb. 3), ebenso die Carunkeln, wodurch sie ein gelblich-bräunliches, erweichtes Aussehen bekommen. Mit weiterem Fortschreiten des Prozesses kann das Chorion entquellen und lederartig werden. Es enthält jetzt weniger Bakterien (HAGAN und BRUNER 1951). Die Uterusschleimhaut zeigt die Erscheinungen der akuten Endometritis mit besonderer Verstärkung und oberflächlicher Nekrose in den Carunkeln.

Weitere Veränderungen am erwachsenen Tier finden sich in den Lymphknoten, insbesondere der erkrankten Organe (Uterus, Milchdrüse) in Form von granulomatösen Wucherungen durch Proliferation der Reticulumzellen, Infiltration mit Plasmazellen und Monocyten sowie gelegentlicher Bildung von Riesenzellen (BERMAN 1950). In der Schilddrüse von Kühen fand RIDALA vereinzelte Herde von akuter und chronischer Entzündung sowie Epitheloidzellherde. Die Erkrankungen des Bewegungsapparates zeigen sich als Arthritis, speziell des Kniegelenkes, verbunden mit Schwellung, Tendovaginitis und Bursitis in Form von Hygromen von zum Teil mächtiger Größe (ZWICK und ZELLER, ERNST, HUTYRA, DIERNHOFER, BOYD, DELEZ und FITCH, KRANEFELD — Sumatra —, MAGNUSSON). Abscesse in Milz, Leber und Lunge werden ebenfalls gemeldet (*Special Committee USA* 1949). Allfällige Zusammenhänge mit B. pyogenes sind noch zu untersuchen.

Pathologie der Milchdrüse. Die Bedeutung der brucellenhaltigen Milch für die menschliche Gesundheit hat die Aufmerksamkeit der Forscher auf die Milchdrüse und ihre Erkrankungen, die chemischen Veränderungen der Milch, ihren Gehalt an Antikörpern und Brucellen gelenkt.

a) Pathologische Anatomie. Die Erkrankung der Milchdrüse besteht im allgemeinen in einer chronischen, seltener akuten oder subakuten Mastitis, welche klinisch-makroskopisch sich kaum von Euterentzündungen anderer Ätiologie unterscheidet. Die *histologischen Veränderungen* wurden untersucht von RUNNELS und HUDDLESON 1925, PEDERSON 1933, GILL 1933, LÜBKE 1934, RIDALA 1936,

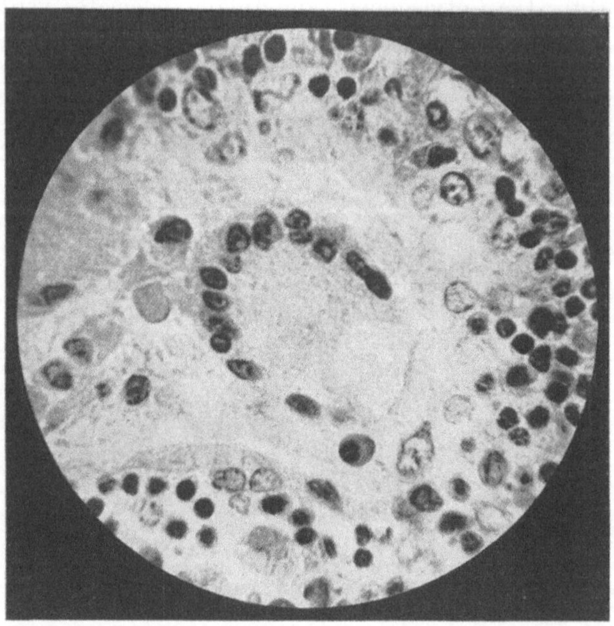

Abb. 4. Brucellose der Milchdrüse einer Kuh. Tuberkelähnliches Gebilde aus Epitheloidzellen und einer Riesenzelle in einem zerstörten Milchgang. (Nach V. RIDALA: Acta et Commentationes Universitatis Tartuensis A XXXI, 1936.)

HOFSTAD 1942. In ein und derselben Drüse lassen sich sowohl am Parenchym als auch im Interstitium, häufig an beiden zusammen Veränderungen akuter, subakuter und chronischer Natur feststellen, was dafür spricht, daß die Infektion der Drüse in Etappen stattfindet, infolge zeitweisen und oft wiederholten Übertritts von BANG-Bacillen aus einem infizierten Organ (meistens wohl dem Genitalapparat) in das Blut (wenn man nicht eine permanente Septicämie annehmen will). Für die Auffassung schubweiser Infektionen des Euters spricht auch die herdweise Verteilung der pathologisch-anatomischen Veränderungen.

Bei *akuter* Erkrankung erscheinen in den Drüsenepithelien alle Abstufungen von fettiger Degeneration bis zur Nekrose mit vollständiger Zerstörung und Loslösung von der Unterlage. Die Herde zeigen im Zentrum Zerfall mit dichter Anhäufung von Lymphocyten, Neutrophilen, auch Eosinophilen und Plasmazellen, am Rande diffuse Infiltration mit denselben Zellarten, ferner Nester von Epitheloidzellen, oft mit LANGHANSschen Riesenzellen, mit dichter lymphocytärer, plasmazelliger und spärlicher polynucleärer Leukocyteninfiltration, gemischt mit Fibroblasten und kollagenen Fasern in der Peripherie der Epitheloidhaufen, tuberkelähnliche Gebilde, welche in der Pathologie der Brucellen bekannt sind (Abb. 4). Sie treten nicht in allen Fällen, aber doch recht häufig auf. Bei *sub-*

akuten und *chronischen* Prozessen entdeckt man Herde aus Fibroblasten, durchsetzt mit vielen Capillaren, daneben Stellen mit purulentem Exsudat in den Lumina der Alveolen, Desquamation sowie Proliferation von Alveolarepithelien (HOFSTAD 1942), weiterhin perivasculäre, lymphocytäre und plasmacytäre Infiltration. Die Milchgänge zeigen Verflachung und Verhornung des Epithels, bisweilen Epitheloidzellherde, gelegentlich mit LANGHANSschen Riesenzellen. Kleine Milchgänge können durch Zellen verstopft werden und kleine Retentionscysten aufweisen.

Die pathologisch-anatomischen Veränderungen betreffen häufiger die Alveolen und das interalveoläre Bindegewebe, seltener das interlobuläre Gewebe und die Ductus lactiferi. Der Prozeß beginnt wahrscheinlich in den Alveolen und im interalveolären Gewebe und dehnt sich später auf das interlobuläre Interstitium aus. Dieses kann nämlich noch vollständig normal sein, während die Alveolen und ihre Umgebung schon starke Veränderungen aufweisen.

In Schnitten des Organs wurden die Brucellen gefunden (RIDALA) in den veränderten und zerfallenden Alveolen und zwischen denselben, in den nekrotischen Herden, in den geschädigten und geschwollenen Capillarendothelien (Phagocytose) sowie in den Capillarlichtungen. Wahrscheinlich können nicht nur aus den erkrankten Alveolen in das Ausführungskanalsystem gelangte lebende (wie RIDALA annimmt), sondern auch abgetötete Brucellen und ihre Leibessubstanzen (Endotoxine) Galaktophoritis erzeugen, da durch Injektion toter BANG-Brucellen in den Zitzenkanal Entzündung mit Ausschüttung zahlreicher polymorphkerniger Leukocyten hervorgerufen wird (SMITH, ORCUTT und LILLIE 1923).

Die supramammären und tiefen inguinalen *Lymphknoten* zeigen Schwellung, Verdickung der Trabekel und der Rindensubstanz, gelegentlich mit Hämorrhagien, Ersatz des reticulären Gewebes in der Marksubstanz durch Bindegewebe und Verminderung des Lymphoidgewebes, ferner die oben erwähnten Epitheloidzellherde.

Die dem Grad der Entzündung entsprechenden mikro- und makroskopischen sowie die chemischen *Veränderungen der Milch* bei brucellärer Mastitis können kaum als pathognomonisch bezeichnet werden: Vergrößerung der Sedimentmenge durch polymorphkernige Leukocyten und Epithelien, weniger durch Lymphocyten und Plasmazellen, Erhöhung von Alkalescenz, Chlor- und Katalasegehalt sowie der Chlorzuckerzahl, Abnahme der Fett- und Zuckermenge (TWEED 1923, BANG 1932, PEDERSON 1934, FITCH und BISHOP 1934, HOFSTAD 1942). Eine wenigstens bei der Sinnenprüfung ganz normal aussehende Milch kann BANG-Keime enthalten.

b) Brucellen in der Milch (SCHROEDER und COTTON 1911, TH. SMITH und FABYAN 1911/12).

Ist eine „Ausscheidung" der Brucellen durch eine unveränderte Drüse — wenigstens für kurze Zeit, später werden sie das Gewebe krank machen — möglich, so ist das dauernde Fehlen der Keime im Produkt einer brucellär erkrankten Drüse (Mastitis) nicht denkbar. Die Besiedlung der Milchdrüse mit Brucellen kann (HESS 1952) im Anschluß an einen Abortus stattfinden. Die Stresswirkung dieses Ereignisses bedingt wohl eine Herabsetzung der Infektionsresistenz. Eine Normalgeburt bei einer mit Bang infizierten Kuh (besonders bei Zurückhaltung der Eihaut) könnte dieselbe Wirkung haben. In der Tat berichtet STOCKMAYER (1936), daß die Ausscheidung nach der ersten oder zweiten Geburt bzw. mit dem Abortus meist mit dem Einsetzen der Lactation beginne und daß ein quantitativer Unterschied zwischen Normalgeburt und Abortus nicht bestehe. Die Abgabe der Brucellen erfolgt durch einzelne oder alle 4 Drüsenviertel (GILMAN 1931). Sie ist dauernd oder intermittierend. Die Keimzahl nimmt mit fortschreitender Lactation ab (STOCKMAYER). Die Streuung kann Monate oder Jahre oder durch das ganze Leben des Tieres bestehen (HUDDLESON 1943). HESS und RUOSCH haben den Brucellengehalt bei 4 Kühen während 4 Jahren beobachtet und wohl Schwankungen der Zahl, aber kein Aufhören der Ausscheidung festgestellt. Als Beispiele der Anzahl von BANG-Keimen je Kubikzentimeter Milch (Einzelproben) seien genannt: HESS (1953): einige bis Tausende; KÄSTLI: 10000; BENDIXEN 10000—30000; STOCKMAYER im Colostrum bis 25000. Im Endgemelk und im Haushaltrahm ist der Brucellengehalt infolge der Adsorption an die Fettkügelchen größer.

Aus dem Schrifttum geht hervor, daß einerseits die Brucellen nach einem Abortus oder nach einer Normalgeburt beim Ausbleiben von Sekundärinfektion im Verlauf weniger Wochen aus dem Uterus verschwinden, daß sie aber andererseits sich mit größter Zähigkeit in der Milchdrüse halten. Diese dient über die Intergraviditätsperiode als Reservoir, von dem aus bei der neuen Trächtigkeit Eihaut und Gebärmutter von neuem infiziert werden können. Das Ausbleiben des Abortus nach einer gewissen Zahl von Graviditäten spricht für eine gewisse Immunität des Uterus, die in der Milchdrüse fehlt.

Über die *Beziehungen zwischen Bakterienabgabe in der Milch und Abortus* orientiert eine Zusammenstellung der Zahlen verschiedener Untersucher (SCHROEDER und COTTON, FITCH und LUBBEHUSEN, USA; WINKLER, PRÖSCHOLDT, Deutschland; SHEATHER, England; BANG und BENDIXEN, Dänemark; HOLTH, Schweden; PFENNINGER, Schweiz).

Von insgesamt 234 Kühen, die abortierten, schieden 99, das sind 42,3% Brucellen mit der Milch aus. Auch normal gebärende, auch Kühe, in deren Eihäuten die Bacillen nicht feststellbar sind, können solche mit der Milch abgeben (PRÖSCHOLDT 1932). SACKMANN (1953, Zürich) fand in der Milch von 278 Kühen, welche wegen Brucellose abortiert hatten, bei 143 = 51,4% Bangbacillen. Aus ganz normal scheinenden Beständen kann somit infizierte Milch in die Außenwelt gelangen (VAN DER HOEDEN 1928, SCHUMANN, PRÖSCHOLDT 1932).

c) Antikörper in der Milch. Es sind Bactericidine bzw. komplementbindende Antikörper und Agglutinine gefunden worden (Literatur bei KLIMMER 1932), von denen die Agglutinine die größte *Bedeutung* erlangten *für die Diagnostik*, welche als *Milchserumlangsamagglutination*, als *Frischmilchschnellagglutination* und als *Abortusringtest* durchgeführt wird zur Ermittlung infizierter Einzeltiere, wie der Verseuchung ganzer Bestände.

HENRY, HARING und TRAUM fanden den Milchserumtiter im allgemeinen hoch unmittelbar post partum (ausnahmsweise negativ), alsdann in den nächsten 2 Wochen stark sinkend (auch VELLISTO 1935), weiterhin für längere Zeit konstant mit gelegentlichen Spitzen nach oben oder nach unten. Unterschiede des Titers im Anfangs-, Mittel- und Endgemelk, im Gemelk der einzelnen Viertel sowie Tagesschwankungen sind von einigen Forschern festgestellt worden, von anderen nicht. Das Colostrum enthält anscheinend häufig, nach anderen immer nennenswerte Mengen von Agglutininen (die in das Blut des Säuglings übergehen; TH. SMITH u. a.). Auch die colostrumähnliche Milch kurz vor dem Ergalten kann größere Mengen enthalten (POMPER 1920). Während des Trockenstehens kann der Titer des Sekretes bis über denjenigen des Blutserums ansteigen.

Herkunft der Milchagglutinine. Sie können sowohl aus dem Blut stammen, als auch in der Drüse selbst gebildet werden. Für die *Herkunft aus dem Blut* sprechen folgende Tatsachen: Der Milchserumtiter folgt sehr oft weitgehend dem Blutserumtiter und ist in der Regel niedriger [Milchserum:Blutserumtiter 1:1, 1:4, 1:16 bis 1:64, im Colostrum unmittelbar post partum aber 1:1 oder sogar 2:1 (SMITH, ORCUTT und LILLIE 1923)]. Häufig enthält die Milch gar keine Agglutinine. Nach Erhöhung der Permeabilität der Capillarwand durch Schädigungen (Infusion von Kalilauge, Entozon oder Wasser in die Euterzisterne, künstliche Infektion mit Streptococcus agalactiae) steigt bei blutpositiven Kühen der Agglutiningehalt der Milch des betreffenden Viertels für einige Zeit (DIERNHOFER und RAITH 1947). Bei ungleich starker Streptokokkenmastitis der Drüsenviertel könnte demnach der Bang-Agglutiningehalt der Viertelmilch verschieden ausfallen. Bei brucellärer Mastitis mit geschädigten Epithelien und Capillarwänden werden, wie bei anderen infektiösen Entzündungen, mit dem Exsudat Antikörper in den Entzündungsherd und in die Milch gelangen.

Lokale Antikörperbildung ist aber, wie in allen Organen, auch in der Bang-infizierten Milchdrüse möglich (Histiocyten). Nach experimenteller Infektion eines Viertels steigt der Agglutiningehalt der Milch desselben rasch an (zunächst infolge Permeabilisierung, s. oben), allenfalls bis über denjenigen des Blutserums. Während schon 24 Std nach Einbringung toter BANG-Bakterien in den Zitzenkanal einer lactierenden Kuh eine starke leukocytäre Entzündung erschien, stieg der Agglutinationstiter erst nach 10 Tagen, nachdem die Leukocytenzahl schon wieder gesunken war. In der Milch derart behandelter Viertel ging aber der Titer nie über denjenigen des Blutserums hinaus, jedoch begann die Steigerung früher, was als Beweis für die örtliche Antikörperbildung in der Drüse anzusehen ist (SMITH, ORCUTT und LILLIE).

Beziehungen zwischen Milchagglutinationstiter und Bakteriengehalt der Milch.

Die Keimausscheider haben im allgemeinen einen größeren Agglutiningehalt der Milch als diejenigen Tiere, deren Milch frei von Brucellen ist (GILMAN 1931, PROUTY 1934, PRÖSCHOLDT, KLIMMER, HENRY, HARING und TRAUM, KARSTEN, SCHMID, VAN OYEN, RUOSCH). Die Wahrscheinlichkeit der Bakterienabgabe steigt mit dem Milchtiter infolge parallelen Verlaufs des Agglutinin- und des Keimgehaltes (GILMAN, PRÖSCHOLDT, neuerdings SCHMID 1949, RUOSCH 1949). Der Schluß, daß in der Drüse um so mehr Agglutinine gebildet werden, je reichlicher ihr Keimgehalt, liegt nahe. Hingegen nimmt mit der Keimzahl auch der Grad der Permeabilisierung der Capillarwände zu. Auch bei Kühen mit sehr niedrigem oder total fehlendem Agglutiningehalt der Milch kann diese Brucellen enthalten (STOCKMAYER 1936, PRÖSCHOLDT, KARSTEN), wie auch bei einem hohen Agglutinintiter Bakterien in der Milch vermißt werden können (KLIMMER, TWEED 1923). Der Hundertsatz der durch Milch- oder Blutserumagglutination als verseucht erkannten, mit der Milch BANG-Bakterien abgebenden Kühe beträgt 15—91, im Durchschnitt 41 (Literatur bei KLIMMER 1932). Nach KÄSTLI (1948) scheiden etwa 50% der infizierten Kühe BANG-Brucellen mit der Milch aus. Nach den letzten Untersuchungen von HESS und RUOSCH (1952) waren von 1585 milchserologisch positiven Kühen 44,6% durch Kultur ermittelte BANG-Brucellenausscheider. Neuerdings (1953) meldet SACKMANN unter 1756 milchserologisch positiven Kühen 778 mit BANG-Bakterien (44,3%). Er schätzt (mündliche Mitteilung), daß durchschnittlich 50% der Milchreagenten mit der Milch Brucellen abgeben werden.

Beziehungen zwischen Milch- und Blutserumtiter. Das häufige Parallelgehen von Blut- und Milchtiter spricht nicht unbedingt für die hämatogene Herkunft der Milchagglutinine.

Die in der Milchdrüse sitzenden und Antigene streuenden Brucellen könnten aber indirekt die Ursache der Blutantikörper sein. Nach der Amputation der mit Br. Melitensis infizierten Euter von 2 Kühen sank der Bluttiter bei der einen langsam, bei der anderen plötzlich (MITCHELL und DUTHIE 1930). Der Bluttiter wird meistens höher gefunden als der Milchtiter, beide schwanken, der letztere aber stärker. Es wird sowohl gleichzeitiges Vorkommen von Agglutininen in Blut und Milch, wie auch Fehlen in der Milch bei positivem Blutbefund, als auch das Umgekehrte gemeldet (SCHUMANN). Die Agglutininbildung in der Milchdrüse und im RES kann ungefähr gleichzeitig und gleich stark verlaufen.

Beziehungen zwischen Bluttiter und Brucellenabgabe in der Milchdrüse. Auch hier wird öfters paralleles Verhalten beobachtet: Im allgemeinen haben Kühe, welche mit der Milch Bacillen streuen, auch höhere Agglutininwerte des Blutserums (und der Milch, s. oben). Je höher der Bluttiter, desto größer ist im allgemeinen die Wahrscheinlichkeit der Brucellenabgabe mit der Milch.

Hingegen hat diese Regel nicht wenige Ausnahmen (Literatur bei KLIMMER 1932). Unter 38 mit der Milch Brucellen abgebenden Kühen fanden sich 8, bei denen Blutagglutinine später erschienen als die Bakterien in der Milch. Auch konnten diese nach dem Verschwinden der Blutagglutinine noch angetroffen werden (HAYES und BARGER 1935).

B. Beim Fetus. Der Fetus zeigt *pathologisch-anatomische Krankheitserscheinungen*, welche zum Teil auf *Ernährungsstörungen* infolge Veränderungen der Placenten, zum Teil auf die BANG-*Bakterien* zurückzuführen sind, welche man in großen Mengen, insbesondere in seinem Verdauungsapparat findet (s. oben, Lokalisation der Bakterien): seröse oder blutig-seröse Infiltration des Subcutangewebes, Petechien in der Muskulatur, meist unveränderte, selten vergrößerte Körperlymphknoten, gallertiger, braungelber, bisweilen eiterähnlicher Inhalt des Verdauungsapparates, regelmäßige, mit Schwellung und Rötung, gelegentlich mit punkt- und strichförmigen, seltener diffusen Blutungen einhergehende Abomasitis (Entzündung des Labmagens) mit diffus geröteter Serosa. Ganz analog sind die Veränderungen an der Schleimhaut und Serosa des Dünndarms, ebenso, aber schwächer, des Dickdarms. Die Gastroenteritis kann sich am lebend geborenen Kalb noch in Durchfall mit Abgabe eines brucellenreichen Kotes äußern (HENNING). Weitere Veränderungen sind: Schwellung der Mesenteriallymphknoten; selten Vergrößerung und gelegentliche subkapsuläre Blutungen oder

Verfettung und Nekroseherdchen der Leber (LACHNER 1934), öftere Schwellung der
Milz, gelegentliche Petechien der Harnblasenschleimhaut, Vermehrung der Flüssigkeit in Bauch-, Brust- und Herzbeutelhöhle, oft mit Fibrinfetzen und Fibrin-
auflagerungen auf den Serosen, selten bohnen- bis nußgroße nekrotische Herde
in der Lunge sowie eitrige Bronchitis und Bronchopneumonie (LACHNER 1934),
seltene Degenerationen und Blutungen im Herzmuskel (ZWICK und ZELLER 1912).

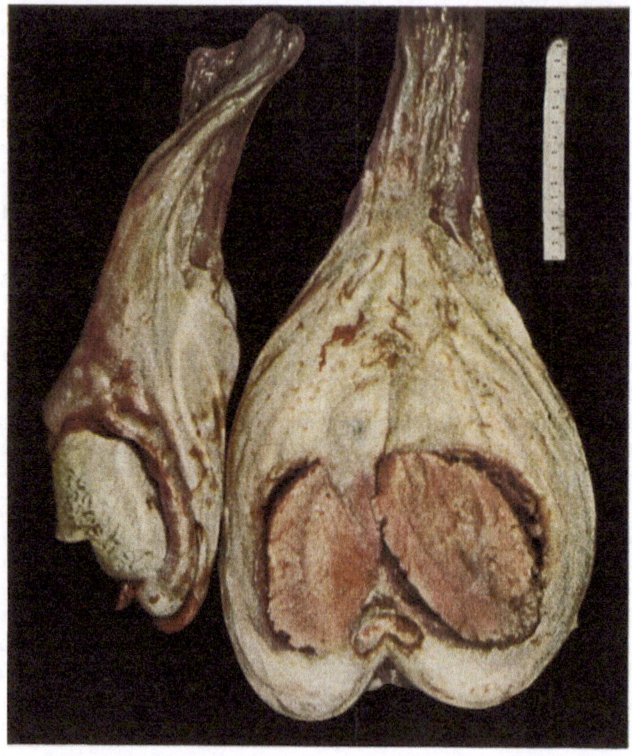

Abb. 5. Brucellose des Stierhodens. Rechts: Nekrose des Parenchyms. Links: Parenchym ohne wesentliche
Veränderungen, brucelläre Epididymitis. [Nach J. WITTE: Arch. Tierheilk. **61**, 128 (1930).]

Von diesen Veränderungen können die Ödeme, vielleicht auch die kleineren oder größeren
Hämorrhagien auf Sauerstoffmangel zurückgeführt werden, wogegen die Gastroenteritis, die
nekrotischen Herde in Leber, Milz und Lymphknoten, die Bronchopneumonie bakteriell-
toxischen Ursprungs sind. Die Erkrankung der Placenta fetalis und materna und die damit
einhergehenden Schädigungen des Fetus verlaufen langsam. Damit parallel kommt es zu
einer Herabsetzung der Infektionsresistenz der Frucht, welche die Ansiedlung der Brucellen
in verschiedenen Organen und damit ihre Erkrankung erleichtert bzw. ermöglicht. Abgesehen
davon können wir auch an eine Verschiedenheit der Organempfänglichkeit bei Mutter und
Frucht denken. Man erinnert sich an die Möglichkeit der Züchtung von Viren, für die das
Huhn nicht empfänglich ist, im Hühnerembryo. Neuerdings macht SCHEIDEGGER (1952)
auf die Ungleichheiten der pathologisch-histologischen Veränderungen von Mutter und
Fetus bei Infektion von Mäusen mit den Viren der Ektromelie, der Psittakose und der Lyssa
aufmerksam.

C. Beim männlichen Tier lokalisieren sich die BANG-Brucellen besonders im
Hoden und im Nebenhoden. Sie erzeugen hier eine nekrotisierende disseminierte
oder diffuse Orchitis und Epididymitis, welche einerseits am Beginn der Krankheit
eine Quelle der Ansteckung weiblicher Tiere darstellt, andererseits zu Impotentia
coeundi und generandi, d. h. zu Sterilität und unter Umständen zu vollständiger
Zerstörung der ganzen Keimdrüse führen kann.

Br. suis erzeugt beim Stier dieselben Veränderungen wie beim Eber: im Hoden multiple bekapselte Abscesse mit Epitheloidzellen und Polymorphkernigen in der Peripherie und LANGHANSSchen Riesenzellen in der Kapsel, im Nebenhoden produktive Entzündung des Interstitiums und Atrophie der Kanälchen (GOLDGLÜCK und HOFFERBER 1952).

Immunität. Das Bestehen einer gewissen Immunität gegen Brucellose zeigt sich in einer größeren Widerstandsfähigkeit gegen Infektion, sowohl der natürlich als künstlich infizierten Tiere, ferner darin, daß die meisten Kühe nur 1—2mal, seltener häufiger abortieren. Aber manche von diesen Kühen, die schließlich normal gebären und gesunde Kälber zur Welt bringen, besitzen Agglutinine im Blut und Brucellen in der Milchdrüse oder in Lymphknoten. Die Immunität ist hier also keine total sterilisierende, sondern auf den Genitalapparat und vielleicht andere Organe beschränkte, ein Toleranzzustand zwischen Mikro- und Makroorganismus. Daß aber eine vollständige Immunität möglich ist, wurde früher gezeigt (Tiere, welche nur vorübergehend serologisch reagieren und keine weiteren Zeichen einer bleibenden Infektion aufweisen) und wird durch die erfolgreiche künstliche Vaccination dargetan. Diese kann also nicht nur Aborte verhindern, sondern auch jede Neuinfektion mit virulenten Bakterien und jedes Bacillenträger- und Ausscheidertum verunmöglichen. Die Empfänglichkeit und Reaktionsfähigkeit gegenüber den pathogenen und antigenen Substanzen der Brucellen ist nicht nur individuell, sondern auch nach Organen (Genitalapparat, Milchdrüse, Schleimbeutel, Sehnenscheiden, Gelenke, Milz, Lymphknoten, Knochenmark, überhaupt RES) verschieden, auch die künstliche Immunisierbarkeit. Nach diesen und den früheren Auseinandersetzungen können wir 2 Arten von Widerstandsfähigkeit gegen die BANG-Infektion unterscheiden: Einmal die angeborene natürliche Resistenz der Kälber, der jungen und nichtträchtigen und vereinzelter älterer Tiere, zum andern die durch Exposition oder künstliche Vaccination erworbene Immunität.

Manche Anzeichen sprechen nicht nur für eine klinische und pathologisch-anatomische, sondern auch immunologische *Ähnlichkeit der Brucellose mit der Tuberkulose*, d. h. für das Bestehen einer gewissen Immunität (bei manchen Kühen), solange lebende Bakterien im Körper vorhanden sind (POPPE 1934). Mit einem bestimmten Abortusstamm infizierte Meerschweinchen ließen sich nicht mit einem anderen Stamm infizieren, solange sie Keime der Erstinfektion enthielten (POMALES-LEBRON und FERNANDEZ 1952, dasselbe BURNET 1925 mit Melitensis). Für die im jugendlichen Alter mit dem Stamm Buck 19 vaccinierten Rinder scheint das aber nicht zu gelten.

Zwischen *Gehalt des Blutes an Bactericidinen und Resistenz* bestehen höchstens lockere Beziehungen (IRWIN und FERGUSON 1938, HUDDLESON und Mitarbeiter 1945, IRWIN und BEACH 1945, RICHARDSON und HUDDLESON 1951). Hingegen fand HUDDLESON keinen Beweis dafür, daß die Resistenz des Kalbes auf Bactericidinen beruht (1945). Man kann auch Kühe oder Jungrinder antreffen, welche gegen natürliche oder künstliche Infektion große Widerstandsfähigkeit zeigen, trotzdem sie keine Antikörper im Blut enthalten (HAGAN und BRUNER 1951). Auch DIERNHOFER (1938) findet kein konstantes Verhältnis zwischen Abortus und Agglutiningehalt des Serums. Agglutinine sind eben hinsichtlich Bakterienschädigung keine besonders wirksame Antikörper. Der Abortus ist primär und zur Hauptsache eine Angelegenheit des Genitalapparates.

An *Antikörpern gegen Brucellen* sind gefunden worden: Präcipitine, Agglutinine, Conglutinine (s. Kapitel III), komplementbindende Amboceptoren, Bactericidine, Opsonine, Bakteriotropine (WALL, HOLTH, GLÖCKNER, HUDDLESON, BERMAN, FERCHE, SCHEIBE, LE GROW, K. F. MEYER, RICKARD u. a.). Maßgebend für die Infektionsabwehr sind auch hier nicht nur die im Blute kreisenden, sondern die *zellständigen Antikörper*, sowie die *Phagocytose* durch bewegliche und fixe Freßzellen.

Eine Hemmungssubstanz wurde im Serum von Kälbern schon vor der Aufnahme von Colostrum gefunden. Dieses selbst enthält 2 Hemmungskörper (ELBERG und SILVERMAN 1950). Unverdünntes frisches Serum oder Plasma der meisten normalen oder immunen Rinder enthält Antikörper, welche zusammen mit Komplement Br. abortus, Br. suis oder Melitensis töten (HUDDLESON, WOOD und BENNETT 1945; HUDDLESON 1948). Durch natürliche oder künstliche Infektion kann der Titer der Serumantikörper in die Höhe getrieben werden. Die diagnostische Ausnutzung dieser Tatsache beschränkt sich meistens auf die Agglutinine, seltener werden die komplementbindenden Amboceptoren und die Opsonine herangezogen, Wichtig in dieser Hinsicht sind die lokal entstandenen oder aus dem Blut stammenden *Antikörper der Milch* (s. oben). Immunkörper, deren Bildungsstätte aber unsicher ist, wurden auch festgestellt in der *Schleimhaut des Uterus* und der *Vagina* (JEPSEN und VINDEKILDE 1951). Für örtliche Entstehung spricht der höhere Titer der Organpreßsäfte gegenüber demjenigen des Blutes. Auch in den Sekreten und Exsudaten der *Ampullen* des *Ductus deferens* und der Samenbläschen und in den Nekroseherden des Hodens wurden Agglutinine gefunden (CHRISTENSEN 1948). Die lokale Bildung durch das RES dieser und anderer Gewebe, wie der Milchdrüse, ist natürlich möglich, ebenso aber auch der Übertritt aus dem Blut durch die infolge der Erkrankung permeabilisierten Capillaren.

Ein *Übergang von Antisubstanzen von der Mutter auf den Fetus* in utero ist infolge des Baues der Placenta (Pl. epitheliochorialis) unwahrscheinlich. Wo Agglutinine im Blutserum von Kälbern vor der ersten Säugung gefunden worden, ist an örtlicher Bildung in der Placenta fetalis zu denken. Hingegen sind die Blutgefäße der mütterlichen Milchdrüse kurz nach der Geburt in einem Zustand hochgradiger Permeabilität, so daß sie die hochmolekularen Antikörperglobuline durchlassen (oft auch rote Blutkörperchen), welche, wiederum infolge der hohen Durchlässigkeit des Säuglingsdarmes, schon wenige Stunden nach der Aufnahme von Colostrum im Serum des Jungen nachweisbar sind (HUDDLESON 1916, 1942; LITTLE und ORCUTT 1922; RETTGER, McALPINE, WHITE und JOHNSON 1926 u. a. Durchlässigkeit des Säuglingsdarmes in den ersten Lebenstagen: HOWE 1921; SMITH und LITTLE 1924).

Die Ansichten bzw. Befunde über die *Typenspezifität der Antikörper* sind nicht ganz übereinstimmend. Kreuzweise Agglutination von BANG-, Melitensis- und Suis-Typen durch die entsprechenden Seren wurden zum Teil bis zur Titergrenze festgestellt, in anderen Fällen nicht. Die elektive Adsorption ermöglichte oft die serologische Typendifferenzierung, aber nicht immer (CONNAWAY 1921; EVANS 1918, 1923; FEUSIER und K. F. MEYER 1920; DOYLE und SPRAY 1920; HAYES 1921; ORCUTT 1926).

Eine gewisse Verwandtschaft besteht zwischen den Antigenen von Brucellen und Proteusstämmen, indem BANG-Serum Proteus 19 und Proteus 19-Serum BANG und Suis agglutiniert. Von 198 Schweineseren agglutinierten 178 Proteus 19. Ein Proteus CIM-Antiserum kann BANG-Stamm 19 agglutinieren (KAMEL 1949, MANLEY 1952).

Ob die *Anhäufung von* BANG-*Bakterien in den Chorionepithelien* als *Phagocytose* und Schutzfunktion angesprochen werden kann, ist vorderhand nicht zu entscheiden.

Die Abwehr durch Phagocytose zeigt sich aber darin, daß aus Lymphknoten (vom Meerschweinchen) mit viel intracellulär gelagerten, d. h. phagocytierten Brucellen sich wenig Bakterien züchten ließen, hingegen viele aus Lymphknoten mit einer geringen Zahl intracellulärer Keime (POMALES-LEBRON und FERNANDEZ 1952). Polymorphkernige Leukocyten des Menschen werden von Br. suis in vitro angelockt, worauf Phagocytose erfolgt (DICKEY und FORBUS 1945).

Diagnose. Die Erkennung der Brucellose kann sich auf klinische, pathologischanatomische, serologische Veränderungen oder dann auf den Nachweis der Mikroorganismen stützen. Hingegen sind vorzeitiges Ausstoßen der Frucht weder ein pathognomonisches Symptom der Brucellose (da es mehrere andere infektiöse Ursachen gibt), noch tritt es immer ein, noch sind die anderen Erscheinungen wie Tendovaginitis, Bursitis, Arthritis immer anzutreffen. Immerhin sind diese im Verein mit wiederholtem Abortus mindestens sehr verdächtig. Zuverlässiger sind die nekrotisch-eitrigen Veränderungen an den Cotyledonen der Eihaut und diejenigen am abortierten Fetus. Sicher, aber nicht immer durchführbar, ist der Nachweis der Brucellen im Muttertier oder im Fetus durch Mikroskop, Kulturoder Tierversuch.

Serologische Methoden. Universell verbreitet ist die Feststellung spezifischer Antikörper in Blut oder Milch durch Agglutination, Komplementbindung oder Flockung, besonders durch Agglutination (vorgeschlagen 1909 durch McFADYEAN und STOCKMAN, sowie HOLTH) (vgl. auch Kapitel III).

Damit vergleichbare Ergebnisse dieser Reaktion erzielt werden, sind Bestrebungen zur *Standardisierung der Methode* (STABLEFORTH u. a.) hinsichtlich Konzentration der Bakteriensuspension [je größer die Konzentration, desto niedriger der Titer (FREI 1937, HRABIK 1941), da sich die vorhandenen Agglutinine auf eine größere Zahl von Bakterienzellen verteilen müssen (FREI, DIERNHOFER)], der Agglutinabilität der Brucellen (FREI 1937, DIERNHOFER 1938, ENDRESS 1940), der Vorbehandlung derselben (Abtötung durch Hitze oder Phenol), der Dauer der Reaktion und der Ablesemethode und Beurteilung im Gange[1], die zu einem gewissen Resultat geführt haben. Vorteilhafterweise sollte ein Gemisch gut agglutinabler, womöglich auf immer gleich zusammengesetzten, z. B. HUDDLESONschen Nährböden gezüchteter S-Stämme (FREI, ENDRESS, WITTE 1943)[2] verwendet werden.

Für die Beurteilung der Diagnostik ist nicht nur der Titer eines gegebenen Tieres maßgebend, sondern aller Stallinsassen, da immer einzelne infizierte Tiere, auch solche, die abortiert haben, negativ reagieren können. Zur Beurteilung eines bestimmten Tieres soll nach einigen Wochen eine weitere Serumagglutination durchgeführt werden (HAGAN und BRUNER u. a.), da die Konzentration der Agglutinine, besonders bei in den letzten Wochen der Gravidität infizierten Kühen, unter Umständen erst einige Wochen nach dem Abortus ansteigt. Das Verbringen negativer trächtiger Tiere in einen unverseuchten Bestand ist gefährlich (HAGAN und BRUNER).

Wie andere biologische Reaktionen ist die Agglutination bei der Brucellose nicht absolut zuverlässig, weder bei infizierten noch bei nichtinfizierten Tieren. Das bedeutet, daß die Reaktion des RES auf die Antigenreizung unter Umständen zu schwach ist (oder daß die Bakterien zu wenig Antigene bzw. die Toxine zu wenig antigene Seitenketten besitzen). Bei normalen Tieren sind die Fehlermöglichkeiten geringer. Mit dem Serum von Rindern aus Grönland, wo die Brucellose unbekannt ist, wurde nur vereinzelt (etwa 1%) Agglutination bei einer Verdünnung 1:20 beobachtet (THOMSEN 1948). Die Wahrscheinlichkeit, daß ein normales Tier oder ein Bestand ungerechtfertigt als infiziert betrachtet wird, ist somit gering. Hingegen wird die Bildung von Brucellaagglutininen angeregt durch B. tularense, gewisse Stämme von Vibrio fetus (SIMON 1951), Proteus (KAMEL 1949). Eine Unterscheidung zwischen spezifischen und unspezifischen Agglutininen ist aber möglich (HESS und ROEPKE 1951). Tiere mit unvollständiger Agglutination (durch unspezifische Agglutinine) erweisen sich nämlich bei einer späteren Untersuchung als negativ[3]. Zur Beurteilung der diagnostischen Bedeutung der im Blocking-Test von COX und KUTNER (1950) zur Wirkung gelangenden blockierenden Antikörper sind weitere Ergebnisse abzuwarten (Verwendung beim Menschen s. Kapitel IV).

---

[1] Infolge der immer noch bestehenden Unsicherheit des Vergleiches der Zahlen der verschiedenen Autoren sind in dieser Abhandlung zahlenmäßige Angaben über Titerhöhen in der Regel vermieden.

[2] In den USA ist ein Spezialstamm von Br. abortus, mit Phenol versetzt, im Gebrauch, der vom Bureau of Animal Industry an alle offiziellen Institute geliefert wird. Auf Grund der vom Internationalen Tierseuchenamt in Paris gefaßten Beschlüsse ist vom Eidg. Veterinäramt am 1. Januar 1951 zur Vereinheitlichung der Abortus-Langsamagglutination eine Instruktion herausgegeben worden, welche die Herstellung der Testsuspension, die Züchtung der hierzu verwendeten Bakterien und die Durchführung der Agglutinationsreaktion regelt, damit die in den verschiedenen Instituten der Schweiz erhaltenen Resultate miteinander vergleichbar sind. Ein stabiles Antigenpräparat ist ein in agglutininfreiem Kaninchenserum aufgenommenes Kulturzentrifugat, welches lyophilisiert, d. h. schnell gefroren und im Hochvakuum getrocknet, in Ampullen mindestens 1 Jahr aufbewahrt und jederzeit durch physiologische Kochsalzlösung aufgeschwemmt werden kann (HAUDUROY und TANNER 1952).

[3] Mit Hilfe einer Filtrierpapierchromatographie und gefärbten Brucellen können die agglutinierenden Substanzen getrennt werden. Das nicht spezifische Agglutinineiweiß gehört nämlich, im Gegensatz zu den spezifischen Agglutininen, nicht zu den γ-Globulinen. Es findet sich bei einer nicht geringen Zahl von Tierarten und auch beim Menschen, aber immer nur bei wenigen Individuen in einer die Diagnose (der Feststellung der Verseuchung eines Bestandes) störenden Menge (HESS und ROEPKE 1951).

Beziehungen der Serumreaktion zum Abort. Die Erkrankung der Placenta, die zum Verwerfen führt, ist eine, die Erregung der Antikörperproduktion eine andere Wirkung der Bang-Bakterien. Eine nur lockere Beziehung zwischen der Ausstoßung des Fetus und der Agglutination des Serums gerade in dieser Zeit ist somit verständlich. Im Gesamtdurchschnitt verwerfen etwa 33% der Banginfizierten Tiere (bei den Frischinfizierten mehr)[1]. Abgesehen von Verschiedenheiten der Agglutinationstechnik gibt es offenbar örtliche und wohl auch zeitliche Unterschiede in den Beziehungen zwischen Abort und Serumreaktion.

Die in der ersten Hälfte der Gravidität abortierenden Tiere waren zu 71% negativ und zu 21,6% positiv, während bei Aborten in der zweiten Hälfte, etwa von der 24. Woche an, 58% der Tiere positiv und 35% negativ ausfielen (SCHMID 1940). Das Maximum der positiven Blutproben liegt bei den Aborten in der 30.—31. Trächtigkeitswoche[2]. DARNELL und WILLADSEN, USA, berichten (1944), daß unter 3633 Kühen, die abortierten, 0,08% serologisch negativ waren.

Die *Serum- und Frischblutschnellagglutination* (wobei je ein Tropfen Blut bzw. Serum auf einer Glasplatte gemischt werden) hat sich anscheinend nicht eingebürgert, jedenfalls hat sie die Vorherrschaft der Serumlangsamagglutination nicht erschüttert.

Die *Komplementbindungsreaktion,* deren Ergebnisse mit denen der Agglutination im großen und ganzen übereinstimmen, kommt praktisch infolge ihrer Umständlichkeit kaum in Betracht.

Bei den *Fällungs- oder Flockungsreaktionen* werden Antikörper im Blut- oder Milchserum nachgewiesen, welche Auszüge aus BANG-Bakterien (nach MEINICKE oder SACHWEH) ausfällen. Die Sicherheit entspricht ungefähr derjenigen der Agglutination (SEELEMANN und PFEFFER 1938; SEELEMANN und WOLF 1939; DIERNHOFER und HAIDL 1942; WITTE 1943 u. a.)[3].

Die *Milchserumlangsamagglutination* ergab bei 615 Blut- und Milchserumproben eine Übereinstimmung von 88,5% (MONTGOMERIE und ROWLANDS 1932). Von 295 serologisch positiven Milchkühen hatten 94% einen signifikanten Blutserumtiter und 71% einen positiven Milchserumtiter. Bei 19 Tieren (etwa 6%) agglutinierte nur die Milch, nicht aber das Blutserum (vermutlich infolge Mastitis oder persistierender Euterinfektion; HESS und RUOSCH 1952). In einem chronisch verseuchten Bestand wurden durch wiederholte Blutuntersuchungen 79%, durch serologische Milchkontrollen 68% und durch den direkten Erregernachweis in der Milch und in den Nachgeburten 72% aller tatsächlich infizierten Tiere ermittelt (KILCHSPERGER 1943). Nach E. HESS (1953) wurden von 779 sicher infizierten Beständen 98,8% durch Schnellagglutination mit Labmilchserum erkannt.

Eine gewisse Ausbreitung hat in den letzten Jahren der *Abortus-Bang-Ringtest* (ABR) erfahren (FLEISCHHAUER 1937)[4].

Die mit der verdächtigen Milch vermischten, gefärbten BANG-Bacillen steigen im positiven Fall mit den Fetttröpfchen (an die sie durch Vermittlung der adsorbierten Agglutinine fixiert werden) an die Oberfläche, so daß eine blau gefärbte Rahmschicht erscheint. Im negativen

---

[1] Außerdem können sich andere Mikroorganismen im Uterus ansiedeln und Abortus verursachen (B. tuberculosis, Vibrionen, B. pyogenes). In 13 Herden von 164 Aborttieren waren 137 Bang-positiv und 14 negativ. 141 Tiere von 164 waren zur Zeit des Verwerfens seropositiv (WHITE, CHAPMAN und RETTGER 1923). Hingegen fand SCHMID (1940) unter 1050 Blutproben von Tieren, die vor kürzerer oder längerer Zeit abortiert hatten, nur 51% Bang-positiv, 42% negativ und 6,5% verdächtig.

[2] In der Schweiz wird die Mehrzahl der in der ersten Hälfte der Gravidität erfolgenden Aborte durch Trichomonaden verursacht.

[3] Das Ergebnis von 1431 Paralleluntersuchungen von Agglutination, Komplementbindung und MEINICKE- und SACHWEH-Flockung mit Blutserum von Rindern war (STOCKMAYER 1936): Bei der Agglutination reagierten positiv 391, nach MEINICKE 352, nach SACHWEH 365, bei der Komplementbindung 265. Die Agglutination hatte somit die größte Reaktionsbreite.

[4] Eine Modifikation des ABR besteht darin, daß die gefärbte Bakteriensuspension und alsdann die verdächtige Milch in eine Capillare hineingesaugt werden, worauf im positiven Fall eine Verklumpung eintritt (KING 1951). Die Ergebnisse scheinen mit dem ABR-Test übereinzustimmen (MORSE, EDITH SMITH und ELEANOR SCHMIDT 1951).

Fall ist infolge der gleichmäßigen Verteilung der Bakterien die ganze Milchsäule blau. Die Methode hat im allgemeinen eine günstige Beurteilung gefunden (in Deutschland: SCHAAF 1953 u. a.; in Dänemark: CHRISTIANSEN 1948; in USA: HARDMAN 1941; ROEPKE, CLAUSEN und WALSH 1948; BRUHN 1948; ROEPKE, PATTERSON, DRIVER, CLAUSEN, OLSON und WENTWORTH 1950; Ausnahme: ROEPKE 1950). Mit der notwendigen Kritik und Vorsicht angewendet, kann sie wertvolle Dienste leisten, z. B. in der Entdeckung frisch verseuchter Herden, besonders, wenn mehrere Male wiederholt (DARNELL 1945; HUDDLESON und CARRILLO 1949; DRIVER und ROEPKE 1951; ROSSI und DUTILLOY 1951; ROSSI 1952). E. HESS (1953) konnte von 779 sicher infizierten *Beständen* 97% allein mit dem ABR erfassen. Zur Erkennung infizierter *Individuen* ist der Ringprobe die *Magermilch-Schnellagglutination* an Zuverlässigkeit aber überlegen. Mit ihrer Hilfe wurden von 975 brucellenhaltigen Einzelmilchen 99% als positiv eruiert. Nach FLEISCHHAUER (1953) kann der ABR zur orientierenden Voruntersuchung auch mit Blutserum durchgeführt werden.

Die Blutserumlangagglutination kann den ABR nicht ersetzen. Mit dem Colostrum brucellafreier Kühe fällt er positiv aus (BRUHN 1948; ROEPKE, CLAUSEN und WALSH 1949). Die Übereinstimmung mit der Milchserumlangsamagglutination wird als gut bezeichnet, zum Teil fördert er mehr positive Ergebnisse zutage als diese (NORELL und OLSON 1943; KILCHSPERGER 1943).

Der *opsonocytophagische Test* (GLYNN und COX 1910; HUDDLESON und Mitarbeiter 1932, 1937 u. a.) hat in der tierärztlichen BANG-Diagnostik nicht Fuß fassen können.

Die bakteriologische Diagnose. Der direkte Nachweis der Infektionserreger ist die sicherste Methode der Krankheitsbestimmung. Es kommen folgende Materialien in Betracht: Cotyledonen, die Außenfläche der Placenta, besonders die Ränder der verdickten Stellen, Uterusexsudat, Milch, Feten, Labmageninhalt derselben, Nekroseherde und Abscesse der Hoden und Nebenhoden.

Von 1000 Nachgeburten von Kühen, welche abortiert hatten, zeigten 327 makroskopische anatomische Veränderungen und von diesen waren 200 mit Brucellen infiziert, 10 mit Spirillen, 7 mit Tuberkulose und 9 mit Pilzen. Im ganzen wurden in 343 Nachgeburten Brucellen nachgewiesen (PLUM 1933). Die bakteriologische Untersuchung von Feten, Fetusmägen, Cotyledonen und Uterusexsudaten ergab in der ersten Trächtigkeitshälfte 42% Trichomonaden, 5% Streptokokken und 10% Bang, in der zweiten Hälfte 54% Bang, 13% Trichomonaden, 6% B. pyogenes, 6% Spirillen, 21% Streptokokken (SCHMID 1940). KILCHSPERGER fand (1943) Abortusbacillen in der Nachgeburt natürlich auch bei Tieren, die normal geboren hatten, aber auch bei solchen, die blut- wie milchserologisch negativ waren. Infolgedessen empfiehlt er die Untersuchung der Nachgeburtsreste nach Aborten und Normalgeburten neben der serologischen periodische Kontrolle. In den Labmägen der Feten waren 28% weniger positive Resultate als in den zugehörigen Cotyledonen. Der Nachweis der Brucellen geschieht durch das Mikroskop, durch den Kultur- oder Tierversuch. Nach HESS und RUOSCH 1952 steht das Züchtungsverfahren aus Milch oder Rahm (mit einer modifizierten STAFSETH-HUDDLESON-Methode), welches in etwa 45% aller milchserologisch positiven Proben den Keimnachweis innert 7 Tagen ermöglicht, dem Tierversuch nur wenig nach.

Allergische Proben. Seit mehr als 4 Jahrzehnten (McFADYEAN und STOCKMAN 1909) ist man auf der Suche nach einem Präparat, das in der Hand des Praktikers mit genügender Zuverlässigkeit das Vorliegen oder Fehlen einer BANG-Verseuchung anzeigt, ohne durch Anregung der Antikörperproduktion die Serodiagnostik zu stören. Allerlei Bakterienextrakte, getrocknete und zerriebene, in flüssiger Luft oder durch Ultraschall zerstörte, mit Trypsin verdaute Keime, durch Salzsäure aufgeschlossene und durch Änderung des p_H ausgefällte Bakteriensubstanzen, Nucleoproteide, Endotoxine, Brucellergen, Hydrolysate, Brucellolysate u. a. haben anscheinend bis heute den Anforderungen der Zuverlässigkeit, Einfachheit und Schnelligkeit und der Nichtbeeinflussung anderer diagnostischer Methoden nicht zu genügen vermocht, weder bei subcutaner, noch intracutaner, noch conjunctivaler Anwendung. Die Ergebnisse sind zum Teil noch nicht zahlreich genug zur Abgabe eines endgültigen Urteils, zum Teil auch widersprechend (vgl. z. B. DIERNHOFER 1938; OTTOSEN und PLUM 1949; LIVE und STUBBS 1947; K. F. MEYER 1950).

Therapie. Die große Zahl der gegen die BANG-Krankheit des Rindes in der Vergangenheit verwendeten Mittel zeigt, daß keines befriedigte (Phenol, Farbstoffe, Arsenikalien, Antimonverbindungen, kolloide Metalle u. a.). Natürlich wurden dann die neueren Chemotherapeutica und Antibiotica herangezogen. Wenn ein Präparat in vitro Hemmungswirkungen zeigte, im Mäuse- und Meerschweinchenversuch Heilung erzielte, so brauchte es beim Rind noch nicht erfolgreich zu sein. Die Verschiedenheit der Heileffekte eines Mittels bei Maus und Meerschweinchen zeigt schon die Bedeutung der Mitwirkung des Organismus (worauf ich 1916 im Zusammenhang mit damaligen Chemotherapeuticis hinwies). Paramidobenzoesäure, in vitro von bemerkenswerter Wirkung (COTTON und SWOPE), ebenso im Meerschweinchen, versagt beim Rind, ebenso Paramidosalicylsäure. Sulfonamide sind zum Teil allein, zum Teil in Kombination bei Versuchstieren wirksam. Beim Rind haben Sulfathiazol und Sulfapyridin (LIVE, STUBBS und GARDINER 1943), Sulfadiazin (SCHUHARDT, RICH und BEAL 1945), Sulfanilamid (BERMAN, IRWIN und BEACH 1946) versagt[1].

Auch die Antibiotica haben beim Rind enttäuscht (T'UNG 1944; BERMAN, IRWIN und BEACH 1946), wenn sie auch beim Meerschweinchen, z. B. Penicillin und Streptomycin, noch mehr Streptomycin in Kombination mit Sulfadiazin, Heilwirkung entfalten (HOLM und McNUTT 1949).

Bei 4 künstlich mit BANG-Bacillen infizierten Kühen, welche in der Folge mit der Milch Brucellen abgaben, waren 2mal 250000 E Penicillin täglich durch 6 Tage (im ganzen 3 Mill. E) wirkungslos (BERMAN, IRWIN und BEACH 1946). Vier an akuter Brucellose leidende Kühe erhielten als Anfangsdosis 5 g Aureomycin je 1000 Pfund Körpergewicht intravenös. Zwei Kühe, welche 1 Woche vorher gekalbt hatten, erhielten täglich 2mal 5 g 6 Tage hindurch. Ein anderes Tier mit Frühgeburt vor 1 Monat erhielt 2mal 2,5 g täglich, und die vierte, nicht trächtige, aber seropositive Kuh bekam 2mal 2,5 g täglich für 10 Tage. Ein Erfolg war nicht feststellbar. Der Agglutinationstiter des Serums änderte sich nicht und die Bakterienausscheidung durch die Milch ging weiter (LARSEN und GILMAN 1950). Möglicherweise ergibt das beim Menschen erfolgreiche amphotere unlösliche Terramycin als subcutanes Depot auch beim Rind gute Resultate (vgl. Kapitel IX, 6).

Das *Internationale Tierseuchenamt* in Paris stellt in seiner Sitzung vom 12.—17. Mai 1952 fest: Verschiedene Antibiotica und Arzneimittel (z. B. die Sulfonamide, das Chloramphenicol, das Aureomycin u. a.) sind mit großem Erfolg bei der Behandlung menschlicher Brucellosen angewandt worden. Sie können jedoch aus wirtschaftlichen Gründen[2] nicht in die Bekämpfung der tierischen Brucellosen einbezogen werden. Zudem haften ihnen Nachteile an. Sie können den Verlauf der Infektion beeinflussen, jedoch nicht immer endgültig heilen (FLÜCKIGER 1952).

Wie bereits bemerkt, nimmt MOUSSU (1935) an, daß der Abortus die Folge eines *Vitamin E*-Mangels des Fetus sei. Er spritzte deshalb Gramineenkeimöl ein, je 30—40 cm³ am Anfang, im 3. Monat und gegen Ende des 6. Monates der Trächtigkeit. Von 1931—1935 seien in Frankreich im ganzen 7000 Kühe mit regional wechselndem, aber immer zunehmendem Erfolg behandelt worden. Bei drohendem Abort wendet HOFMANN (1952) als Stoßbehandlung an 3 aufeinanderfolgenden Tagen je 0,3 g pro die Tocopherol subcutan an oder dieselbe Dosis als Tabletten per os fortgesetzt in Intervallen von 3 Wochen. Damit konnten die Aborte von 40% (in den Kontrollbeständen) auf 10% herabgesetzt

---

[1] Neuerdings wurde gezeigt, daß Antikörper oder andere Substanzen des Serums mit Sulfonamiden bactericide Komplexe bilden können. Ein durch Phosphorsäure in einem Serum-Sulfadiazingemisch entstandener und wiederaufgelöster Niederschlag ist stark bakteriostatisch und bactericid (HUDDLESON 1948). Es erfolgt eine reversible Bindung von Sulfadiazin mit dem Antikörperkomplementkomplex. Ein Serumsulfanilamidkomplex hat opsonische Wirkung (FINKELSTEIN und BIRKELAND 1938). Das Blut von brucellainfizierten Meerschweinchen und Menschen zeigt in Gegenwart von Sulfanilamiden starke opsonische Wirkung (WELCH 1939, zit. nach HUDDLESON 1948).

[2] Die Bekämpfung einer Krankheit darf i. d. R. nicht mehr kosten als der durch sie verursachte Schaden beträgt.

werden[1]. Vitamin E soll über Zwischenhirn und Hypophyse die Uteruskontraktionen hemmen. Außerdem fördert es die Bildung des Corpus luteum-Hormons Progesteron, das sowohl Uteruskontraktionen hemmt, als auch den Graviditätszustand des Endometriums erhält. Wie bereits früher bemerkt (FREI, JOLLER), fördert Vitamin E auch die Infektionsabwehr.

Bekämpfung, Prophylaxis. Infolge Fehlens einer durchschlagend wirksamen Therapie muß sich die Bekämpfung der Abortusseuche auf präventive Immunisierung und allgemeine Seuchenverhütungsmaßnahmen (Seuchenpolizei) beschränken. Die sinngemäße Kombination dieser Unternehmungen ermöglicht die Ausrottung der Krankheit unter den Rindern und schaltet damit einen der wichtigsten Gefahrenherde für den Menschen aus.

a) Immunisierung. Nach lange Jahre durchgeführter prophylaktischer aktiver Immunisierung mit lebenden vollvirulenten oder durch Kulturpassage wenig abgeschwächten Bakterien (STOCKMAN 1914), welche wohl die Zahl der Aborte vermindert, die Seuche aber nicht ausrottet und die Gefahren für den Menschen nicht völlig beseitigt, stellt man an eine befriedigende aktive Immunisierungsmethode folgende Anforderungen: Sie soll keine Krankheitserscheinungen, insbesondere keine Aborte hervorrufen, eine bereits bestehende Krankheit nicht verschlimmern, keine Bacillenträger und keine Ausscheider schaffen, den Agglutinintiter des Blutserums wenn möglich gar nicht (was grundsätzlich möglich ist), oder doch nur leicht und nur für kurze Zeit erhöhen (z. B. nicht länger als für 3—4 Monate, damit sie die Herausfindung infizierter Tiere nicht stört), einen Grad von Immunität erzeugen, daß virulente Keime nicht haften. Erwünscht wäre auch eine Vaccine, welche das Rind gegen alle 3 Brucellentypen immunisiert (für Gegenden, die 3fach verseucht sind, z. B. mediterrane Zonen, zum Teil USA).

Diesen Anforderungen werden einigermaßen gerecht: der Stamm 19 (BUCK 1930) in den USA, weniger der Stamm 45/20 (McEWEN und PRIESTLEY 1938) in England, neuerdings die Mucoidvaccine (HUDDLESON 1947) in USA. Der *Stamm Buck 19* hat bis jetzt die weiteste Anwendung gefunden. (Erste Berichte: BUCK 1930, MOHLER 1934, COTTON und BUCK 1934, COTTON 1935, HARING und TRAUM 1937.) Es handelt sich um einen durch Kulturpassage hochgradig abgeschwächten, in seinen biologischen Eigenschaften konstanten Suisstamm, der weder im Meerschweinchen, noch im Rind seine ursprüngliche Pathogenität zurückgewinnt und der hauptsächlich S-Kolonien, zum geringeren Teil R-Kolonien entwickelt (HARING und TRAUM 1937). Für das Rind ist er praktisch (mit Ausnahmen) avirulent. Bei trächtigen Kühen kann er typische Brucellose mit vorübergehender Bakteriämie, exsudativ-nekrotisierender Placentitis und massenhafter Abgabe von Keimen bei der Geburt hervorrufen (HARING und TRAUM 1937; BIRCH, GILMAN und STONE 1943). Daher wird die Vaccinierung der Kälber und unträchtiger Jungrinder bevorzugt. Ein Übergang auf andere Tiere findet anscheinend nicht statt, trotzdem der Keim sich an der Impfstelle bis zu 14—24 Tage und im Blut vaccinierter Kälber und Kühe bis zum 22. Tag, in der Milch in der Regel überhaupt nicht nachweisen läßt (HARING und TRAUM 1937, RABSTEIN und WELSH 1941).

An *Reaktionen* nach der Einspritzung der Vaccine Buck 19 wurden beobachtet: Örtliche, nach etwa 12 Std erscheinende und mehrere Tage bestehende Schwellung, Temperaturanstieg nach etwa 24 Std, dauernd von 24—48 Std, allenfalls begleitet

---

[1] ZÜRCHER (1946): In 12 von 14 Beständen war die Behandlung mit Ephynal (Vitamin E) erfolgreich, indem die Zahl der Aborte zum Teil auf Null zurückging. In 13 Fällen konnten die Symptome drohender Aborte mit 3mal 0,3 g Vitamin E an 3 aufeinanderfolgenden Tagen zum Verschwinden gebracht werden. Die Konzeption war bei den mit E behandelten Kühen sicherer.

von Rückgang der Milchsekretion für 2—7 Tage (selten, LAWSON 1950). Der Agglutinationstiter des Blutserums steigt — aber nicht in allen Fällen — innert 1—3 Wochen an, bleibt in der Regel 2—3 Monate hoch und sinkt dann wieder auf die Norm. In 90% der Fälle sind die Agglutinine nach 12 Monaten verschwunden (HAGAN und BRUNER), so daß Erstträchtige bei der Geburt negativ sind. Ein persistierend hoher Agglutinationstiter wird von HAGAN und BRUNER auf die Aufnahme virulenter Keime zurückgeführt.

Als *Komplikationen*, die zu Klagen Veranlassung geben könnten, werden genannt (mit mehr oder weniger Berechtigung): lokale Abscesse (Mischinfektion), akute Todesfälle (Aktivierung bereits bestehender Krankheiten), Aborte bei den Vaccinierten (mangelhafte individuelle Immunität, massive Infektion mit virulenten Keimen unmittelbar nach der Impfung, Immunisierung während der Trächtigkeit, andere Abortusursachen, z. B. Infektion mit Vibrio fetus, Trichomonaden oder B. pyogenes, LAWSON). Die von einigen behauptete Verminderung der Fruchtbarkeit bei den immunisierten Tieren besteht nicht zu Recht, indem die Konzeptionsrate keineswegs niedriger, sondern eher höher ist (LAWSON). Über einen Fall von undulierendem Fieber beim Menschen nach konjunktivaler Infektion mit Stamm 19 berichtet GILMAN (1944).

Die *Ergebnisse der Immunisierung mit dem Stamm 19* werden verschieden, im allgemeinen günstig beurteilt. Bei den als Kälber, d. h. bis zum Alter von 10 Monaten vaccinierten Tieren kann mit einem Immunitätserfolg von 70—90% für die erste Trächtigkeit gerechnet werden. Manche Untersucher melden einen Rückgang der Widerstandsfähigkeit für die folgenden Graviditäten, weshalb Revaccination nach der ersten Geburt empfohlen wird (BEACH, IRWIN und BERMAN 1947; BERMAN und BEACH 1949), oder es wird im Alter von etwa 8, alsdann von 14 und ein drittes Mal von 20 Monaten immunisiert (BERMAN und BEACH 1949). Bei der Revaccination ist (wie auch bei der Immunisierung bereits infizierter Tiere) mit einer anamnestischen Reaktion zu rechnen, d. h. einem sehr schnellen Ansteigen des Agglutinintiters (und auch schnellerem Sinken) nach der Revaccination (BERMAN und BEACH). Bei der Immunisierung bereits infizierter Kühe hat man als Folgen der Allergie heftige Lokalreaktionen und Allgemeinstörungen, sowie Arthritis und Tendovaginitis beobachten können.

Von 13 511 als Kälber vaccinierten Tieren (1934—1941) wurden nach Erreichung der Geschlechtsreife bei Aufenthalt in einer verseuchten Umgebung 3%, von 2091 Kontrolltieren 16% infiziert (HUDDLESON, USA 1942). In 7 Beständen, in denen 42% der Tiere infiziert waren, wurden zunächst alle seronegativen und in der Folge alle Kälber und negative zugekaufte Tiere schutzgeimpft. Die verseuchten Tiere blieben in den Herden. Unter den vaccinierten Tieren waren nie mehr als 2% infiziert und nach 5 Jahren waren die Bestände seuchenfrei (LAWSON und DALLING, USA 1949). Aus Dänemark berichtet THOMSEN (1939), daß von 486 als 4—6 Monate alte Kälber immunisierten Tieren in 6 Beständen 3,3%, von den nicht vaccinierten 158 Kontrolltieren 25% abortierten. Auch in der Schweiz, wo seit mehreren Jahren Kälber und Jungrinder in zunehmender Zahl mit Buck 19 vacciniert werden (SCHMID 1945, 1947; HOFMANN 1950, 1952), ebenso in England, Schweden, Neuseeland wird das Verfahren günstig beurteilt.

Die durch Stamm 19 vermittelte Resistenzerhöhung ist — wenigstens in fast allen Fällen — eine wahre Immunitas sterilisans (und nicht eine Prämunität, die nur so lange besteht, als lebende Mikroorganismen im Körper sich aufhalten; LAWSON, CRAWFORD 1950), da die einverleibten Keime nach kürzerer oder längerer Zeit verschwinden bei Fortbestehen der Immunität. Diese ist sehr ungleich stark, in gewissen Fällen rasch sich vermindernd, in anderen Fällen lange persistierend.

Über die von HUDDLESON (1947) aus einem *Mucoidstamm* von Brucella suis hergestellte Vaccine, welche gegen alle 3 Brucellentypen immunisiert, bei Rindern keine progressive Infektion erzeugt, im Tiere auch nicht zum S-Charakter zurückkehrt und bei infizierten und nicht infizierten, trächtigen und unträchtigen Tieren angewendet werden kann und keine Agglutinine gegen S-Stämme erzeugt, wird noch diskutiert. (Günstige Ergebnisse: HUDDLESON 1947, 1950; HUDDLESON und BENNETT 1948; KILLHAM, REED und CLARK 1941; BUCK-Vaccine besser: *National Brucellosis Committee* 1952; Immunität gegen künstliche Infektion ungenügend, SCHOENAERS 1953). Die *Vaccine Stamm 45/20* (McEWEN 1940) wurde wegen mangelhafter Stabilität der biologischen Eigenschaften und der Möglichkeit des Wiedervirulentwerdens verlassen (EDWARDS, DE ROPP und McLEOD 1945; EDWARDS, McDIARMID, DE ROPP und McLEOD 1946).

Weitere aktiv immunisierende Päparate sind: eine Buck 19-Trockenvaccine, ULBRICH 1950, 1952; VERWEY und CLARA MATT 1950; eine Formolvaccine, KRESS 1937, 1938; eine Formol-Aluminiumhydroxyd-Adsorbatvaccine, eine Chinosol- und eine Trikresolvaccine, POPPE 1936; eine Äthervaccine, LIVE und DANKS 1951; eine in Öl aufgeschwemmte Buck 19-Trockenvaccine, ULBRICH 1952).

Allen aktiven Immunisierungsmethoden ist gemeinsam, daß sie zwar die Resistenz der Tiere erhöhen, das Haften von Reinfektionen auch verunmöglichen, die Aborte vermindern oder verhindern, jedoch die Aufnahme und Verschleppung virulenter Keime wenigstens für kurze Zeit nicht unterbinden können (WAGENER 1952). *Immunisierung muß deshalb mit hygienischen Maßnahmen Hand in Hand gehen.* Zwar hält SEELEMANN (1953) dafür, daß bei planmäßiger Immunisierung der Jungtiere mit einem passenden Impfstoff ohne weitere Maßnahmen ein Bestand saniert werden könne, wenn die letzten Ausscheider spätestens 4—5 Jahre nach Einleitung der Impfungen eliminiert werden.

b) Sonstige Bekämpfungsmaßnahmen. Da in den meisten Fällen eine Sanierung durch Vaccination allein nicht gelingt, sind die *Methoden der allgemeinen Seuchenbekämpfung* beizuziehen. Es kann möglich sein, unter gewissen Umständen z. B. geringgradige Verseuchung, durch Desinfektion, Einrichtung von Gebärställen, Isolation und allmähliche oder auch rasche Elimination der Reagenten (bei wiederholter serologischer Untersuchung), Vermeidung von Zukauf und eigene Nachzucht einen Bestand zu sanieren. Meistens wird man diese Maßnahmen mit der aktiven Immunisierung verbinden (Deutschland: KARSTEN 1952 u. a.; USA: *Livestock Sanitary Association* 1948; HAGAN und BRUNER 1951 u. a.; Schweden: KARLSON 1949; Schweiz: HOFMANN 1950/52). Die Kombination der Methoden richtet sich nach der allgemeinen Verseuchung der Gegend und der Zahl der Patienten des Bestandes sowie nach den wirtschaftlichen und sonstigen Umständen. Die Bekämpfung vollzieht sich meist ohne direkten Zwang, jedoch mit Unterstützung des Staates. Dieser beschränkt sich in der Regel auf Vorschriften zur Verhütung des Überganges der Brucellen auf den Menschen (Milch).

Die Erlasse in *Deutschland* enthalten Vorschriften betreffend die Verwendung des Impfstoffes zur aktiven Immunisierung, über die Verwendung der Milch aus infizierten Gehöften, über den Handel mit Tieren aus verseuchten Beständen sowie über die Beschickung der Sammelweiden. Ähnliche Vorschriften bestehen in der *Schweiz*. Das *Internationale Tierseuchenamt* in Paris faßte in seiner Sitzung vom 12.—17. Mai 1952 unter anderem folgende Beschlüsse: Für die Bekämpfung der Brucellosen können 2 Methoden empfohlen werden: a) Die auf Blut- und Milchprobe beruhende Ausrottung sowie die Absonderung der verseuchten Tiere, b) Steigerung der Widerstandskraft durch geeignete Vaccine. Eine Verbindung von a) und b) eignet sich in der Praxis überall dort, wo die Bestände durch Zukauf und nicht durch Aufzucht im eigenen Betrieb erneuert werden. Hygienische Maßnahmen sichern den Erfolg der beiden Methoden. In einem Lande mit geringer Verseuchung empfiehlt sich die Methode a) in Verbindung mit der Vaccine Buck 19 (oder mit jeder anderen ebenbürtigen Vaccine), lediglich bei 4—8 Monate alten Kälbern (damit eine Störung der diagnostischen Prüfung vermieden wird), während die Anwendung der Impfstoffe sich bei erwachsenen Tieren auf stark verseuchte Herden, Gegenden und Länder beschränken soll. Aber auch dort kann sie nur als vorbereitende Maßnahme zu einer allfälligen Tilgung der Brucellose betrachtet werden (nach FLÜCKIGER 1952).

Eine in die Tiefe gehende Prophylaxis sucht auch die weiteren, die Infektions-resistenz beeinflussenden Faktoren in Berücksichtigung zu ziehen: Stall-, Hal-tungs- und Nutzungsverhältnisse und insbesondere die Ernährung, diese auch in Relation zur Produktion (HOFMANN 1950).

Zur Verhütung der Infektion des Menschen mit Milch hat sich folgendes Verfahren be-währt (E. HESS 1953): Ermittlung der infizierten Bestände durch den ABR (allenfalls durch Schnellagglutination mit Labmilchserum) mit der Bestandsmilch, Untersuchung der Einzel-gemelke mittels Magermilch-Schnellagglutination, Züchtung der Brucellen aus Rahm der serologisch positiven und verdächtigen Einzelmilchen auf Tryptose-Agarplatten mit Peni-cillin- und Genitianaviolettzusatz. Ablieferungssperre der Milch der Ausscheiderinnen.

Die Brucellose bei Ziege und Schaf.

Ziegen und Schafe sind sowohl mit Brucella Melitensis als auch mit den Bovis- und Suistypen infizierbar. Der Hauptträger der Militensisseuche ist die Ziege, weniger häufig das Schaf.

Geographische Verbreitung. Das Zentrum der Melitensiserkrankung der Ziege waren und sind heute noch die Mittelmeerländer.

1906 waren 41% der Ziegen in Malta infiziert und $^1/_4$ davon schied Brucellen mit der Milch aus (oft ohne sichtbare Veränderungen derselben oder des Euters), ferner im Urin und in den Faeces *(Britische Maltafieberkommission)*. Neuere Berichte über Melitensisbrucellosis der Ziegen kommen aus Sizilien (MIRRI 1949), der Schafe (Aborte) aus Sardinien (FINOTTI 1931), aus Griechenland bei Schafen, aus Südfrankreich (242 Bestände mit 20140 Schafen und Ziegen verseucht, DUBOIS und SOLLIER 1932). In den Jahren 1944 und 1946 betrug die nach Regionen verschiedene Melitensisverseuchung der Ziegen und Schafe in Frankreich 15—40%. Die Zahl der Aborte in den infizierten Herden schwankte von 10—50% (LAFENÊTRE 1949). In der Schweiz wurde Br. Melitensis bei Ziegen und Schafen gefunden (KILCHSPERGER 1950, BUR-GISSER 1950). In gewissen Gegenden von Nordamerika scheint sich die Melitensisseuche bei Ziegen und Schafen auszubreiten und wird neben der BANG-Infektion eine weitere Gefahr für den Menschen (Colorado: 14339 Ziegen aus 131 Herden 8,5% Blutserumreagenten mit Titern von 1:25 oder darüber, von 19 Proben von Ziegenkäse 8 im Meerschweinchenversuch infiziert mit Melitensis, STILES 1950). In den nordöstlichen Provinzen Argentiniens ist die Verseuchung der Ziegen mit Br. Melitensis 5—80%. Mit dieser Häufigkeit geht diejenige der menschlichen Brucellose parallel *(Ministry of Agriculture*, Argentina 1950). In Brasilien ist die Brucellose der Ziegen selten und nur sporadisch und wurde zufälligerweise in Herden von Rinder-brucellose entdeckt (DE MELLO 1950, Typus des Erregers ?). In der Südafrikanischen Union kommt das Maltafieber beim Menschen vor, besonders da, wo Ziegenmilch genossen wird oder wo Ziegen zu anderen Zwecken gehalten werden, Melitensisbrucellose wurde ebenfalls bei Ziegen in Südwestafrika festgestellt (KARSTEN 1939).

Ätiologie. Ziegen und Schafe sind empfänglicher für Br. Melitensis als für Suis- oder BANG-Typen. Die Empfänglichkeit der Ziege gegenüber Bang schwankt je nach Trächtigkeitsstadium (THOMSEN 1928).

Infektiöses Material und Infektionsmodus sind ähnlich wie bei der Brucellose des Rindes: Die bei Abortus oder Normalgeburt die Genitalien oder mit der Milch den Organismus verlassenden Keime werden hauptsächlich per os aufge-nommen. Auch der Ziegenbock kommt als Verbreiter in Betracht (DUBOIS 1911).

Symptome. Die Ziegenbrucellose erscheint in *akuter* oder *chronischer* Form mit Abortus, Arthritis, Mastitis und Antikörpern im Blut sowie Entwicklung von Allergie.

Der *Verlauf* der Melitensisinfektion bei der Ziege ist ähnlich wie derjenige der BANG-Infektion beim Rind. Die Milchdrüse ist sehr häufig infiziert, daher die große Gefahr für den Menschen. Die Krankheit kann beim Fehlen von Abortus vollständig inapparent sein, so daß kein Verdacht entsteht und die Infektion des Menschen mit Ziegenmilch weitergeht, wie z. B. in Südwestafrika, wo die zahl-reichen Fälle von undulierendem Fieber beim Menschen auf die große Verbreitung der symptomlosen Melitensisbrucellose unter Ziegen und Schafen (auch Rindern) zurückzuführen ist. Aborte kommen im allgemeinen nur selten vor, bei der Ziege hauptsächlich im 3.—5. Monat der ersten Gravidität. Hie und da aber treten plötzlich einsetzende gehäufte Fälle von Fehl- und Frühgeburten in Schaf- und Ziegenbeständen auf, welche bis zu 50% der Trächtigkeiten erfassen können. Die Verlammungen pflegen aber schnell abzuklingen und meist bald völlig aufzuhören, obwohl in den betreffenden Herden ein hoher Prozentsatz serologisch positiv bleibt (KARSTEN 1939).

In Deutschland wurden bei klinisch gesunden Schafen und Ziegen in Gehöften mit Bang-verseuchten Rinderherden BANG-Agglutinine angetroffen bis zum Titer von 1:160 (GMINDER und SCHUMANN). Spontane Verlammungen durch den BANGschen Erreger sind in Deutschland nur ausnahmsweise, wenn überhaupt, bei Ziegen und Schafen beobachtet worden (KARSTEN 1950).

Die Diagnose der Brucellose bei Ziegen und Schafen gründet sich klinisch hauptsächlich auf Abortus und Mastitis, seltener auf Arthritis. Allenfalls lenken Brucellosefälle bei Menschen, z. B. bei Hirten oder Erkrankungen nach Aufnahme von Ziegenmilch die Aufmerksamkeit auf den Bacillenstreuer. Weiterhin bildet die serologische und bakteriologische Untersuchung die Basis der Diagnose. Ein Allergen aus Bouillonkulturen, Brucellina Mirri (MIRRI 1949) wird in Italien bei Ziegen und Schafen ins untere Augenlid eingespritzt, wonach im positiven Fall in 1—3 Tagen eine harte, nicht schmerzhafte, 2—7 Tage dauernde Schwellung erscheint.

Therapie. Ein durchschlagendes Therapeuticum für die Brucellosis der Ziegen und Schafe ist nicht bekannt. Nach MIRRI und DEL VECCHIO wirkt das Vitamin K_1 gegenüber Br. Melitensis antibiotisch.

Von 206 mit einem in Wasser löslichen Salz von K_1 (Antibrucellina) behandelten Ziegen zeigten 80—90% Verbesserung der allgemeinen Kondition, Verschwinden der Blutagglutinine, Zunahme der Milchleistung, Verschwinden der Infektiosität der Milch und bei Ziegenböcken Steigerung der Fortpflanzungsleistungsfähigkeit (MIRRI 1949). Sulfanilamid und Sulfamethylthiazol zeitigten Erfolg in der Behandlung der experimentellen Melitensisinfektion bei Mäusen (MORALES OTERO und POMALES-LEBRON 1940).

Immunität und Immunisierung. Unsere Kenntnisse über eine bei Ziegen und Schafen gegenüber Br. Melitensis entstehende absolute oder eine neben der Infektion bestehende relative Immunität sind mangelhaft (HUDDLESON 1942).

Mit lebenden virulenten BANG-Kulturen behandelte, $4^1/_2$—$5^1/_2$ Monate alte weibliche Zicklein erwiesen sich bei der Testinfektion als nicht immun. Ähnlich ungünstig waren die Immunisierungsresultate mit einem phenolisierten Melitensisleberbouillonfiltrat (POULDING 1939). In Frankreich brachte eine avirulente, in einem fettigen Bindemittel nach DUBOIS verwendete lebende Vaccine nicht die erhofften prophylaktischen Resultate. Andere Vaccinen (Stamm 19, tote Formalinvaccine in fettigen Bindemitteln) sind entweder noch nicht oder nur sehr unvollständig (virulente lebende Vaccine mit Glycerolipidantigen von LISBONNE und ROMAN) erprobt, so daß keine endgültigen Schlüsse gezogen werden können (LAFENÊTRE 1949).

Bekämpfung. Das Vorbeugesystem stützt sich auf streng normalisierte Seroagglutination, besonders bei Tieren, welche die Krankheit verbreiten (Böcke und Widder in den Deckstationen, Gemeindebestände, Milchherden). Da bei Ziegen die Brucellose sehr hartnäckig ist, wird in allen Fällen positiver oder zweifelhafter Seroreaktion das Abschlachten empfohlen. Das Fleisch solcher Tiere kann für den Konsum freigegeben werden (LAFENÊTRE). Positiv reagierende Schafe werden 4—5 Monate isoliert, weil diese Tierart zur spontanen Heilung neigt. Nur positive Widder und Schafe mit chronischen Läsionen (Mastitis, Endometritis) werden geschlachtet. Ergänzt durch Milchpasteurisation nnd sorgfältige Desinfektion der Misthaufen hat dieses Verfahren in den Jahren 1947 und 1948 im Departement L'Hérault (Frankreich) vielversprechende Ergebnisse gezeitigt, indem die Brucellosefälle bei Schafen und Ziegen um $^2/_3$ und die Maltafieberfälle bei Menschen um $^3/_4$ herabgesetzt werden konnten in allen Bezirken, in denen die Methode streng durchgeführt wurde.

Die Brucellose des Schweines.

Geographische Verbreitung und Häufigkeit. Die Brucellose des Schweines, nicht so universell verbreitet wie diejenige des Rindes, nimmt an Häufigkeit scheinbar zu, je mehr man nach ihr forscht. Sie kommt ungefähr in allen europäischen Ländern (Deutschland: KARSTEN 1950/51, WAGENER 1950, MEYN und RENTSCH 1951, BECKER 1952, SCHRÖTER 1953, WEGENER 1953), in den Vereinigten Staaten, in Südafrika, vereinzelt in Südamerika vor. Der Erregertypus wurde, insbesondere früher (auch nach TRAUM 1914), nicht immer festgestellt.

Die *Schäden* bestehen in Abortus und partieller oder totaler nachfolgender Sterilität. (8 Sauen, die normalerweise in 2 Jahren 32 Würfe hätten bringen sollen, lieferten nur 14 Würfe; HUTCHINGS, DELEZ und DONHAM 1946.)

Ätiologie. Beim Schwein hat man alle 3 Typen der Brucellen als Krankheitserreger gefunden.

Von 205 in Iowa isolierten Stämmen waren 72% Br. suis. Im Schlachthaus Chicago wurden bei 5000 Schweinen die submaxillaren Lymphknoten auf Brucellen untersucht, wobei 10mal Bang, 11mal Melitensis und 14mal Suis gefunden wurden (McCULLOUGH, EISELE und PAVELCHEK 1951). Verschiedentlich wird die Frage von *Intermediärformen* zwischen den Typen diskutiert (K. F. MEYER und ZOBELL, KARSTEN, CAMERON und MARGARET MEYER; BAY, WASHKO, BUNNELL und HUTCHINGS; JORDAN und BONS 1946; McCULLOUGH und Mitarbeiter 1949; DAMON und SCRUGGS 1950)[1].

Verteilung der Bakterien im Organismus, Ausscheidung, infektiöses Material. Nach peroraler, konjunktivaler, intracutaner oder genitaler Aufnahme der Brucellen entsteht nach der Auffassung mancher Untersucher eine Bakteriämie (bzw. Septicämie, s. oben). Alsdann erfolgt die Festsetzung in zahlreichen Organen.

So fanden HUTCHINGS, BUNNELL, DONHAM und BAY (1951) bei 51 auf natürliche Weise und 10 experimentell infizierten Schweinen nach der Schlachtung (durch Kultur) in den mandibulären Lymphknoten von 48%, im Epididymis 40%, im Uterus 32%, in verschiedenen Lymphknoten 21—30%, in den COWPERschen Drüsen und den Samenbläschen je 20%, in den Bronchial- und Uteruslymphknoten 20 bzw. 18%, Milz 15%, Schinken 15%, Testis 13%, Ovarien 10% und im Urin von 6% der untersuchten Schweine Brucellen. Das Blut von Schlachtschweinen wurde verschiedentlich agglutinatorisch positiv befunden (McNUTT 1935 bei 2,3% unter 1547 Schweinen — 41% der Reagenten enthielten Brucella suis in ihren Geweben, HUDDLESON und Mitarbeiter sogar bei 74% — 13,31% der Reagenten mit Br. suis in einem oder in mehreren Organen). Die Anwesenheit der Erreger in den Geweben kann einhergehen mit dem Fehlen derselben im Blut (JOHNSON, HUDDLESON und HAMANN 1933)[2].

Weiteres infektiöses Material sind abortierte Feten, Nachgeburt, Uterusausfluß, Colostrum und Milch, Harn (bei Erkrankung der Nieren oder der Harn-

---

[1] GILMAN, MILKS und BIRCH (1934) waren nicht imstande, Br. abortus durch Schweinepassage zu verwandeln. WASHKO, BAY, DONHAM und HUTCHINGS (1951) infizierten 22 Schweine mit Br. abortus und konnten später aus 4 Tieren Br. suis isolieren. BAY, WASHKO, BUNNELL und HUTCHINGS (1952) infizierten 38 Schweine mit einem aus Schweinen herausgezüchteten Br. abortus-Stamm. Br. abortus wurde aus 7 Tieren, Br. suis aus 6 Tieren isoliert. Aus dem Blut lebender Schweine konnten eine Kultur von Br. abortus und 2 Kulturen von Br. suis gewonnen werden. Vorausgesetzt, daß einige Tiere nicht schon vorher latent mit Suis infiziert waren, kann an eine Typenumwandlung gedacht werden. CAMERON und MARGARET MEYER (1952) führten den Stamm 19 durch 26 Schweinepassagen, ohne daß eine Umänderung erfolgte (was bei der Stabilität dieses Stammes [s. oben] nicht überrascht).

[2] Von den genannten eventuell Brucellen enthaltenden Organen kommen alle als Infektionsquellen für den Menschen in Betracht. Die Lebensdauer der Keime im Fleisch von Schlachtschweinen wurde gefunden: 20 Tage (HUTCHINGS 1950), nach Salzen und Aufbewahrung bei etwa 4° nach 15 Tagen bedeutend weniger als am Anfang, hingegen noch nach 40 Tagen nachweisbar (HUDDLESON, JOHNSON und HAMANN 1932), in einem anderen Fall bis zu 21 Tagen in den gepökelten Organen des Schweines (HUTCHINGS, BUNNELL, DONHAM und BAY 1951), in 9 von 15 Schinken nach Pökelung bei einer Salzkonzentration von 11,8 und 21,8% und Räucherung für 21 Std bei etwa 65° Melitensis entweder aus der Muskulatur oder aus den zugehörigen Lymphknoten noch nach 14—21 Tagen herauszüchtbar, 11 Schinken nach 21 Tagen Pökelung und 21 Std Räucherung kulturell negativ.

blase) und Faeces (bei Lokalisation der Erreger im Darm oder in der Leber) sowie die Samenflüssigkeit (bei Orchitis, welche häufiger ist als bei der Brucellose des Rindes; COTTON und BUCK 1931, HUTCHINGS und ANDREWS 1946, HUTCHINGS 1950)[1].

Infektionsmodus. Die natürliche Infektion des Schweines findet hauptsächlich oral (Kuhmilch, Auffressen von Eihautresten und abortierten Feten), conjunctival, vaginal, vielleicht auch (bei jungen Ferkeln) rectal statt. Transporte, Märkte, Ausstellungen und Hereinbringen infizierter Tiere in einen unverseuchten Bestand dienen der Ausbreitung (HUTCHINS 1950). Eine Hauptquelle der Verseuchung von Muttersauen ist (im Gegensatz zum Zuchtstier) der an Orchitis leidende und mit der Samenflüssigkeit große Mengen von Brucellen abgebende Eber (HUTCHINGS 1943)[2]. Dabei treten die Abortusfälle und die Folgekrankheiten zunächst nur bei den von diesem Eber gedeckten Tieren auf, wogegen bei Infektion durch Bang-verseuchte Kuhmilch in rascher Folge eine größere Zahl von Tieren erkrankt. Trächtige Sauen können auch durch Zusammenleben mit infizierten Rindern im Stall oder auf der Weide angesteckt werden[3].

Von der Milch der infizierten Mutter angesteckte Saugferkel enthalten den Erreger im Blutstrom für 1—6 Wochen, selten bis zu 8 Monaten (*Special Committee USA* 1949). Ein als Saugferkel infiziertes Tier kann ausnahmsweise in Samenbläschen und Harnblase sowie in anderen Organen Brucellen aufweisen (unter Umständen bis zu einem Jahr, THOMSEN 1934)[4], im Blut für 1—6 Wochen, selten bis zu 8 Monaten (*Special Committee USA* 1949). Im Colostrum können aber nur selten Brucellen nachgewiesen werden (HUTCHINGS, DELEZ und DONHAM 1946).

Von infizierten Müttern gesäugte Ferkel zeigen eine Steigerung des Agglutiningehaltes ihres Serums, die nach der Säugeperiode verschwindet, wenn die Milch nicht infiziert ist, andernfalls kann ein Titer noch 20 Wochen nach der Entwöhnung bestehen (MINGLE, THOMSEN 1934). Ein Ferkel ist als infektionsverdächtig zu betrachten, wenn sein Agglutinationstiter für länger als einen Monat nach der Säugung persistiert (HUTCHINGS, DELEZ und DONHAM 1946).

Empfänglichkeit. Für die BANG-Infektion ist das Schwein bisweilen wenig empfänglich, ansonst bei der reichlichen Gelegenheit zur Aufnahme von BANG-Keimen mit Kuhmilch und Milchrückständen aus Sammelmolkereien sowie (in gewissen Gegenden) durch das Fressen von Kalbsfeten und Nachgeburten und Wühlen im Kuhmist positive Blutreaktion und Erkrankungen bedingt durch Br. bovis häufiger sein müßten.

Doch wird auch über Häufung von Schweinebrucellose in örtlicher und zeitlicher Nachbarschaft Bang-verseuchter Rinderbestände berichtet (BIANCHINI, Lombardei; DE MELLO, Brasilien, USA).

Die künstliche Ansteckung des Schweines gelingt auch nicht ohne weiteres und Aborte kommen eher zustande durch intravenöse oder subcutane als durch perorale Infektion. Bei oraler, genitaler, konjunktivaler und percutaner experimenteller Infektion sind oft beide Geschlechter in gleichem Grade infizierbar

---

[1] Beispielsweise konnten in den Hoden von 8 von 103 exponierten Ebern Brucellen gefunden werden (GRAHAM, BOUGHTON und TUNNICLIFF 1930) bzw. in den Genitalien von 11 unter 19 seropositiven Ebern (THOMSEN 1934), in einem anderen Fall in 63 von 92 Samenproben, ANDREWS und HUTCHINGS 1946). Hier war das Volumen der Samenflüssigkeit und die Zahl der Spermien nur etwa die Hälfte der normalen Werte (festgestellt von MCKENZIE, MILLER und BOUGESS 1938), außerdem betrug die Durchschnittsgröße der Würfe, welche von 4 dieser infizierten Eber herstammten, nur 5,6 Ferkel.

[2] Allerdings kommt ein Eber mit *schwerer* Orchitis als Seuchenverbreiter wegen der Verweigerung des Deckens nicht mehr in Frage.

[3] Unter denselben Umständen können Kühe mit Br. suis infiziert werden, den Erreger mit der Milch ausscheiden und so eine Epidemie von Febris undulans beim Menschen verursachen (JORDAN).

[4] Nur nach massiver Infektion durch verschiedene Eintrittspforten erscheinen bei der Mehrzahl der Ferkel (bei 40 von 60) Brucellen im Blut (HUTCHINGS 1943).

(MANTHEI 1948). Doch findet man Eber häufiger angesteckt als Bullen[1] und sie sind auch viel leistungsfähigere Verbreiter der Infektion (GRAHAM, BOUGHTON und TUNNICLIFF 1930; COTTON und BUCK 1931). Ferkel sind (wie Kälber gegen Bang) resistenter. Die wenigsten Säuglinge, welche infizierte Milch aufnehmen, werden verseucht (s. oben). Nach dem Entwöhnen, d. h. im Alter von 8—12 Wochen, nimmt die Empfänglichkeit zu, besonders im Fortpflanzungsalter (HUTCHINGS 1950).

Es wurde versucht, mit hochgradig resistenten Tieren die Widerstandsfähigkeit weiter zu züchten. Zwei gegenüber wiederholten oralen Verabreichungen von Br. suis refraktäre Sauen wurden gepaart mit einem Eber, dessen Agglutinationstest eine gewisse, wenn auch nicht absolute Resistenz anzeigte. Unter den 33 künstlich infizierten Nachkommen zeigte ein großer Prozentsatz agglutinatorisch eine hervorstechende Resistenz. 24 nämlich waren negativ, 4 hatten einen Titer von 1:50 und 9 von 1:25. Demgegenüber waren von 34 gleicherweise infizierten Kontrollschweinen 3 negativ, 31 mit einem Titer von 1:25 und 12 mit einem Titer von 1:50 (CAMERON, HUGHES und GREGORY 1940).

Pathogenese. Die Brucellosis des Schweines beginnt mit einem nicht von allen Untersuchern (CRAWFORD und MANTHEI) festgestellten bakteriämischen (bzw. septikämischen) Stadium von 45—90 Tagen (COTTON und BUCK 1932; HUTCHINGS, DELEZ und DONHAM 1944; HUTCHINGS 1950). Später erfolgt die Lokalisation in verschiedenen Organen, besonders in den Lymphknoten, außerdem in Milz, Leber, Milchdrüse, Nieren, Harnblase, Wirbelsäule, seltener in den Gelenken der Füße.

HUTCHINGS und WASHKO (1947) fanden bei 15 von 170 ungleich alten und auf verschiedene Weise natürlich infizierten Schweinen *positive Blutkulturen* 5 bis 69 Tage *vor dem Ansteigen des Blutserumagglutinationstiters*. Daraus geht hervor, daß die serologische Untersuchung allein nicht jede Blutinfektion entdeckt und daß ein auf serologische Untersuchung und Schlachtung der Reagenten allein aufgebautes Bekämpfungsverfahren nicht zum Ziele führen kann. Es darf also nicht auf die Ergebnisse an einzelnen Individuen eines Bestandes abgestellt werden, sondern es hat gegebenenfalls die ganze Herde als infiziert zu gelten.

Symptome. Die gewöhnlichen klinischen Erscheinungen der Schweinebrucellose sind: Störungen des Allgemeinbefindens wie Fieber, Appetitlosigkeit, Depression (welche häufig übersehen werden), Tremor (in einigen Fällen bei Ebern beobachtet), partielle Unfruchtbarkeit bzw. verminderte Fruchtbarkeit infolge Endometritis, allenfalls mit Ausfluß, wirkliche oder (infolge Absterbens des Embryos) scheinbare Akonzeption, Umrauschen[2], Verwerfen, Frühgeburt oder Normalgeburt lebensschwacher Ferkel, Festliegen infolge Lähmung der Nachhand bei Erkrankung der Wirbelsäule, Arthritis, bei Ebern einseitige oder beidseitige Orchitis, Epididymitis und Deckunlust. Die Aborte können sehr zahlreich (50—80%) oder auch selten sein oder ganz fehlen, weshalb, wenn gleichzeitig andere Symptome nicht vorhanden sind, nichts auf die Anwesenheit der Infektion hinweist. Muttersauen, welche bei der ersten oder nächstfolgenden Trächtigkeit abortierten, können später normal gebären. Andere aber werden steril, wieder andere bringen frühzeitig abgestorbene, zusammen mit voll entwickelten, normalen Jungen zur Welt. Es scheint, daß, wenn die Infektion in der unträchtigen Zeit erfolgt, Aborte seltener sind als bei Ansteckung in später Trächtigkeit. Frühaborte (z. B. 27 Tage nach der Deckung) können ganz unbemerkt stattfinden

---

[1] Von einer natürlich infizierten Herde wurden die Jungschweine nach der Entwöhnung in 2 Gruppen geteilt. Die eine, ohne Berührung mit anderen Tieren aufgezogene Gruppe war nach 3 Monaten serologisch negativ. In der anderen Gruppe mit Zutritt zu verunreinigtem Wasser aus einem verseuchten Bestand waren unter 37 männlichen Jungschweinen 24 seropositiv (einige mit Orchitis), von 49 weiblichen Jungschweinen 24 (HUTCHINGS 1943).

[2] Wiederauftreten der Brunst.

(HUTCHINGS 1943). Im Gegensatz zum Rind, welches in weitaus der Mehrzahl der Fälle in der 2. Hälfte der Gravidität abortiert, kann das Verferkeln zu jeder Zeit der Trächtigkeit vorkommen.

Seltenere Symptome sind Tendovaginitis, Abmagerung, Durchfall, Euterödem und Mastitis, diese aber bedeutend weniger häufig als bei der Brucellose des Rindes. Knochenkrankheiten können total fehlen. Hingegen wurde in einer Herde mit 62 experimentell infizierten Schweinen bei 13 Tieren Spondylitis diagnostiziert mit positivem bakteriologischem Befund in den Wirbeln (*Special Committee* 1949).

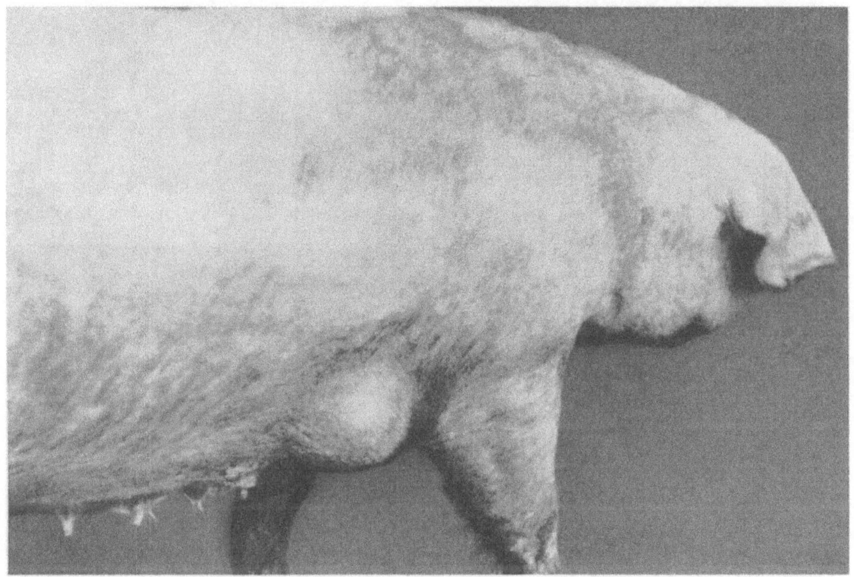

Abb. 6. Subcutaner Brucellaabsceß beim Schwein, kindskopfgroß. Enthielt Br. suis in Reinkultur. (Aus A. THOMSEN: Brucella Infection in Swine, 1934.)

Sterilität der weiblichen Tiere ist nicht selten und kann sogar die einzige Erscheinung der Brucellosis sein (HUTCHINGS, DELEZ und DONHAM 1946; HUTCHINGS 1950). Weiter wird berichtet von Abscessen im Subcutangewebe (Abb. 6), Blindheit (Oberägypten, ZAKI, MORCOS 1948; vgl. die von KLINGLER beschriebene Blindheit der Gemsen im Kanton Bern).

Pathologische Anatomie. Die pathologisch-anatomischen Veränderungen sind zum Teil ableitbar aus den oben genannten klinischen Symptomen: katarrhalische oder eitrige Endometritis und Placentitis fetalis, bisweilen mit Petechien, Cervicitis, Salpingitis, Abscesse in Milz, Leber, Nieren und Subcutangewebe, mitunter auch in Röhrenknochen, Tendovaginitis, Bursitis, Arthritis, Spondylitis, allenfalls mit Nekrose, speziell in der Lenden- und Kreuzbeingegend, bisweilen mit fibröser Abkapselung der Herde, unter Umständen mit nekrotisch-eitriger Einschmelzung der Wirbelkörper und der Zwischenwirbelscheiben mit reparatorischen osteophytischen Knochenwucherungen (FELDMAN und OLSON 1933, SAXER 1936).

Die Endometritis hat entweder — wie beim Rind — katarrhalischen oder eitrig-nekrotischen oder aber miliaren (THOMSEN 1934, WEGENER 1951) oder cystischen (URANOV und BOHL 1930) Charakter. Bei der Endometritis miliaris brucellosa erscheinen in der gewöhnliche katarrhalische Entzündung zeigenden

Schleimhaut des graviden oder unträchtigen Uterus spärliche oder sehr zahlreiche hanfkorngroße, scharf abgesetzte, bisweilen ein nekrotisch-käsiges Zentrum

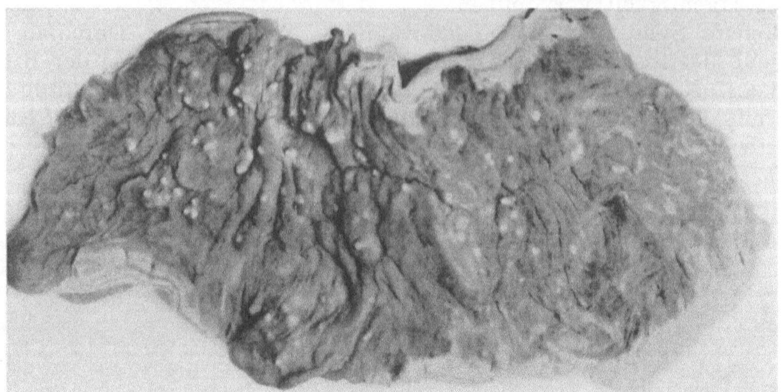

Abb. 7. Endometritis miliaris brucellosa vom Schwein. (Aus A. THOMSEN: Brucella Infection in Swine, 1934.)

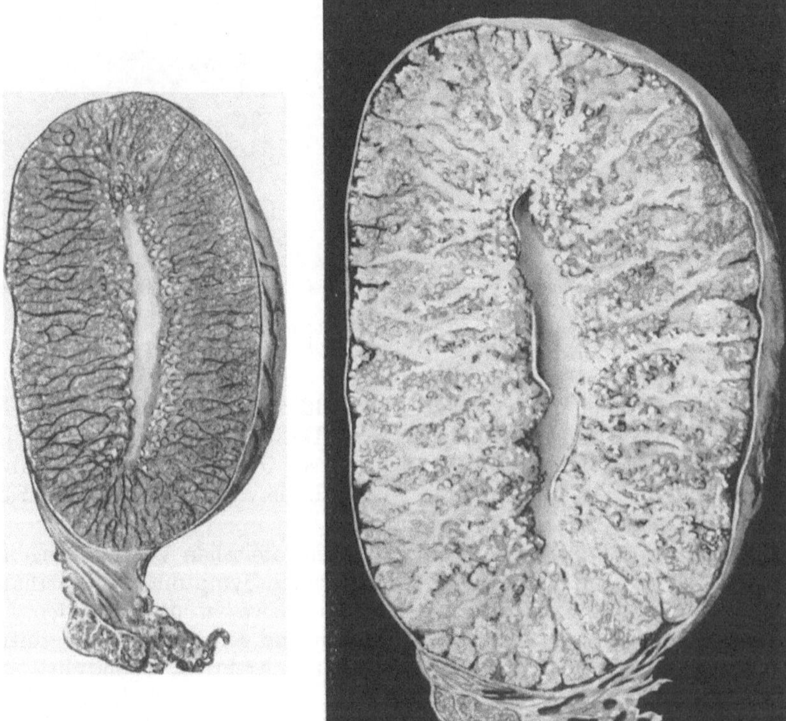

Abb. 8. Orchitis brucellosa vom Eber (rechts). Schwellung, zahlreiche nekrotisch-eitrige Herdchen, bindegewebige
Wucherungen; links normaler Hoden desselben Tieres. (Aus CONNAWAY, DURANT and NEWMAN: Infectious
Abortion in Swine. Univ. Missouri, Coll. Agr. Exp. Sta. Bull. 187, 1923.)

aufweisende Knötchen in der Propria, über denen die Schleimhaut gelegentlich
ulceriert ist (THOMSEN; Abb. 7). Die Uterindrüsen können Detritusmassen
enthalten oder serös-cystische Ausweitung aufweisen. Gelegentlich erscheinen

nekrotische Knötchen in der Vaginalschleimhaut (URANOV und BOHL). Die Eierstöcke sind sehr selten verändert: subkapsuläre Knötchen, Cysten (mit Brucellen, THOMSEN), nekrotische Herdchen (mit Brucellen, SCHROEDER und COTTON 1925). Die meist einseitige, mit Schwellung einhergehende Entzündung der Hoden, Nebenhoden und Samenbläschen hat nekrotischen oder nekrotisch-eitrigen Charakter (THOMSEN 1934; vgl. Abb. 8). HUTCHINGS, DELEZ und DONHAM (1946) fanden bei der mikroskopischen Untersuchung neben nekrotischen Herden im Hodengewebe ausgedehnte Proliferation des intertubulären Bindegewebes (Abb. 9) mit starker lymphocytärer und histiocytärer Infiltration sowie mit Riesenzellen vom LANGHANS-Typ. Im Nebenhoden sind die Veränderungen ähnlich: erbsen- bis haselnußgroße Abscesse, ausgedehnte Proliferation des intertubulären Gewebes mit Haufen von Lymphocyten und Histiocyten. Der Prozeß kann teilweise in Atrophie ausgehen (THOMSEN).

Diagnose. Im Gegensatz zur BANG-Seuche des Rindes zeichnet sich die Brucellose des Schweines aus durch *Erkrankungen außerhalb der Genitalsphäre.* Nicht nur Verwerfen, totale, zeitweise oder teilweise Sterilität (einzelne abgestorbene neben normalen Feten) und äußerlich sichtbare Genitalkrankheiten weisen auf Brucellosis hin, sondern auch Veränderungen des Bewegungsapparates und der Wirbelsäule (Arthritis und Tendovaginitis kommen auch bei Rotlauf vor, Abscesse bei Pyogenesinfektion). Die wichtigste diagnostische Methode, die *Agglutinationsprobe,* hat bei einmaliger Durchführung an einem einzigen oder an mehreren

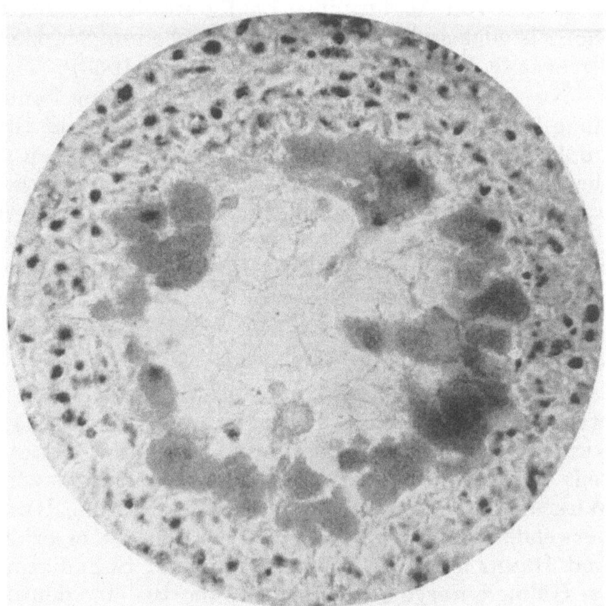

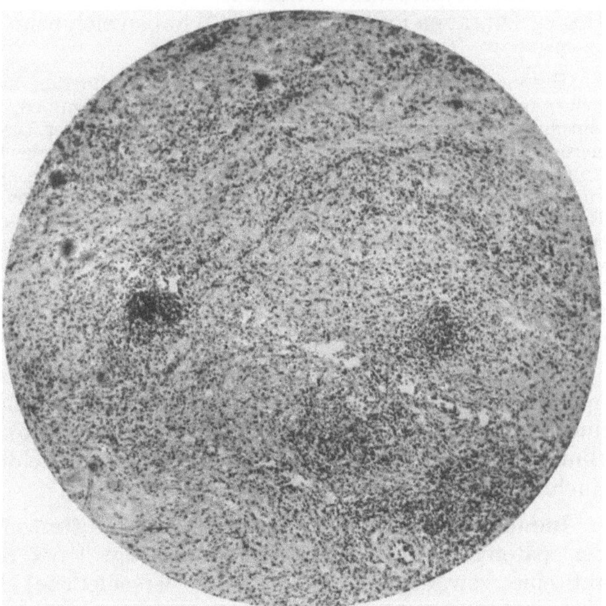

Abb. 9. Orchitis brucellosa vom Eber. Oben Nekroseherd, unten Wucherung und Infiltration des intertubulären Gewebes. [Aus HUTCHINGS, DELEZ und DONHAM: Brucellosis in Swine. Amer. J. Vet. Res. **7,** 388 (1946).]

Tieren keine individuelle Bedeutung, sondern sie sagt nur etwas aus über den Zustand des ganzen Bestandes. Sie ist weniger zuverlässig als beim Rind, da das Auftreten von Agglutininen häufig ausbleibt, auch bei typischer miliarer Endometritis oder anderen klinischen Erscheinungen oder sogar Monate nach Abortus (STEFFENS 1937; WEGENER 1951, 1952, 1953)[1].

Nur wiederholte serologische Untersuchung kann die diagnostische Entscheidung bringen[2]. Die Bekämpfung der Seuche auf Grund des Bluttestes allein ist infolgedessen unsicher. Die Beziehungen zwischen der Serumuntersuchung und der Bacillenausscheidung sind so, daß serumpositive Tiere Bacillen abgeben oder auch ganz ungefährlich sein können, während umgekehrt serumnegative Individuen Streuer sein können. HUTCHINGS (1950) nimmt als Faustregel an, daß ein Serumtiter unter 1:100 nicht für Infektion zu sprechen brauche, es sei denn, daß im selben Bestand Tiere mit 1:100 oder darüber angetroffen werden.

Allergische Methoden haben, wohl infolge Unsicherheit, keine Verbreitung gefunden.

Therapie. Obschon Penicillin im Glasversuch eine hochgradige bakteriostatische Wirkung auf Br. suis ausübt (T'UNG 1944; SCHWARTZMAN 1945; BUNNELL, HUTCHINGS und DONHAM 1947) kann dieses Mittel im Meerschweinchen teils wegen hoher Toxizität (HEILMAN und HERRELL 1944 u. a.) und zu geringer Wirksamkeit bei niedrigeren Dosen (BUNNELL, HUTCHINGS und DONHAM) nicht verwendet werden. Auch beim Schwein ist es erfolglos (BUNNELL, HUTCHINGS und DONHAM 1947). Streptomycin und Sulfadiazin, welche beide in vitro und im Hühnerembryo gegenüber Br. abortus eine deutliche Wirkung zeigen (JONES, METZGER, SCHATZ und WAKSMAN 1944; KARLSON und FELDMAN 1947; SPINK, HALL, SCHAFFER und BRAUDE 1947) haben sich beim Schwein nicht als erfolgreich erwiesen.

HUTCHINGS, BUNNELL und BAY (1950) behandelten natürlich und künstlich infizierte Schweine mit Streptomycin und Sulfadiazin zusammen, worauf die Bakteriämie sofort verschwand, während sie bei den Kontrolltieren weiter bestand. Eine vollständige Sterilisierung der Patienten wurde aber, wie die bakteriologische Untersuchung nach der Schlachtung ergab, nicht in allen Fällen erzielt. Br. suis konnte zwar nicht im Blut, wohl aber in verschiedenen Lymphknoten, in den Geschlechtsorganen, Nieren, Blase, Leber, Milz, Lunge, Herz, Muskulatur, Rückenmark, Wirbel, Knochenmark vorgefunden werden. Der Serumtiter wurde nicht beeinflußt. Die behandelten Tiere blieben im Ernährungszustand zurück und zeigten sogar Symptome von Intoxikation. CAMERON (1951) infizierte 24 Schweine künstlich mit Br. suis und behandelte nachher 14 Tiere täglich peroral mit einem Aureomycinpräparat, zusammen mit Vitamin B_{12}, 28 Tage lang. Von der behandelten Gruppe erwies sich nach der Tötung nur eines infiziert, von den 10 Kontrolltieren aber 8.

In USA wurde bei wertvollen Ebern mit einseitiger brucellärer Orchitis die operative Entfernung des erkrankten Hodens durchgeführt (HUTCHINGS, DELEZ und DONHAM 1946; ANDREWS und HUTCHINGS 1946). Der Agglutinationstiter des Blutserums ging zurück. Die Tiere konnten nachher wieder ohne Gefahr zur Zucht verwendet werden.

Immunisierung. Die Tatsache, daß ein Mutterschwein zunächst abortiert und bei späteren Graviditäten normal austrägt trotz bestehender Infektion, weist auf eine gewisse (individuell sehr verschiedene) Immunität, wenigstens der Uterusschleimhaut bzw. der Placenta, hin.

---

[1] Das heißt: die Empfänglichkeit einzelner Gewebe für die pathogenen Faktoren der Brucellen ist größer als die Reizbarkeit des RES.

[2] Die Agglutinine des mit Br. suis infizierten Schweines werden durch den homologen Typus, wie auch durch BANG-Bacillen vollständig gebunden (HOFFMANN und BARTSCH 1933) und die Antigene der S-Formen von Br. bovis und suis sind anscheinend identisch und von denen der Br. Melitensis verschieden (LEMBKE und KÖRNLEIN 1950).

Reagierende Sauen, welche normal gebären, lassen oft Brucellen im Uterus und im Colostrum vermissen. In solchen Fällen weisen auch die neugeborenen Ferkel vor der Colostrumaufnahme keine Agglutinine im Serum auf, wohl aber allenfalls schon 6 Std nach dem ersten Saugen. Die Milchdrüse kann also Antikörper enthalten und abgeben, ohne Bacillen auszuscheiden. Die Agglutinine verschwinden aus dem Serum der Ferkel nach der Entwöhnung sehr rasch, in manchen Fällen sogar schon vor derselben. Wenn das Mutterschwein Brucellen mit dem Colostrum abgibt, so können sich im Blut der Säuglinge sowohl Agglutinine als Bakterien nachweisen lassen (MINGLE, HUTCHINGS 1943; s. oben).

Die Vaccination des Schweines mit dem beim Rind erfolgreichen Stamm 19 ergab verschiedene Resultate.

HOLM, ARDREY und BEESO (1945) melden 89% Erfolg hinsichtlich Ausbleiben von Abortus, Frühgeburt oder lebensschwachen Ferkeln, während unter den nicht-vaccinierten Kontrollschweinen 78% abortierten oder tote oder lebensschwache Ferkel brachten. HUTCHINGS (1943) und MANTHEI (1948) erhielten keine ausreichende Immunität. KERNKAMP und ROEPKE (1948) machten positive und negative Erfahrungen. MANTHEY (1948) meldet Erfolge in Form einer 9 Monate, aber nicht 24 Monate anhaltenden Immunität nach Einspritzung einer aus Br. suis hergestellten Vaccine. Wegen der Möglichkeit der Verschleppung und der Infektion des Menschen erheben sich gegen diese Methode aber gewisse Bedenken (HUTCHINGS 1950).

Prophylaxis. Vermeidung der Verfütterung unerhitzter Kuhmilch, Zukauf von Ebern nur aus garantiert unverseuchten Beständen, Fernhalten der Schweine von infizierten Düngerstätten und Weideplätzen, auch von solchen abortusinfizierter Kühe; in einem infizierten Bestand: Unschädlichmachung des infektiösen Materials, Separation von Gesunden und Kranken, Desinfektion, Sicherung der Diagnose durch klinische, pathologisch-anatomische oder periodische serologische Untersuchung. Beim Vorkommen einzelner positiver Schweine ist der ganze Bestand als verseucht zu betrachten. Eine Schweineherde kann als brucellosefrei angesehen werden, wenn bei zwei 60 Tage auseinanderliegenden Agglutinationsproben bei keinem Tier Titer von 1:100 oder darüber erscheinen und wenn 30 Tage vor dem ersten Test keine Tiere in den Bestand hineingebracht wurden. Zugekaufte Tiere sollen bei der Übernahme seronegativ sein, ebenso nach 60tägiger abgesonderter Haltung. Erst dann dürfen sie mit den übrigen Tieren vermischt werden (KERNKAMP und ROEPKE 1948). Infizierte, zur Schlachtung bestimmte Schweine werden der Schlachtbank zugeführt. Die Ställe sind vor der Neubesiedlung zu reinigen und zu desinfizieren und neu zugekaufte Tiere sollen aus sicher unverseuchten Beständen stammen.

Je nach dem Wert der verseuchten Bestände und insbesondere bei der Notwendigkeit der Erhaltung von wertvollen Blutlinien werden verschiedene Modifikationen der Bekämpfung vorgeschlagen. Die Verfahren laufen im Grunde genommen darauf hinaus, die Jungtiere nach serologischer Prüfung zu isolieren und nach wiederholter Prüfung, wenn sie negativ geblieben sind, zur Zucht zuzulassen (CAMERON, HUTCHINGS und WASHKO, SPINK und Mitarbeiter; HUTCHINGS und WASHKO 1947; HUTCHINGS 1950).

Die Brucellose des Pferdes.

Geographische Verbreitung und Häufigkeit. Die Pferdebrucellose wurde in den letzten 35 Jahren ungefähr in allen europäischen Ländern, in Nord- und Südamerika, in Vorderasien und in Südwestafrika festgestellt. Mit dem Fortschreiten der Untersuchungen wird sie sich wohl, wie andere Brucellosen, als weiter verbreitet erweisen. Die Berichte beschränken sich entweder auf die bloße *Entdeckung von Antikörpern im Serum*, wobei der Hundertsatz der positiven zwischen 0,4% und 22 (40)% schwankt:

Deutschland: FONTAINE und LÜTJE 1919; England: PRIESTLEY 1934; Schottland: TAYLOR 1939; Schweden: HEDSTRÖM und OLSON; Jugoslawien: ZARNIC 1941; Weißrußland: MAKKAJEWSKY und Mitarbeiter 1931; Ungarn: HAJDU 1936; Türkei: GLEESON 1952; Südwestafrika: KARSTEN 1939.

Oder es werden *Zusammenhänge mit der Brucellose des Rindes* bzw. die geringere Häufigkeit bei Stadt- und Militärpferden gegenüber den Landpferden hervorgehoben:

Deutschland: SCHELLNER 1936, BERGE und HAUPT 1937; Schweden: HEDSTRÖM und OLSON; Armenien: HERRMANN und Mitarbeiter 1934; USA: von 1172 Stadtpferden 9,6% von 205 Landpferden 24% Bang-positiv, STONE 1938; Brasilien: DE MELLO 1950.

Insbesondere wird die *brucelläre Ätiologie von Widerrist- und Genickschäden* als Möglichkeit bzw. als Tatsache dargestellt:

Deutschland: FONTAINE und LÜTJE 1919; SCHOOP 1932; HIERONYMI und GILDE 1932, 1934, 1936; BERGE und HAUPT 1937; Schweden: HEDSTRÖM und OLSON; Frankreich: RINJARD und HILGER 1928; Holland: VAN DER HOEDEN 1932; Schweiz: SCHMID 1935; AMMANN und HESS 1946 — von 34 seropositiven Pferden 25 mit Genickfistel —; Italien: MACRI 1950; Norwegen: FLATLA 1939; USA: STONE 1938 von 135 Pferden mit Genick- und Widerristfistel 45% seropositiv.

Ätiologie und Infektionsmodus. Die Infektion des Pferdes findet hauptsächlich mit Br. abortus Bang vom Rind her statt und zwar wohl vornehmlich peroral, aber auch cutan durch Verwendung des Putzzeuges bei beiden Tierarten, beim Einstellen von Pferden in den Kuhstall und umgekehrt und durch Verabreichung von ungekochter Kuhmilch an Fohlen und Jungpferde (SCHOOP 1932). Eine Rückübertragung vom Pferd auf das Rind ist möglich. In einer bis anhin negativen Rinderherde wurden nach Zukauf von 2 Pferden mit Agglutinationstitern von 1:500 und 1:1000 bei 6 Rindern eine positive und bei 4 Tieren eine verdächtige Agglutination beobachtet (FITCH und DODGE 1939).

Infektionen mit Br. suis und Br. Melitensis sind beim Pferd wohl möglich, aber anscheinend selten.

Klinik. Die *Inkubationszeit* wird bei experimenteller Infektion mit 5 Tagen angegeben (KRÜGER, zit. nach HESS 1943). In einzelnen sind die klinischen Veränderungen folgende: positiv reagierende Pferde zeigten zum Teil Abmagerung (SCHOOP 1932). Im übrigen lassen sich klinisch-pathologisch-anatomisch folgende *drei Formen* unterscheiden (vgl. AMMANN und HESS 1946): 1. *Subklinische, stumme Infektion,* die sich nur serologisch durch Erhöhung des Agglutinationstiters kundgibt (infolge geringer Virulenz der Mikroorganismen oder großer Resistenz des Tierkörpers). Bei den 47 positiven Fällen von AMMANN und HESS unter 1000 Militärpferden handelte es sich fast ausschließlich um diese Form. 2. *Auftreten von Allgemeinsymptomen* einer Infektionskrankheit mit Fieber, allgemeiner Schwäche, Tachykardie. Das Fieber ist intermittierend und kann wenige Tage bis mehrere Monate dauern. Örtliche Veränderungen sind nicht wahrnehmbar. 3. Die *Lokalisationen* zeigen sich in gewissen, auch bei den Brucellosen anderer Tierarten bekannten Prädilektionsstellen mit Bevorzugung der Sehnenscheiden und Gelenke, der Schleimbeutel, insbesondere von Genick und Widerrist, weiterhin Bursitis intertubercularis, Entzündung des Ellenbogengelenkes, Coxitis und allenfalls Myositis (AMMANN und HESS), Brustbeulen, Brustbeinfisteln, chronische Osteomyelitis, Kieferhöhleneiterungen, Mastitis, Endometritis.

Das Ergebnis einer *Blutuntersuchung* (SPÖRRI, Stute Gysler, Gonitis brucellosa 1952) ist: Granulocyten, Stab 12%, Segm 52%, Eosino 3%, Baso 1%, Lympho 31%, Mono 1%.

Pathologische Anatomie. Erkrankungen von Schleimbeuteln, speziell des Genicks und des Widerristes, ferner von Gelenken und Sehnenscheiden stehen im Vordergrund, während eine Lokalisation im Geschlechtsapparat mit Abortus nur vereinzelt beobachtet wurde, ebenso in der Milchdrüse. Bei der Festsetzung der aus dem Blut stammenden Erreger in den *Schleimbeuteln des Genicks und des Widerristes* (Abb. 10) spielen traumatische Schädigungen (Anschlagen des Genicks, Belastung durch schlecht sitzenden Sattel) sicher eine Rolle. Hingegen sind solche disponierenden Momente nicht unbedingt notwendig, denn HIERONYMI sah Widerristerkrankungen und Nackenbandschäden bei jungen Pferden, welche noch nie ein Geschirr getragen hatten. Mischinfektionen mit Staphylokokken und Streptokokken sind nicht selten, auch wenn die Widerrist- und Genick-erkrankungen noch nicht offen sind. Eine gewisse Bedeutung für die Festsetzung der Brucellen in den Bursen des Nackenbandes kommt der Ansiedlung des Parasiten Onchocerca cervicalis zu, welche sowohl in Amerika als auch in Frankreich und in Bulgarien (bei 26% unter 1200 Pferden; PAVLOFF, zit. nach HIERONYMI 1936) und außerdem in der Schweiz (AMMANN 1947) vorgefunden wurde.

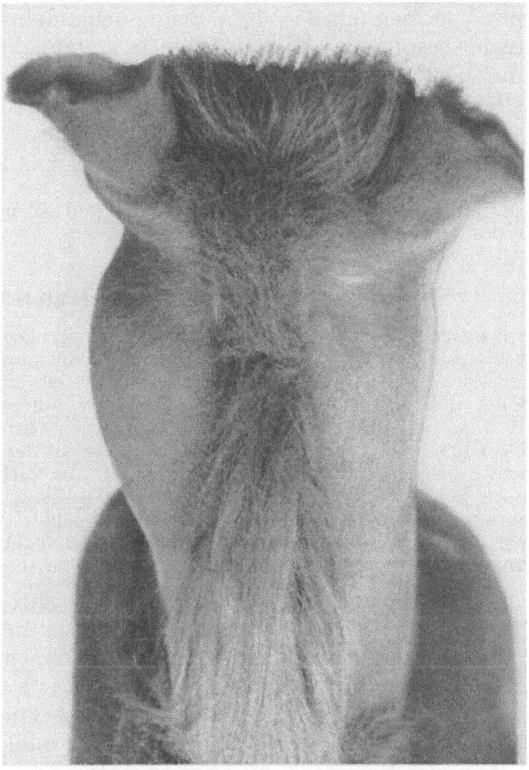

Histologisch ist die Widerrist- und Genickbursitis gekennzeichnet durch eitrige Einschmelzungen der Schleimhaut, Nekrosen, Hämorrhagien, fibrinoide Degenerationen, Zotten von Granulationsgewebe, Infiltration mit Plasmazellen, Histiocyten und Fibroblasten (HOTZ 1951). Die Br. Bang kann zwar als Eitererreger allein auftreten. Hingegen sind die Genick- und Widerristschäden sehr häufig durch Staphylokokken und Streptokokken sekundär infiziert. In einzelnen Fällen wurden auch Onchocerken angetroffen (s. oben). Die einige Male in den Bursen gefundenen Reiskörperchen (Corpora oryzoidea) können als Folgen von Proliferation der Schleimhaut mit nachträglicher Abtrennung und Degeneration betrachtet werden (HOTZ).

Abb. 10. Hals eines Pferdes von oben. Bursitis brucellosa links. Lichtbild der Veterinär-chirurgischen Klinik der Universität Zürich. (K. AMMANN und E. HESS.)

Die *Entzündung der Gelenke* ist gekennzeichnet durch starke leukocytäre Infiltration, Granulationswucherung und Zottenbildung, die *Sehnenentzündungen* durch Degeneration und leukocytäre Infiltration zum Teil mit Zerstörung der Fasern, die *Myositis* durch schollig-hyaline Degeneration der Muskelfasern (HOTZ). Bei länger dauernder Erkrankung können sich im *reticuloendothelialen System* in Leber, Milz und Lymphknoten gewisse Proliferationen zeigen, die als allergische Erscheinungen gedeutet werden können (HOTZ).

Bei einem wegen Brucellose mit hohem Serumtiter notgeschlachteten Pferd wurde histologisch gefunden (STÜNZI, Privatmitteilung 1952). *Leber:* vereinzelte kleine, vorwiegend auf das interlobuläre Bindegewebe beschränkte, aus lymphoiden Zellen und vereinzelten Granulocyten bestehende Herdchen; *Milz:* aus lymphoiden Zellen aufgebaute Herdchen, verstreut in der roten Pulpa.

Diagnose. Die serologische Untersuchung wird in Verdachtsfällen mit oder ohne Lokalisationen in erster Linie in Betracht kommen. Differentialdiagnostisch sind zu berücksichtigen: Abscesse und Eiterungen anderer Ätiologie,

Onchocerkeninvasion, Anämie, Brustseuche. Zur Herausarbeitung der Brucellose sind mikroskopische und bakteriologische Untersuchungen notwendig (HESS und AMMANN). Das infizierte Pferd reagiert heftig mit örtlicher Entzündung, nicht aber mit Fieber auf cutane oder subcutane Injektion von abgetöteten Brucellen. Ebenso kann eine Conjunctivalreaktion bei den serologisch positiven Tieren ausgelöst werden (HIERONYMI 1936). Eine ausgedehntere praktische Verwendung scheinen allergische Reaktionen aber nicht gefunden zu haben.

Therapie. Nach DUFF (zit. nach HIERONYMI) kann man Widerristschwellungen mit Vaccinen mit 65—70% Erfolg behandeln. HIERONYMI konnte diese Angaben nicht bestätigen. Eine 2 Jahre lang erfolglos behandelte Widerristfistel wurde durch subcutane Einspritzung von Stamm 19 in einem Monat geheilt (HARTNELL 1948).

Angaben über eine ätiologische Bedeutung von Brucellen bei der periodischen Augenentzündung des Pferdes (BURKY, THOMPSON und ZEPP 1939; JOHNES 1940) konnten von anderen Untersuchern nicht bestätigt werden. Ein Unterschied des Agglutinationstiters von 18 Pferden mit periodischer Ophthalmie und 32 normalen Pferden bestand nicht (DAVIS, WOOD, GADD und KENNEDY 1950).

Die Brucellose des Hundes und der Katze.

Geographische Verbreitung und Häufigkeit. Die Brucellose des Hundes wurde bis jetzt beobachtet in Deutschland, Frankreich, Dänemark, in den Vereinigten Staaten und in Brasilien. Sie kommt aber wahrscheinlich noch in anderen Ländern vor. Die spontanen Fälle sind im allgemeinen verhältnismäßig wenig zahlreich. Von 1565 aufs Geratewohl von 1907 bis 1951 untersuchten Hunden fanden sich aber doch 15,4% serologisch positive (MORSE, USA 1951). Die Häufigkeit ist auf dem Lande mit der Infektionsmöglichkeit von Wiederkäuern und Schweinen aus größer als in der Stadt. Sie dürfte aber infolge inapparenter Infektionen noch höher liegen (VAN DER HOEDEN, THOMSEN, PALLASKE). Von 60 aus Kopenhagen stammenden Hunden waren alle serologisch negativ, von 58 Hunden aus Bauerngehöften mit chronischer BANG-Verseuchung erwiesen sich 9 agglutinatorisch und 19 mit der Komplementbindung als positiv (THOMSEN).

Ätiologie und Infektionsmodus. Als Erreger kommen alle 3 Brucellentypen in Frage, wenn auch wohl mit einer durch äußere Umstände (z. B. geographisch) bedingten unterschiedlichen Häufigkeit. Auch Mischinfektionen mit Eitererregern sind bekannt (LOVE, HEMPILL, COOPER, DE MELLO und GOEBEL 1952). Unter natürlichen Umständen findet die Ansteckung durch Zusammentreffen mit infizierten Rindern, Schweinen oder Ziegen infolge Aufnahme von Milch, abortierten Feten oder Placenten, also per os statt. Experimentelle subcutane oder perorale Infektion ist ebenfalls möglich. Wenn auch Brucellen im Harn von künstlich durch Fütterung oder intravenös angesteckten Hunden vorkommen, so ist der Übergang von Hund zu Hund doch fraglich oder selten.

Die *Empfänglichkeit* zeigt bei peroraler, percutaner, intravenöser und conjunctivaler künstlicher Ansteckung große individuelle Unterschiede und die Infektion ist nicht immer erfolgreich (DOMKE 1940). Im ganzen ist der Hund gegenüber allen 3 Typen bedeutend widerstandsfähiger als Pflanzenfresser. Aber auch beim Hund zeigt sich der Einfluß der inneren Sekretion, indem beim graviden weiblichen Tier die Infektion besser haftet als beim nicht-trächtigen oder beim Rüden. Wie beim Rind sind junge Tiere weniger empfänglich als erwachsene.

Nach zum Teil mehr als 100tägiger Verfütterung von BANG-Bacillen enthaltender Milch waren im Serum von Hündchen keine Agglutinine und in den Lymphknoten des Darmtractus keine Bakterien nachweisbar (MORSE, ERLING und BEACH 1951).

Pathogenese und Symptome. Bakteriämie ist nach oraler Aufnahme von BANG-Bakterien seltener als nach intravenöser Einverleibung (MORSE, KOWALCZYK und BEACH).

Bei 15 ausgewachsenen Hunden fanden sich bis 151 Tage nach Verfütterung von abortiertem Fetus- und Placentamaterial in Darm-, Bronchial-, Cervical- oder Retropharyngeallymphknoten, selten in Urin und Faeces, Abortusbacillen. Nicht bei allen Versuchstieren erschienen Agglutinine.

Die Erreger können sich in der Uterusschleimhaut und in der Placenta ansiedeln, ohne jedesmal einen Abortus oder den Tod der Feten auszulösen (DOMKE 1940). Übertragung auf andere Hunde ist durch das nach einem Abortus ausgeschiedene Material eher möglich als durch Harn oder Kot (MORSE, KOWALCZYK und BEACH). Die Infektion verläuft sehr häufig ohne oder nur mit spärlichen äußeren Symptomen, von denen das wichtigste und oft einzige das undulierende Fieber ist (THOMSEN 1932). Abortus (nach intravenöser Infektion schon 1909 von MCFADYEAN und STOCKMAN festgestellt) ist selten. An weiteren Symptomen werden genannt: Depression, trockenes Haarkleid, Abmagerung, beim weiblichen Tier Anöstrie; bei Rüden: Orchitis, hin und wieder mit Absceßbildung (MORSE), allenfalls Lähmung des Hinterteils (PLANTZ und HUDDLESON 1931; CARDONA 1935; DAVIS 1937; MORSE, KOWALCZYK und BEACH 1951).

Pathologische Anatomie. Sowohl in natürlichen Fällen als nach künstlicher Infektion entstehen sehr oft keine anatomischen Veränderungen, wohl aber mit Leichtigkeit Agglutinine; Bakterien können während des Lebens aus dem Blut und nach dem Tode aus den Organen gezüchtet werden. Es sind — insbesondere nach wiederholter intravenöser Infektion von Br. suis — beobachtet worden: Vergrößerung und Vereiterung der Hoden (PLANTZ und HUDDLESON 1931, DAVIS 1937), multiple gelbe Knötchen in den Nieren (THOMSEN 1934), Vergrößerung des RES, besonders der Lymphknoten und der Milz (VAN DER HOEDEN 1932), histiocytäre, tuberkelähnliche Knötchen in Leber, Milz, Nieren und Lunge (FELDMAN, BOLLMANN und OLSON 1935), besonders ausgesprochen sind in den Lymphknoten granulomatöse Knötchen von Epitheloidzellcharakter. in den Lymphsträngen und Haufen von großen mononucleären Wanderzellen, welche die Sinus füllen. Solche Granulome werden gelegentlich auch in Niere, Leber und Milz angetroffen. Weniger spezifisch sind Petechien und hyaline Degenerationsherde im Myokard und akute Gastroenteritis (MARGOLIS, FORBUS und KERBY 1945). Die proliferativen Veränderungen sprechen für eine geringe Empfänglichkeit bzw. eine gute Abwehrfähigkeit des Hundeorganismus. Allfällige pathologisch-anatomische Erscheinungen an der Placenta entsprechen denjenigen des brucellären Abortus des Rindes (DOMKE 1940).

Die **Diagnose** muß sich hauptsächlich auf serologische und bakteriologische Befunde stützen, da anatomische Veränderungen und klinische Symptome oft fehlen.

Eine **Therapie** ist infolge der Seltenheit der natürlichen Fälle nicht ausgearbeitet worden.

Die **Prophylaxis** besteht in der Verhinderung des Zusammenkommens der Hunde mit verseuchten Rindern, Ziegen und Schweinen, der Verhütung der Aufnahme von infizierter Milch, abortierten Feten oder Nachgeburtsteilen. Trotz der Seltenheit der natürlich vorkommenden Brucellose des Hundes muß diese Tierart unter gewissen Umständen als mögliche Infektionsquelle für den Menschen in Betracht gezogen werden.

Die *Katze* scheint mit Brucellen noch seltener angesteckt zu werden als der Hund. Ihre Widerstandsfähigkeit gegenüber natürlicher oder oraler, cutaner, konjunktivaler und intravenöser künstlicher Infektion ist noch größer.

Bei 53 wegen anderer Gründe getöteten Katzen konnten keine Agglutinine gefunden werden. Künstliche Infektionen erzeugten, aber nicht immer, Antikörper, aber weder klinische (nur in einem Fall, intravenöse Infektion), noch pathologisch-anatomische Veränderungen, noch konnten die Erreger aus dem Körper gewonnen werden (JÖRGENSEN 1943).

Die Brucellose beim Wild.

Es entspricht der weitgehenden Ansteckungsfähigkeit der Brucellen, daß sie auch Wildtiere infizieren, nicht nur Wiederkäuer, sondern auch Nager. Nach einem Fall bei einem Rehbock (SCHIEL 1936) wird neuerdings in der Schweiz über eigenartige brucelläre Erkrankungen bei Gemsen berichtet. Die **pathologisch-anatomischen Veränderungen waren:** zum Teil verkalkte Abscesse auf der Oberfläche der Harnblase, im breiten Mutterband, im Mesovarium, im Eierstock, im Auge, Zurückhaltung der Nachgeburt, offenbar infolge Abortus, Endometritis mit Hämorrhagien, purulente Veränderungen der Karunkeln, miliare verkalkte Knötchen auf dem Epiploon (BOUVIER, BURGISSER und SCHWEIZER 1951), Orchitis mit Vergrößerung der Testikel, Abscesse im Nebenhoden und in den superfiziellen Inguinalknoten, zum Teil mit Verkalkungen. Die *mikroskopische* Untersuchung des Hodens und Nebenhodens ergab Nekroseherdchen mit Verkalkungen, LANGHANSschen Riesenzellen und Lymphocyteninfiltration, Induration und histiocytäre Infiltration in der Umgebung, in den Inguinallymphknoten Nekroseherdchen mit Verkalkungen und Demarkation (BURGISSER 1952). Mit Gemsenmaterial geimpfte Meerschweinchen bildeten Agglutinine gegen Bang (BOUVIER, BURGISSER und SCHWEIZER 1951).

In einigen Gegenden der Schweiz kennt man bei Gemsen eine mehr oder weniger seuchenhaft auftretende, mit Ulcusbildung einhergehende Keratoconjunctivitis eines oder beider Augen, genannt *Gemsblindheit*, bei welcher weder Rickettsien noch das Virus der infektiösen Agalaktie gefunden werden konnte (KLINGLER 1952). *Histologisch* ergab sich Conjunctivitis, Keratitis mit Trübungen eventuell mit Bildung von Ulcera und Abscessen mit Einschmelzung und Durchbruch, Ödem, diffuse bis herdförmige lymphocytäre oder lymphoidocytäre Infiltration mit Epitheloidzellen in der Cornea, weiterhin Entzündung der Nasenschleimhaut, akute, subakute bis chronische, zum Teil interstitielle Hepatitis mit Nekroseherdchen und Ödem, Proliferation des Reticuloendothels der Milz, interstitielle und Glomerulonephritis mit Nephrose, Mastitis mit Rundzelleninfiltration, in einigen Fällen geringgradige chronische interstitielle Orchitis.

Ätiologie. BOUVIER, BURGISSER und SCHWEIZER konnten in einem Fall den BANGschen Bacillus feststellen. KLINGLER fand Stäbchen mit ausgesprochenem Brucellacharakter. Das Blutserum und das Kammerwasser der erkrankten Gemsen agglutinierte nicht nur die aus den kranken Augen gezüchteten Bacillen, sondern in manchen Fällen auch Melitensis und Bang.

Auf einer Alp im Berner Oberland erkrankten Rinder in derselben Gegend, in der die Gemsblindheit vorkommt, an ähnlichen Augenveränderungen. Das Serum einiger dieser Rinder agglutinierte zum Teil den Gemsenstamm, zum Teil auch Melitensis. KLINGLER isolierte auch aus einem Schafbestand der Westschweiz mit Verwerfen, Arthritis und Augenentzündungen aus einem Fetus einen Melitensisstamm. Serumproben von solchen Schafen agglutinierten insbesondere den Gemsenstamm, zum Teil auch Melitensis.

Die Brucellose des Geflügels.

Geographische Verbreitung und Häufigkeit. Die erste Mitteilung über eine *natürliche Brucellainfektion* mit Melitensis beim Geflügel auf einer mit Melitensis verseuchten Schaffarm in Südfrankreich stammt anscheinend von DUBOIS (1910). Brucellen wurden nicht isoliert, hingegen zeigte das Serum einen Agglutinationstiter von 1:50 bis 1:600.

McNUTT und PURVIN (1930) fanden unter 5350 Hühnchen 1,7% mit Titern von 1:25 und höher. Bei einer späteren Untersuchung waren unter 10000 Blutproben 2% positiv.

Von GILMAN und BRUNETT (USA) konnten (1930) in natürlich infizierten Hühnern Br. abortus, von EMMEL (USA) 1930 bei einem natürlichen Seuchenausbruch in einem Bestand von 90 Hühnern bei 16,5% der Tiere Agglutinationstiter von 1:25 und höher nachgewiesen werden. Bei der Untersuchung von 1771 Blutproben von Hühnern aus 12 Beständen, welche Kontakt hatten mit verseuchten Rindern, von 363 Blutproben aus 6 Hühnerbeständen mit begrenzter Ansteckungsmöglichkeit und von 543 Proben aus 7 Beständen ohne Gelegenheit zur Ansteckung ergaben sich agglutinatorisch keine Unterschiede (THOMSEN, Dänemark 1932). 0,97% der Proben zeigten einen Titer von 1:20 und 0,15% von 1:50. Demnach scheint (bzw. schien) die Brucellose in Dänemark kaum eine Rolle zu spielen. Grundsätzlich ist aber bei Gelegenheit massiver Infektion bei intensiver Vermischung von Hühnern mit Schweinen oder Rindern oder bestehenden Hühnerkrankheiten eine ausgedehnte Verseuchung der Vögel nicht auszuschließen (BELLER und STOCKMAYER 1933). Unter solchen Umständen ist vielleicht auch eine Infektion des Menschen vom Geflügel aus möglich, z. B. bei der Schlachtung oder beim Genuß von Eiern.

Empfänglichkeit. Die Ergebnisse der *experimentellen Forschung* bestätigen die geringe Empfänglichkeit des Geflügels gegenüber Brucellen. Die meisten Untersucher melden zwar positive Ergebnisse der Übertragung, allerdings mit sehr stark wechselnder Krankheitsintensität.

Nach EMMEL (1930) sind Tauben, Truthühner, Fasanen, Enten und Gänse bei massiver Infektion empfänglich, Todesfälle traten aber nur bei Puten auf. Hühner sind am empfindlichsten gegenüber Bang, weniger gegenüber Br. suis und am wenigsten gegenüber Melitensis (BELLER und STOCKMAYER 1933). Virulente Stämme erzeugen parenteral einen höheren Agglutinationstiter, eine länger dauernde Bakteriämie und Ausscheidung mit den Faeces, als weniger virulente oder enterale Infektion (BELLER und STOCKMAYER). Nicht alle infizierten Tiere bilden Agglutinine und nicht alle geben mit dem Kot Bacillen ab (Kücken, intramuskulär, intraperitoneal oder peroral infiziert; GILMAN und BRUNETT 1931). Im künstlich infizierten Huhn konnte man die Brucellen in Blut, Milz, Knochenmark, seltener in der Leber und nie in Hoden oder Eierstock finden (BELLER und STOCKMAYER). Am schnellsten verschwanden sie aus Leber und Blut. Künstlich infizierte Kücken, in deren Blut und Faeces Brucellen vorhanden waren, konnten mit ihnen zusammenlebende Kücken anscheinend anstecken (GILMAN und BRUNETT 1931).

Symptome. Nach künstlicher Infektion erscheinen nur Agglutinine im Blut[1] oder das Tier reagiert überhaupt nicht. Im übrigen sind die klinischen Erscheinungen außerordentlich variabel: vorübergehende Appetitverminderung, Depression, Abmagerung, Schwäche, Blässe von Kamm und Kehllappen, Durchfall, bisweilen Paralyse, Senkung der Eiproduktion. Einzelne Tiere können nach kürzerer oder längerer Zeit (18—96 Tagen) sterben (HUDDLESON und EMMEL 1929). Todesfälle können ohne vorhergehende Symptome eintreten und mit Pulloruminfektion verwechselt werden (GILMAN und BRUNETT 1931).

Pathologische Anatomie. Wie die klinischen Erscheinungen, so sind auch die pathologisch-anatomischen Veränderungen sehr ungleich stark, am intensivsten nach parenteraler Infektion. Es wurden beobachtet: Milzschwellung, gelegentlich mit herdförmigen perivasculären Hyperplasien, mononucleäre zellige Infiltration des Herzmuskels, trübe Schwellung, nekrotische Herde oder Herdchen aus Reticuloendothelialgewebe in der Leber, trübe Schwellung mit Nekrosen von Tubulusepithelien, sowie Haufen von Rundzelleninfiltraten in der Niere, reticuloendotheliale Knötchen in der Lunge, zellige Infiltration und Nekrosen der Duodenalschleimhaut, Degeneration der Eierstockfollikel mit Hyperplasie des RES und Rundzellinfiltraten (HUDDLESON und EMMEL, BELLER und STOCKMAYER, GILMAN und BRUNETT).

---

[1] Das Serum infizierter Hühnchen zeigt Kreuzreaktion mit Vibrio cholerae, Proteus OX 19 und Salmonella pullorum (FELSENFELD, YOUNG, LOEFFLER, ISHARA und SCHROEDER 1951).

III. Bakteriologie und Serologie der Brucellen.

1. Material und Nomenklatur. Die nachher zu beschreibenden Brucellen
werden in den Sekreten von infiziertem *Tier und Mensch* in oftmals reichlichem
Ausmaß gefunden oder können daraus gezüchtet werden. Es seien genannt:
Eihäute, Fruchtwasser, Gewebssaft von Euter und Milz, Milch, Urin (bei Melitensis), Kot (schwierig), Duodenalsaft, Absceßeiter, Gelenkpunktate, Blut, Liquor,
Speichel, Sputum, Lymphknoten usw. Darüber hinaus konnte gezeigt werden,
daß Brucellen sogar intracellulär (RES-Zellen) sich vermehren können und daß
es gleichsam zu einem Brucellenparasitismus in den Zellen kommen kann (BUD-
DING, CASTANÈDA, K. F. MEYER im Literatur-Nachtrag). Damit schlagen diese
kleinsten Bakterien eine Brücke zu den intracellulär lebenden Rickettsien und
Viren als den allerkleinsten Mikroorganismen.

Die Nomenklatur hat im Laufe der Jahre sehr stark gewechselt, wie folgende Aufstellung
zeigt:

Mikrococcus Melitensis (BRUCE 1887);
Bacillus abortus (BANG 1897);
Corynebacterium abortus endemici (PREISS 1903);
Bact. abortus bzw. Bact. Melitense (Classif. Soc. of Am. Bact. 1918);
Alcaligenis Melitens. s. abortus (CASTELLANI und CHALMERS 1919).

MEYER und SHAW schlugen dann 1920 vor, diese Klasse von Bakterien als *Brucellae* zu
bezeichnen.

Die verschiedenen Typen wären demzufolge zu bezeichnen als Brucella
capro-ovina (= Br. Melitensis s. Bruce), Brucella bovina (= Br. abortus s. Bang),
Brucella porcina (= Br. suis s. Traum) als S(smooth)-Formen. Im Gegensatz
zu den S- sollen die R(rough)-Formen (Dissoziationsformen: fraglich in vivo,
sicher in vitro zu beobachten) mit der zusätzlichen Benennung „Para-" oder
„Pseudo-" (weniger vorteilhaft) gekennzeichnet werden, also: Paramelitensis
usw. Einige Bakteriologen lehnen diese Bezeichnungen als begriffsverwirrend
ab. Im folgenden seien die wichtigsten färberischen, kulturellen und serologischen
Methoden kurz dargestellt[1].

2. Morphologie und Färbung. Es handelt sich um pleomorphe Bakterien,
deren Form durch Alter der Kultur, Untersuchungsmedien und durch die
Färbung beeinflußt wird. Die Grundform ist ein sehr kurzer Bacillus mit
zugespitzten Enden. In hängenden Tropfen sehen die Stäbchen wie Mikro-
kokken aus: sie tragen keine Geißeln und zeigen nur lebhafte Molekularbewe-
gung, jedoch keine Eigenbewegung. Der Durchmesser beträgt 0,3—0,8 —1 μ. In
frischen Kulturen und Organausstrichen liegen die Einzelexemplare isoliert,
auch paarweise, seltener in Ketten von 3—4 Gliedern angeordnet. Sie nehmen
die üblichen Anilinfarbstoffe leicht auf, sind gramnegativ und haben keine Sporen.
Bei der Färbung zeigt der Bakterienleib den Anschein einer Körnelung. Die
Brucellen sind *alkalifest*, d. h. durch verstärkten KOH-Zusatz zur Farbe (Safra-
nin, Methylenblau) wird die Farbwirkung in erheblichem Maße gesteigert. Mit
dieser KOH-Methode kann man die alkaliresistenten Brucellen im Untersuchungs-
material gut zur Darstellung bringen, während die nicht alkaliresistenten Bakterien vernichtet werden.

Färbung nach HANSEN: 1. Alkalisches Methylenblau (0,04% KOH) 1 min; 2. abspülen;
3. 3%ige wäßerige Safraninlösung 15—20 sec; 4. abspülen. Ergebnis: Brucellen blau,
Untergrund rot (bei DAHMEN).

Färbung nach KÖSTER: 1. Präparat über der Flamme trocknen und fixieren; 2. vor-
färben mit alkalischer Safraninlösung 1 min (1,5 cm³ einer molaren Lösung von KOH
+ 5 Tropfen wäßriger 3%iger Safraninlösung). Das Färbegemisch muß unmittelbar

---

[1] Neuerdings werden noch eine Brucella bronchiseptica und Br. neurotropica als weitere
Typen postuliert. Es sei auf die Ausführungen auf S. 50 und 83 hingewiesen.

vor jeder Färbung hergestellt werden. 3. Gut spülen mit Leitungswasser; 4. Differenzierung in 0,05%iger H_2SO_4-Lösung 15 sec; 5. gut spülen; 6. Nachfärben mit 3%iger wäßriger Methylenblaulösung 15 sec. Ergebnis: Brucellen rot, Begleitbakterien und Untergrund blau (bei DAHMEN). Reichlich Material ist für diese Färbungen Voraussetzung.

3. Nährböden, Zusätze und Biochemie der Erreger. Auf gewöhnlichen Nährböden wachsen die Brucellen nicht sehr üppig. Frühzeitig beobachten wir die Bildung von Involutionsformen. Am besten gelingt die Kultur mit Agar in hoher Schicht, dem Blutserum oder Amnionflüssigkeit als Untersuchungsobjekt zugesetzt wird. Gute Ergebnisse werden auch mit Pepton und Leberbouillon erzielt, von denen die Kulturen nach einigen Tagen bis Wochen auf Agarplatten überimpft werden können. Die Züchtung ergibt besonders gute Resultate bei Veränderung der Sauerstoffspannung und bei Erhöhung der Kohlendioxydspannung auf 10% — je nach vorliegendem Typus. Erfolgreich ist auch das *symbiotische Verfahren mit Sauerstoffzehrern* im abgeschlossenen Raum. Das p_H der Nährböden soll 6,8—7,2 und die Temperatur 27^0 sein.

Neuere Untersuchungen von HUDDLESON, EVELYN SANDERS und HUDDLESON (1950) haben gezeigt, daß in einer strömenden 100%igen Sauerstoffatmosphäre die Bruc. suis am stärksten, die Bruc. Melitensis weniger stark und die Bruc. abortus am schwächsten wachsen in einem wäßrigen Tryptose (1—3%)-Glykose (1—2%)-NaCl (0,5%)-*Medium* mit 0,5 mg-%igem Thiamin-HCl-Zusatz bei einem p_H von 6,7 und einer Temperatur von 37^0 C, während bei Verwendung von *reinem* Stickstoff- oder Kohlendioxydgas das Wachstum aller Brucellen im obigen Medium unterdrückt wurde. In Fortsetzung dieser Versuche wurde die metabolische Aktivität der Brucellen bei obenbeschriebenen Bedingungen bestimmt. Die Glykose wird zu CO_2 oxydiert, am stärksten bei strömendem reinem Sauerstoff, wobei der porcine Typ im Vergleich zu den zwei anderen Typen weniger Glykose abbaut. Dagegen geht die Ammoniakbildung bei der Brucella suis rascher vonstatten als bei den capro-ovinen und bovinen Brucellen.

Diese Unterschiede im enzymatischen System der 3 Brucellatypen sind ein weiterer Beweis ihrer Verschiedenheit.

Methode des Hygiene-Instituts Zürich zur Züchtung von Bruc. abortus[1]. Das Blut wird zentrifugiert, das Serum abpipettiert, das Coagulum in ein Leberbouillonkölbchen gebracht und in 10%iger CO_2-Atmosphäre eingeschlossen. Nach 8 Tagen wird aus dem Kölbchen ein Ascitesagar geimpft, ebenfalls in CO_2 eingeschlossen und nach 24 und 48 Std kontrolliert, ob Wachstum eingetreten ist. Bei negativem Ergebnis wird das Herausimpfen aus dem Kölbchen innerhalb eines Monats wöchentlich wiederholt.

Bei Wachstum wird durch einen Ausstrich und Färben nach GRAM die Art der gewachsenen Bakterien festgestellt. Sind es gramnegative, feine Stäbchen, so werden dieselben durch Agglutination mit dem BANG-Immunserum verifiziert.

Die verschiedenen Typen von Brucellen lassen sich durch HUDDLESON-Farbplatten differenzieren. Es handelt sich um Methylviolett (1:100000), Fuchsin (1:25000), Thionin (1:30000), Pyronin (1:200000) als Zusatz zu

Tabelle 1. *Differenzierung der Brucellen durch biochemische Methoden.*

Typ der Brucella	Aerophilie	Wachstum in 10% CO_2-Spannung	Vermögen der Bildung von H_2S			Wachstumsvermögen bei Farbstoffzusätzen von			
			nach 24 Std	nach 48 Std	nach 96 Std	Methyl-violett 1:100000	Fuchsin-Base 1:25000	Thionin 1:30000	Pyronin 1:20000
Br. caprina	aerob	−	−	−	−	+	+	+	+
Br. bovina	semiaerob	+	+	+	−	+	+	+	+
Br. porcina	semiaerob	−	−	+	+	−	−	−	−

[1] Direktor: Prof. H. MOOSER.

Leberagar, wodurch es teils zur Hemmung, teils zur Förderung der caprinen, bovinen und porcinen Typen kommt.

Das verschiedene Vermögen der Bildung von H_2S im Leberbouillon ist eine weitere Möglichkeit der kulturellen Differenzierung.

Der *Eiernährboden* nach PETRAGNANI ist besonders geeignet zur Züchtung der Brucella Melitensis.

Glucosenährboden. Die verschiedene Fähigkeit der Ausnützung von Glucose (FAIRCHILDS-Pepton) soll nach MCALPINE und SLANETZ (Lit. bei KRISTENSEN) eine Unterscheidung der Brucellastämme ermöglichen. Die porcinen und caprinen Typen sollen am stärksten die Glucose zu Säure abbauen (Bestimmung des p_H des Nährbodens). Die Ergebnisse sind nach zahlreichen Nachuntersuchungen nicht genügend eindeutig, um diese Methode zur Differenzierung der Brucellen verwenden zu können.

Penicillinnährboden. Sie sind in einer Konzentration von 2—5 OE je Kubikzentimeter Kulturmedium zur selektiven Isolierung der Brucellen (Penicillinresistent) im Sinne einer Keimhemmung anderer unerwünschter Penicillinempfindlichen Bakterien mit Erfolg verwendet worden, analog der selektiven Züchtung der Pertussiserreger (T'UNG-TSUN).

Zur selektiven Züchtung von Abortusbakterien aus der Milch bewährte sich noch der Leberagar nach STAFSETH mit Gentianaviolett 1:250000 (Lit. bei ZELLER)[1].

Weitere biochemische Reaktionen im allgemeinen sowie hinsichtlich Eignung zur Differenzierung der verschiedenen Br.-Typen (erhöhter Pepton- und Phosphatbedarf sowie vermehrte Sensibilität gegen höhere Salzkonzentrationen wie Chlorkalium der Br. caprina, Agglutination in vitro durch Trypaflavin seitens der Br. Paramelitensis, nicht jedoch der Br. abortus und Melitensis, Peroxydasereaktion, Reduktionsvermögen der Brucellen gegenüber verschiedenen Farbstoffklassen wie Thiazin-, Azin-, Oxyazin-, Azo-, Xanthon-, Di- und Triphenylmethangruppe) können in diesem Rahmen nicht weiter erörtert werden (HABS und andere Autoren).

Neben den bereits genannten Typen von Ziegen-, Rinder-, Schweinebrucellen werden noch Dissoziationsformen unterschieden, d. h. Umwandlung der Brucellen von der S-(smooth) Form in die R-(rough)Form, die als „Para-Melitensis", „Para-Bang" und „Para-Suis" bezeichnet werden. Letztere sollen nach einigen Autoren die gleichen, nach anderen quantitativ (Verminderung) und qualitativ (Partialantigene mit Typhus) veränderte antigene Eigenschaften haben gegenüber den S-Formen (Lit. bei A. GRUMBACH). Hinsichtlich der Pathogenität sollen diese Dissoziationsformen von Bedeutung sein.

Auf Grund klinischer Beobachtungen von Brucellosen mit besonderer Affinität zum Nervensystem sollen auch neurotrope Brucellenstämme bestehen, doch konnte bakteriologisch eine solche Hypothese bisher nicht bewiesen werden.

Die Isolierung von Brucellabakteriophagen gelang bis jetzt nicht (s. Literatur A. GRUMBACH).

4. Resistenz. Die Virulenz geht durch die Züchtung nicht verloren, doch ist das Bacterium sehr empfindlich auf Licht und Erhitzung über 60°. Brucellakulturen, die eine Std der Julisonne in Puerto-Rico bei einer gleichmäßig gehaltenen Temperatur zwischen 20 und 30° C oder 20 sec einer Ultraviolettbestrahlung ausgesetzt wurden, waren steril (MORALES-OTERO und Mitarbeiter).

Pasteurisieren von BANG-kontaminierter Milch (100000 Keime von Bruc. bovina im Kubikzentimeter) führte in 5—10 min zur Keimfreiheit (HUDDLESON, BETTY BALLZER, TRONT und MOHLER).

Peptonbouillon hat nach WRIGHT (1933) inhibitorische Wirkung gegenüber Brucellen. Dies wurde neuerdings von SCHUHARDT, RODE und GLENDA OGLESBY (1949) bei in vitro-Versuchen über die Wirkung von Sulfonamiden bei Brucellen festgestellt.

Auch die üblichen Desinfektionsmittel wirken in verhältnismäßig kurzer Zeit.

---

[1] Zum diagnostischen Kulturnachweis aller Typen der Brucellen erwiesen sich 3—5 Tage alte Hühnerembryonen als sehr wertvoll, besonders bei Inokulation in den Dottersack (DAMON und GAY, siehe Literatur-Nachtrag).

Im normaciden Magensaft (in vitro) werden die Brucellen in kürzester Zeit abgetötet. Werden Brucellen allerdings vor Austrocknung bewahrt, so können sie außerhalb des lebenden Organismus sehr lange sich halten, z. B. Nachweis von Brucellen in Milch 6—7 Tage, in Butter bis zu 4 Monaten, in infizierten Bodenproben und in Wasser bis zu einigen Monaten (SIGNORELLI u. a.).

5. Serologie. *A. Allgemeines.* Vorwegnehmend sei gesagt, daß die Beurteilung der mit den serologischen Methoden erzielten Ergebnisse schwierig ist, schon weil hinsichtlich der angewandten Technik große Unterschiede bestehen, abgesehen von der Verschiedenheit der biologischen Reaktionen seitens der verschiedenen Brucellastämme und -typen, sowie der verwendeten Tiere. Widersprechende Resultate bei Versuchen der zahlreichen Autoren über die Phänomene der Agglutination, Präcipitation, Komplementfixation, Kreuzungsagglutination, Phagocytose usw. lassen es fast unmöglich erscheinen, *eine* der genannten immunbiologischen Reaktionen als allein ausschlaggebend für unsere Erkenntnis zu bezeichnen. Immerhin darf gesagt werden, daß die Agglutination, der Blocking-Test bzw. der Brucella-Coombs-Test zum Nachweis der blockierenden Antikörper, die Komplementfixation und mit gewissen Einschränkungen der Cutantest (s. später) für die Diagnose von großer Bedeutung sind, während die serologische Typendifferenzierung der Brucellen mit Vorsicht zu interpretieren ist.

Tabelle 2.
Verhalten der Brucellen gegenüber gebräuchlichen Antiseptica. (Aus „La Brucellosis humana" von A. PEDRO-PONS und P. FARRERRAS-VALENTI modifiziert.)

Desinfiziens	Konzentration der Lösung	Einwirkungszeit und Abtötung
Äthylalkohol	90 Vol. %	im Augenblick
Sublimat	1:1000	2—5 min
Kaliumpermanganat .	1:5000	10 min
Acid. salicyl.	1:1000	10 min
Phenol	1:500	10 min
Acid. sulfur.	1:5000	10 min
Äthylalkohol	45 Vol.-%	10 min
Thymol	1:2500	20 min
Acid. hydrochlor. . .	1:1000	20 min
Chinin	1:1000	30 min
Kresolseife	1:100	5—10 Std
Formalin	2,5:100	40 Std
Chlorkalk	5:100	80 Std

Wir möchten die Ausführung von W. FREI und anderen besonders unterstreichen, die eine internationale Normierung der Agglutinationstechnik fordern hinsichtlich Antigen (Zubereitung, Konzentration, Alter), Bedingungen für Ablauf der Antigen-Antikörperreaktion in vitro, Ablesung, pathognomonische Titerwerte usw., um die Untersuchungsergebnisse der verschiedenen Laboratorien überhaupt vergleichen zu können.

Auf Grund der therapeutischen Vaccination, besonders der Rinderbestände, sowie der künstlichen Infektion der Laboratoriumstiere wissen wir, daß *immunbiologische Vorgänge,* wie Bildung von Agglutininen, Konglutininen, Alexinen, Präcipitinen, Opsoninen usw. *rasch einsetzen und etwa 10 Tage nach Einverleibung des Brucella-Antigens bereits eindeutig nachzuweisen sind.* Über Relationen der Faktoren Antigendosis, Infektionsmodus einerseits, Maxima und Dauer des Immuntiters anderseits, wissen wir wenig Konkretes.

B. Brucellen-Antigene. Hinsichtlich der zu beobachtenden biologischen Phänomene müssen wir uns das Brucella-Antigen als eine komplexe Substanz vorstellen von Agglutinogenen, Alexinogenen, Präcipitogenen, Opsonogenen und Allergenen, die mit den entsprechenden Agglutininen, Alexinen, Präcipitinen, Opsoninen, Allerginen die bekannte Antigen-Antikörperreaktion hervorruft.

Die chemische Antigenanalyse der Brucellen ist bereits ziemlich weit durchgeführt worden und führte bei der chemischen Aufarbeitung der Melitensisbakterien (A. MILES und Mitarbeiter) sowie der BANG-Bakterien (W. MOSIMANN) zu einem nativen Antigen (SSS = specific soluble substance oder PLAPS als Abkürzung der chemischen Substrate = Phosphor-Lipoid-Amino-Polyhydroxy-Substance), das nicht nur die M- (Melitensis) und A- (Abortus) Antigene einschließt, sondern auch die R-Antigene (Rough-Formen) der Brucellen. Der Antigenaufbau der Brucellen wäre nach den neueren Erkenntnissen folgendermaßen: UP-Antigene als unspezifische Partialantigene, verantwortlich für heterophile Agglutinationen mit Proteus OX[19], Cholera, Tularense, Typhus usw., G-Antigen als spezifisches Gruppenantigen, bestimmend für immunbiologische Gruppenreaktionen, ergänzt durch typenspezifische M- und A-Antigene. Darüber hinaus wird ein somatisches (im Bakterienleib vorhandenes) O-Antigen postuliert, nicht jedoch ein H-Antigen (Geißelantigen), nachdem die Brucellen unbeweglich sind. Ob ein Vi-(Virulenz) Antigen existiert, konnte experimentell noch nicht eindeutig abgeklärt werden[1].

Der erste heterogenetische (heterophile, heterologe) Antikörper wurde 1911 von FORSSMAN entdeckt. Kaninchen werden mit Meerschweinchennierensuspensionen bis 6mal intravenös gespritzt, worauf nicht nur ein mit Meerschweinchennieren, sondern auch mit Hammelerythrocyten bei Anwesenheit von Komplement reagierender Antikörper (Heterohämolyse) entsteht. Das F-Antigen (F-Antikörperbildung als F-Hämolysin) ist heute von größter Bedeutung wegen seiner weiten Verbreitung in Tier- und Pflanzenwelt mit der daraus resultierenden Einteilung in F-positive und F-negative Lebewesen. F-positiv sind zum Beispiel: Meerschweinchen, Pferd, Hammel, Schaf, Hund, Wolf, Fuchs, die Menschenblutgruppe A, Pneumococcus I, III, Oedematiens Novy, Milzbrand-, Tuberkelbacillus, Gonococcus. *Unseres Wissens fehlen entsprechende Versuche mit den verschiedenen Typen der Brucella.* F-negativ *i* nd z. B. Rind, Kaninchen usw., weshalb sie zur Gewinnung von F-Antikörper geeignet sind.

Die Hammelerythrocyten enthalten daneben noch andere heterophile Antigene: das Mononucleosis (M)-Antigen (darauf beruht die Serodiagnose beim PFEIFFERschen Drüsenfieber des Menschen mit Bildung von M-Schafblutagglutinine, in der angloamerikanischen Literatur als PAUL-BUNNEL-Reaktion, bei uns nicht ganz korrekt als HANGANATZIU-DEICHER-Reaktion bezeichnet), das S-Antigen (bei der Serumkrankheit des Menschen Beobachtung des Auftretens von S-Schafblutagglutinine 8 Tage nach der Injektion von Pferdeserum durch HANGANUTZIU-DEICHER) und wahrscheinlich noch weitere (Literatur bei J. TOMCSIK und H. SCHWARZWEISS, s. Literatur-Nachtrag).

Die Aufklärung der chemischen Struktur des F-Antigens ist bereits weit fortgeschritten. Es handelt sich um relativ niedrig molekulare Körper (Polypeptide?) mit sicher nachgewiesenen Acetylgruppen.

Der Vollständigkeit halber sei noch bemerkt, daß die isogenetischen (isophilen, homologen) artspezifischen Hammelblut(H)-Antikörper (Gewinnung dieser Hämolysine durch intravenöse Injektion von Hammelerythrocyten beim Kaninchen) als Indicator bei den Komplementablenkungsreaktionen (Wa.R. usw.) bekanntlich eine große Rolle spielen.

In jüngster Zeit sind noch zahlreiche weitere heterogenetische Antigene bei ganz unterschiedlichen Tierarten und Mikroben entdeckt worden, so daß neuartige Gruppenbeziehungen zwischen den verschiedensten Mikro- und Makroorganismen aufzustellen sind, deren Bedeutung für die serologische Diagnostik sowie für die Deutung allgemein biologischer Phänomene zur Zeit noch gar nicht abzuschätzen ist.

Die verschiedenen Brucellatypen können auf Grund der Antigenanalyse nach ihrem verschiedenen quantitativen Gehalt an A- und M-Antigen (ein besonderes Suis-Antigen besteht offenbar nicht) strukturell dargestellt werden laut folgendem Schema (Abb. 11).

Es ist an dieser Stelle nicht möglich, näher auf die Technik der Gewinnung der verschiedenen Brucella-Antigene einzugehen. Prinzipiell sind folgende Gruppen von Antigenen zu unterscheiden und je nach Zweck anzuwenden:

1. Lebende vollvirulente oder abgeschwächte Brucellakulturen als streng typenspezifische oder typengemischte Antigene.

---

[1] Prof. H. GRAF, Direktor des Vet.-pharmak. Institutes in Zürich, hält die Möglichkeit der Bildung von uterusmotorischen Substanzen im Stoffwechsel der Brucellen (hysterotropes „Brucella-Abort-Toxin?") als Ursache des seuchenhaften Verwerfens der BANG-infizierten Rinderbestände für nicht ausgeschlossen. Entsprechende Untersuchungen am Rinderutcrus mit verschiedenen Brucella-Antigenaufarbeitungen sind vorgesehen.

2. Durch physikalische oder chemische Einwirkung abgetötete Vollantigene der einzelnen Brucellatypen oder ihrer Mischung in Form von Kulturaufschwemmungen wie Abortin, Melitinin sowie Brucellin.

3. Chemisch durch verschiedene Extraktions- und Trennungsverfahren gewonnene Zubereitungen der Brucella-Antigene aus Kulturfiltraten als Vollextrakt, als Glyko-Lipoid-Polypeptidkomplex (Endotoxin), als Nucleoproteinfraktion (analog dem gereinigten Protein aus Tuberkulin nach der Methode von F. B. SEIBERT) und als Polysaccharidfraktion mit Haptencharakter (R. C. HUSTON, I. F. HUDDLESON und A. D. HERSHEY, MOSIMANN).

Diese „Rein-Antigene" liegen teilweise als wägbare, amorphe Trockensubstanzen vor [1].

Die mit chemischen Methoden gewonnenen Antigene wurden untersucht und verglichen: chemisch (Mikroanalyse, Chromatographie, Reaktionen auf Kohlenhydrate, Lipoide, Fette, Wachse, sowie Eiweiß und Aminosäuren), toxikologisch an Mäusen, außerdem immunbiologisch auf Antigen-Antikörperreaktionen mit Immunseren (Kaninchen) in Form von Antibrucella, Anti-Vollextrakt, Anti-Nucleoprotein, Anti-Glykolipoid und Anti-Polysaccharid bei Verwendung der Agglutination, Präcipitation, Komplementfixation und Cutanreaktion.

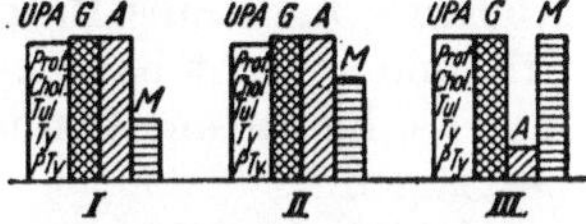

Abb. 11. Schematische Darstellung von Brucella abortus (I), Brucella suis (II), Brucella Melitensis (III) auf Grund ihrer Antigenstruktur. *G* Gruppenantigen, *A* und *M* Typenantigen. *UPA* unspezifische Partialantigene.(Kreuzungsagglutination mit Proteus OX[19], Cholera, Tularense, Typhus, Paratyphus in der Reihenfolge der Stärke der Mitagglutination, s. S. 52 ff.)

Das *Polysaccharidantigen* erwies sich im Tierversuch als praktisch atoxisch, nicht antikörperbildend (Haptencharakter), *jedoch geeignet zur Auslösung allergischer Hautreaktionen*, während die anderen Antigenzubereitungen prinzipiell, wenn auch mit gewissen Unterschieden, wie die natürlichen Brucella-Antigene sich verhielten.

4. *Lyophilisierte Brucella-Antigene:* Ein Brucellenkonzentrat von bestimmter Keimzahl wird scharf zentrifugiert. Das Zentrifugat in Kaninchenserum (frei von spezifischen Antikörpern) gelöst und lyophilisiert: rapides Einfrieren und rasches Trocknen im Vakuum (10^{-3} mm Hg) in weniger als 1 Std, danach Zuschmelzen der Ampulle. Das Lyophilisat befindet sich in der Ampulle als feines, weißes, leicht zerbröckelndes Häutchen und wird bei Gebrauch mit physiologischer NaCl-Lösung aufgelöst.

Die *Agglutinabilität* von frischen Brucellenkonzentraten und lyophilisierten Brucellen ist gleich gut. Vorteile der Lyophilisation: das Brucellenantigen kann bei 37⁰ C 1 Jahr und länger ohne Schaden aufbewahrt werden, bleibt im Wasserbad auf 50⁰ C erhitzt bis 30 Tage agglutinabel, dagegen im kochenden Wasser nur 10 min.

Sicherlich dürfte die allgemeine Verwendung von lyophilisierten Brucella-Antigenen ein begrüßenswerter Schritt zur Standardisierung der Agglutinationstechnik sein (HAUDUROY und TANNER, s. auch S. 51).

C. Differenzierung der Brucellen mit serologischen Methoden. Baktericidie von Serum. Normale Menschen- und Kaninchenseren zeigen gegenüber Abortus Bang- und Melitensisbakterien *bactericide Wirkung* (P. HOFMANN und E. BARTSCH, NINNI, WEIGMANN, GRUMBACH).

---

[1] Für den Mantoux verwenden die Angloamerikaner heute bereits in großem Umfange ein PPD (purified protein derivate) genanntes Tuberkulin zur Vermeidung unspezifischer Reaktionen. Sehr weit sind in allerjüngster Zeit die Forschungen über die Chemie des Tuberkelbacillus vorwärtsgetrieben worden. Das Antigen ist ein Lipo-Polysaccharid, die Aufklärung seiner Konstitutionsformel weitgehend, die Synthese teilweise bereits gelungen (ANDERSON in USA, LEDERER in Frankreich [Institut de Biologie Physico-Chemique, Paris], Vortrag vor der Chemischen Gesellschaft in Zürich am 22. Nov. 1950).

Methode. Unverdünntes und verdünntes Serum (1:5 und 1:10) wurde mit einer bekannten Menge von Br. bovina et caprina versetzt, dann die geimpften Röhrchen bei 37° im Wasserbad aufbewahrt. Nach bestimmten Zeiten wurde eine Probe mittels Platinöse entnommen und durch Ausstreichen auf Glycerinagarplatten der Keimgehalt bestimmt. Kontrolle wurde in der gleichen Versuchsanordnung mit physiologischer Kochsalzlösung angestellt.

An Stelle der Normalseren wurden auch Bang- und Melitensis-*Immunseren* von Kaninchen verwendet. Die Immunseren zeigten wohl eine etwas höhere bactericide Wirkung, doch war diese gegenüber der homologen Bakterienart nicht größer als gegenüber der heterologen. Die Autoren kommen deshalb zu dem Schluß, daß mit den Bactericidieversuchen durch Normal- und Immunseren die Brucellen weder zu identifizieren noch zu differenzieren sind.

Agglutination. Durch Verwendung streng typenspezifischer Immunseren (Immunisieren von Kaninchen mit lebenden oder abgetöteten caprinen, bovinen und porcinen S-Formen von Brucellen sowie mit verschiedenen Stämmen von Menschen und Tieren) wollen Evans, Wilson, Miles und andere Autoren mit Hilfe der Agglutination eine Trennung von Melitensis-Brucellen einerseits sowie Abortus- und Suis-Brucellen andererseits, wie sogar verschiedener pathogener Stämme erreicht haben. Nachprüfungen von Kristensen, Weigmann, Zeller u. a. (s. Klimmer) können die Ergebnisse nicht mit beweisender Eindeutigkeit bestätigen.

Agglutininabsättigung nach Castellani. Absorption der Agglutinine der Immunsera durch entsprechende Brucellentypen sollen die Differenzierung von 2 Typen, der Br. Melitensis einerseits, abortus und suis andererseits, sicher zulassen (Evans u. a.). Auch diese Differenzierungsmethode wird als ungenügend abgelehnt (Zeller, Weigmann), doch scheint bei subtiler Technik diese Methode nicht ganz aussichtslos zu sein, falls man von der Differenzierung der Stämme absieht. Wir erinnern an die Antigenformel, die die nahe Verwandtschaft der bovinen und porcinen Typen zeigt in guter Übereinstimmung mit der Agglutininabsättigung.

Sonstige Agglutinationsmethoden zur Typisierung der Brucellen. Thermoagglutination (Burnet 1925). Die auf 100° erhitzten Bang-Stämme sollen mit entsprechenden Immunseren keine, die ebenso behandelten Melitensisstämme so gut wie immer Flockung zeigen. Nachprüfungen von verschiedenen Seiten konnten diese Beobachtungen nicht bestätigen. Die Thermoagglutination soll nach Kristensen nur der Ausdruck des Übergangs der Melitensisbakterien in Paramelitensis sein. Aus den Kulturversuchen wissen wir bereits, daß gerade die Melitensisbrucellen rasch Dissoziationsformen bilden (Huddleson, Scales und Sorenson, de Antoni, Boncinelli, Favilli, Tusena, Frendzel und Skymanousky bei Kristensen).

Thermoresistenz der Agglutinine (Ficai und Alessandrini). Trennung der Bang- und Melitensisbakterien auf Grund der verschiedenen Thermoresistenz ihrer Agglutinine. Melitensisagglutinine sollen bei 65°, Bang-Agglutinine bei 75° in einer halben Stunde zerstört werden. Nachprüfungen durch Favilli, Vidal und Arbella, Simonetti u. a. verliefen negativ.

Säureagglutination (de Kruif). Sowohl Brucella caprina wie bovina besitzen die gleiche optimale Agglutination bei einem p_H von 3,04—3,18. Eine Differenzierung der Typen mittels dieser Methode ist also nicht möglich. Im Gegenteil schließen Ecker und Simon sogar daraus auf die nahe Verwandtschaft der beiden Brucellatypen.

Milchsäureagglutination (Vercellana und Zanzucchi). Die 1%ige Milchsäureagglutination erweist sich bei näherer Nachprüfung nicht zur Trennung der beiden Brucellatypen geeignet.

Salzagglutination. Auch durch Aussalzungsversuche der Immunseren der verschiedenen Brucellatypen konnte eine Differenzierung nicht erreicht werden.

Basische Fuchsinagglutination (Di Aichelburg 1934). Zur Unterscheidung von Antigenvarianten der Brucellen werden die verschiedenen Stämme in eine wäßrige basische Fuchsinlösung (1:2000) gebracht und die Suspension 2 Std auf 37° C gehalten. Alle unstabilen Stämme agglutinieren innerhalb 2 Std, die stabilen dagegen bleiben einheitlich in Suspension.

Ähnlich agglutiniert eine Trypaflavinlösung die Para-(R)-Formen der Brucellen, nicht jedoch die S-Formen (s. S. 50).

Genannte Methoden haben sich zur Erkennung der Antigenvarianten nicht einbürgern können, was wohl gegen ihre Verläßlichkeit sprechen dürfte.

Weitere serologische Methoden zur Differenzierung der Brucellatypen. Vergleichende Versuche mit der *Komplementfixation* (unbefriedigende Resultate nach ZELLER, BIELING u. a.), Versuche der Differenzierung mittels *gekreuzter Immunität*, mit der *Präcipitationsreaktion*, sowie mit der *Cutanreaktion* und schließlich mit der *Phagocytose* verliefen ergebnislos.

Nach B. WISE soll die Opsonocytophagie für die Brucellen streng spezifisch sein, wie genannter Autor bei Vergleich mit Typhus-Proteusbakterien feststellte, ohne daß allerdings eine Differenzierung der Brucellatypen mit der Methode durchgeführt worden wäre. Auch der *Mäuseschutzversuch* nach der PFEIFFERschen Methode erwies sich zur Differenzierung der Brucellatypen als ungeeignet. Weitere Autoren: KLIMMER, HOFMANN und BARTSCH, GRUMBACH (mit weiteren zahlreichen Literaturangaben).

Anaphylaxieversuche nach SCHULTZ-DALE (JADASSOHN, RIEDMÜLLER und SCHAAF). Es handelt sich um die bekannten Anaphylaxieversuche an überlebendem sensibilisiertem Meerschweinchenuterus.

Methode. Meerschweinchen wurden etwa 45 Tage nach der subcutanen Brucella-Antigeninjektion getötet, die Kontrakturen des sensibilisierten Uterushornes in der Anordnung nach MAGNUS kymographiert.

Als Brucella-Antigene kamen besonders präparierte Trockenbrucelline von Abortus- und Melitensisbrucellen zur Anwendung, die von Mensch, Rind und Schwein stammten. Die Herstellung der Trockenantigene erfolgte ähnlich wie diejenige von „Trockentrichophytin" und „Trockentuberkulin" (Methode nach BLOCH, LABOUCHÈRE und SCHAAF). Näheres ist in den Originalarbeiten nachzulesen. Zur Prüfung wurden der Ringerlösung stets 1 cm³ = 25 mg gelöstes Trockenbrucellin zugesetzt. Die Kontraktion des Uterushornes wurde zuerst mit Pituglandol geprüft.

Resultat. Streng spezifische Reaktionen ohne Überkreuzungen zwischen den verwendeten humanen und tierischen (Rind, Schwein) Abortus- und Melitensisbrucellen. Leider fehlen noch Versuche, ob durch Tierpassage der Stämme die Spezifität in dieser Versuchsanordnung erhalten bleibt.

Die Versuchsergebnisse der Autoren unter der Voraussetzung der Herstellung der gleichen Trockenantigene verdienten eine Nachprüfung auf breiterer Basis.

D. Sonstige immunbiologische Reaktionen. Spontanagglutination: KRISTENSEN und HOLM wie auch andere Autoren züchteten Brucellastämme, die spontan agglutinierten. An weiteren Stämmen konnten die Verfasser zeigen, daß durch wochen- bis monatelange Züchtung eine Spontanagglutinabilität zu erreichen war; sie sehen diesen Vorgang als Degenerationserscheinung an bei gleichzeitiger Abnahme der Virulenz der kulturgezüchteten Brucellen. Es ergibt sich daraus, daß für diagnostische Agglutinationen stets frische Stämme zu verwenden sind.

Kreuzungsagglutination. Nach amerikanischen Autoren sollen Immunseren von *Patienten mit Brucellose auch Typhus-, Paratyphus- sowie besonders die Tularensebakterien mitagglutinieren.* Nach KRISTENSEN muß bedacht werden, daß viele der Patienten Typhus und Paratyphus durchmachten, bzw. gegen diese Infektionen immunisiert worden sind. Nach demselben Autor ist die Agglutination auf Brucellose ebenso spezifisch anzusehen wie der Widal bei der Typhus-Paratyphusgruppe.

Vergleichende Untersuchungen von CALDER über Agglutinine gegen Brucella bovina et caprina einerseits und gegen B. tularense und Proteus OX 19 andererseits bei Patienten mit chronischen Brucellosen und gesunden Versuchspersonen ergaben: sehr selten eine Reaktion der Brucellaimmunseren mit dem Tularensebacterium, dagegen häufig Agglutination mit dem Proteusbacterium. Gelegentlich wurde bei Patienten mit Brucellosen Titerwerte von 1:80 und höher gegen

Proteus gefunden, so daß man an eine positive Weil-Felix-Reaktion denken konnte. Der Titer der Proteus-OX-Agglutinine war in etwa 65%, derjenige der Proteus-H-Agglutinine in etwa 30% höher als derjenige der Brucella-Agglutinine. Es besteht offenbar eine starke Antigenverwandtschaft zwischen Brucella und Proteus. In diesem Zusammenhang sei auf die enge Antigengemeinschaft des Proteus mit den Rickettsien verwiesen, die ja die Weil-Felix-Reaktion beim Fleckfieber erlaubt. In praxi dürfte diese Reaktion nicht zu Unklarheiten führen, da bei wiederholten Prüfungen die Proteusagglutination bei der Brucellose keinen Titeranstieg zeigt im Gegensatz zum Fleckfieber, abgesehen davon, daß das klinische Bild uns die notwendige Klarheit schon gibt.

Sehr zu beachten ist die Feststellung von Eisele, McCullough und Beal, *die bei 20 Versuchspersonen mit negativem Agglutinationstest gegen Brucellose nach der Standardimmunisierung gegen Cholera bei allen Individuen einen positiven Brucellenagglutinationstest erhielten*, zum Teil Titer von 1:40, 1:160, 1:320. Interessanterweise war bei denselben Autoren der „Opsonocytophagie-Test" bei 80% der Versuchspersonen ebenfalls positiv, während der Hauttest mit Brucellergin negativ blieb. *Bei den gegen Cholera immunisierten Personen* (z. B. Heeresangehörige) *muß man also bei der Beurteilung der Serumteste zur Erkennung der Brucellose sehr zurückhaltend sein.*

Brucellenallergie. Bei Intracutaninjektionen von Brucellenantigen, sei es in Form von Bakterienaufschwemmungen oder Bakterienextrakten, wurde eine Hauthypersensibilität festgestellt, die nach der Anordnung von Prausnitz und Kuestner passiv auf andere Individuen übertragen werden konnte (Pedro-Pons und Farreras Valenti). Dies würde die Möglichkeit einer Hautsensibilisierung ohne Vorliegen einer Infektionskrankheit bedeuten, was im Hinblick auf den diagnostischen Wert der Hautteste der Brucellosen von großer Bedeutung wäre. Allerdings muß hier beachtet werden, daß mit Rohantigenen bzw. nur zum Teil gereinigten Brucella-Antigenen (Proteinfraktionen) gearbeitet wurde, die durch ihre Verunreinigung möglicherweise sekundär diese Hautallergie bedingten. Diese Frage müßte noch geklärt werden durch Verwendung von hochgereinigten, eventuell nur die Kohlenhydratfraktion enthaltenden Antigenen.

Im Tierversuch (Meerschweinchen) gelang die passive celluläre Übertragung der Bang-Allergie nach der von Landsteiner und Chase (1942) entwickelten Technik [sterile Peritonitiszellen (Erzeugung durch intraperitoneale Injektion von Paraff. liquid.) von banginfizierten Meerschweinchen als Spender werden auf gesunde Versuchstiere der gleichen Art parenteral übertragen, letztere der Intracutanprobe mit Abortusantigen (Nucleoproteinfraktion) unterzogen], wobei eine strenge Spezifität dieser Infektionsallergie bei Verwendung von Tuberkulinantigen festgestellt werden konnte (M. Metaxas-Bühler, 1950).

Reinfektionsversuche. Analog den Versuchen von Koch bei der Tuberkulose wurden Meerschweinchen mit Brucellenaufschwemmungen subcutan inokuliert und nach einigen Wochen an der gleichen Stelle reinokuliert. *Das* Koch-*Phänomen konnte auch mit den Brucellen produziert werden*: regionale Lymphdrüsenaffektion bei der Primoinfektion, Ulceration und Absceß mit Nekrose am Ort der Injektion bei der Reinfektion als Ausdruck der veränderten Reaktionslage (Pedro-Pons und Farreras Valenti).

Schutzwirkung von Brucella-Immunseren. Kolmer und Bondi erzielten in ihren Untersuchungen recht interessante Ergebnisse bei der Verwendung von Immunseren (Antiabortus und -typhus) im Mäuseschutzversuch. Immunseren (Kaninchen) gegen Abortus- und Typhusbakterien wurden Mäusen gleichzeitig mit der minimalen bis $2\frac{1}{2}$fachen Letaldosis von Typhus- bzw. Abortusbakterien intraperitoneal injiziert.

Von den mit Typhus-Immunserum behandelten Mäusen überlebten bei $2^1/_2$fach tödlicher Dosis von Abortusbakterien (etwa 4 Milliarden Keime in 0,5 cm³ Suspension — D. l. m. Maus = etwa 1,6 Milliarden Keime — Konzentration: 8 Milliarden Keime im Kubikzentimeter) nur 2,5%, von den mit Abortus-Immunserum behandelten 20%, von den mit Typhus-Abortus-Antiserum behandelten 13,3% und von den mit Normalseren vorbehandelten Tieren 1,6%. Wesentlich günstiger waren die Erfolge bei Infektion mit Br. Melitensis; in derselben Versuchsanordnung überlebten bei Verwendung einer $2^1/_2$fachen Letaldosis von Melitensisbakterien (etwa 3 Milliarden Keime in 0,5 cm³ Suspension — D. l. m. Maus = etwa 1,2 Milliarden Keime — Konzentration: 6 Milliarden Keime im Kubikzentimeter) 2,4% der mit Normalserum, 0% der mit Typhus-Immunserum, 90,4% der mit Abortus-Immunserum und 77,4% der mit Typhus-Abortus-Immunserum behandelten Tiere. Die hohe Schutzwirkung des Abortus-Immunserum für die Mäuse gegen $2^1/_2$fach tödliche Dosis von Br. Melitensis im Gegensatz zu den Br. abortus ist äußerst bemerkenswert. Eine Erklärung für diese gekreuzte Schutzwirkung wird nicht gegeben.

Hämoklasie wurde von WIDAL als Leberprobe eingeführt und besteht darin, daß nach Aufnahme von 200 g Milch bei Leberschädigung durch Übertreten unvollständig abgebauter Eiweißkörper in die Blutbahn eine hämoklasische Krise entsteht, nämlich: Leukopenie, Lymphocytose, Blutdrucksenkung und erhöhte Blutgerinnungsfähigkeit.

D'AMATO konnte 1928 nachweisen, daß bei Patienten mit F. u. Bruce die Injektion homologer Vaccine in Mengen, die noch nicht Fieber erzeugen, eine hämoklasische Krise (Verminderung der Leukocyten bis zu 3000 $^1/_2$ Std nach der Injektion) hervorruft, ähnlich wie dies bei Typhus nach Injektion von Typhusvaccinen gefunden wird. Dasselbe Phänomen zeigte sich bei F. u. Bang nach Injektion von Abortusvaccine (BOSSA).

Daß es sich hier um eine spezifische Reaktion auf Brucellen handelt, scheint uns unwahrscheinlich, vielmehr dürfte dies auf die allgemeine Wirkung von Bakterieneiweißkörpern zurückzuführen sein. Es wäre interessant, durch Versuche abzuklären, ob auch nach Injektion von eiweißfreien Brucellenantigenen — wir denken hier an die Kohlenhydratfraktion — dieses Hämoklasiephänomen beobachtet wird.

IV. Laboratoriumsdiagnostik.

1. Wichtige serologische Methoden. *Brucella-Agglutination* (WRIGHT-SMITH-Reaktion[1] im Jahre 1897).

Von näheren Angaben über Unterschiede in der Ausführung der Technik der GRUBER-WIDAL-Reaktion als Langsam-Agglutinationsmethode sei hier abgesehen. Es sei nur bemerkt, daß die Verschiedenheit der Technik der einzelnen Laboratorien hinsichtlich der Herstellung der Antigene (Formalin-, Hitzeabtötung usw.), Einstellung der Dichtigkeit der Bakteriensuspension (Leseprobe, Photoreflektometer), Ablesung usw. zu sehr unterschiedlichen Ergebnissen führen in Bezug auf die Höhe des pathognomonischen Titers.

Methode am Hygiene-Institut Zürich (GRUMBACH und GRILICHESS).

10 gut agglutinable, an aerobes Wachstum angepaßte, von Menschen gezüchtete Brucellenstämme (bei unserem Material praktisch immer Typus bovinus) werden einzeln auf Schrägagar überimpft. Die 24stündigen Kulturen werden mit physiologischer Kochsalzlösung abgeschwemmt, vermischt und auf 4 Roux-Schalen verteilt, nochmals 48 Std auf Glycerinagar bebrütet, mit 1000 cm³ physiologischer Kochsalzlösung abgeschwemmt, mit 0,5% Phenol versetzt, bei Zimmertemperatur bis zur Sterilität (10—14 Tage) aufbewahrt, sodann die Aufschwemmung austitriert. Die Suspensionen werden mit dem Nephelometer nach GATES auf einen Keimgehalt von 30 Milliarden je Kubikzentimeter standardisiert.

Die Verdünnung des Patientenserums zur Agglutination erfolgt nach dem Schema: 0,5 cm³ Serumverdünnung von 1:10 + 0,5 cm³ Antigen bis zum Titer von 2560.

Bei der in Zürich verwendeten Methode ist eine Agglutination von 1:80 als sicher beweisend für das Bestehen einer Brucellose anzusehen, während z. B. KRISTENSEN bei seiner Technik einen Titer von 1:200 fordert. VELLISTO glaubt

---

[1] WRIGHT-Reaktion häufige Bezeichnung in USA.-Literatur.

die zur Zeit geltenden pathognomonischen Grenzwerte der Agglutinationsreaktion weiter herabsetzen zu können, indem er auch die Titerwerte unter 1:80 als beweisend für eine Brucellose ansieht. Auf Grund umfangreicher Versuche kommt der Autor zu folgenden Agglutinationswerten von Normalserum gegen BANG-Antigen: Rind 1:20, Pferd 1:20, Schwein 1:20, Schaf 1:10, Mensch 1:10.

Zur Klärung der Frage, *wo* die Immunkörper entstehen, wurde von RASTELLI die Agglutination gleichzeitig im Venen- und im Markblut durchgeführt, doch ergaben sich bei den untersuchten Fällen weder Unterschiede im zeitlichen Auftreten noch in den Titerwerten der Agglutination.

Schnell-Agglutinationstest (HUDDLESON und CARLSON, 1926). Die Verfasser verwenden eine in 5 Felder abgeteilte Glasplatte, die bei Dunkelfeldbeleuchtung betrachtet werden kann. In jedes der 5 Felder wird folgende Menge des zu untersuchenden Patientenserums gebracht: 0,08 cm³; 0,04 cm³; 0,02 cm³; 0,01 cm³; 0,004 cm³. Mit Hilfe eines standardisierten Tropfers wird 1 Tropfen eines Rapidantigens dem Serum beigefügt, darauf die Mischung mit einem sterilen Instrument (z. B. ausgezogener Glasfaden) gründlich gerührt. Nach 2 min wird über Dunkelfeldeinrichtung das Resultat abgelesen. Man kann derart Titerwerte von 1:25, 1:50, 1:100, 1:200 und 1:500 feststellen.

Von G. SCHMID (1933) wurde diese Methode auch zur Untersuchung der Milchseren auf Brucella-Agglutinine mit Erfolg verwendet, nachdem sie von TORREY (1929) sowie NORTON und PLESS (1931) in USA. bereits in größerem Ausmaße zur Milchuntersuchung herangezogen worden war.

Sensibilisierter Schnelltest. Verdünnung des zu untersuchenden Patientenserums mit menschlichem AB-Plasma und Zuführung einer dichten Aufschwemmung von hämatoxylingefärbten Brucellen zur Prüfung auf Agglutination.

Hämo-Schnelldiagnostik (L. C. BRUMPT, 1940). Unter Verzicht auf die Titerbestimmung läßt sich im Blutstropfen auf Objektträger oder Papierstreifen, analog der Blutgruppenbestimmung, eine Brucellose durch Agglutination nachweisen.

Methode. 72 Std alte Brucellakulturen werden mit 10%iger Natriumnitritlösung emulgiert und mit 0,2% Formalin sowie einer 1⁰/₀₀igen Methylenblaulösung (1 Tropfen je Kubikzentimeter Aufschwemmung) versetzt. Diese Aufschwemmung wird mit einem kleinen Blutstropfen, analog der Blutgruppenbestimmung, auf einem Objektträger verrührt. Eine randbeständige Agglutination, spätestens nach 4 min, mit einem blauen Randsaum gilt als positiv. Agglutinationen, die später als 4 min auftreten, sind nicht verwertbar.

Kritik. Bei niedrigem Serumtiter bleibt diese Methode hinter der üblichen Seroagglutination zurück.

Blockierende bzw. inkomplette Antikörper. Die Rhesusforschung hat uns mit diesen Fragen bekanntlich besonders vertraut gemacht. Neben den spezifischen, bivalenten, die Rh⁺-Erythrocyten zur sofortigen Agglutination bringenden Antikörpern existieren noch die blockierenden Antikörper, d. h. univalente Glutinine (Konglutinine, Partialagglutinine, inkomplette Agglutinine), die zur „Konglutination" ein X-Protein (hochmolekularer Eiweißkörper) als Zwischenbindeglied benötigen. Mittels des nichts über die Spezifität der univalenten Antikörper aussagenden Blocking-Testes und des COOMBS-Testes (Aufschwemmung der blockierten Erythrocyten in ein gegen menschliches Globulin immunisiertes Kaninchenserum) können die sensibilisierten Erythrocyten zur Konglutination gebracht werden (COOMBS und Mitarbeiter, RACE, WIENER).

Auch bei den erworbenen hämolytischen Anämien konnten derartige blockierende Antikörper als Zeichen einer Sensibilisierung der Erythrocyten mit nachfolgender Antigen-Antikörperreaktion durch den analogen COOMBS-LOUTIT-Test nachgewiesen werden.

R. Spencer (im Literatur-Nachtrag) beobachtete bereits 1930 bei einem Bang-Menschenserum die Bildung einer Zone im niedrigen Verdünnungsbereich, d. h. eine negative Agglutination bei einer Verdünnung 1:5 bis 1:320 und höher, eine positive bei einer höheren bis 1:2560 und höher unter Verwendung der Langsamagglutination. Offenbar waren die Brucellenantigene in den niedrigen Verdünnungen durch blockierende Antikörper (univalente Agglutinoide) besetzt worden, wodurch die Vollagglutination verhindert wurde. In den hohen Verdünnungen dagegen kann bei Vorhandensein einer genügenden Menge von nicht blockierten Brucellen die Vollagglutination eintreten. Die Tatsache, daß Sera mit Agglutinoidzonen bei der Schnellagglutination gewöhnlich keine Zonen zeigen (C. R. Donham und E. P. Fitch), ist unseres Erachtens mit der größeren Dichtigkeit des verwendeten Brucellen-Antigens zu erklären, weil nach Blockierung der Testbrucellen durch die inkompletten Antikörper immer noch genügende agglutinable Bakterien zur Agglutination vorhanden sind. J. J. Griffits (1947) konnte dann den Beweis von blockierenden Antikörpern im Bang-Serum von Menschen erbringen durch Anwendung des spezifischen Blocking-Testes (Zusatz von spezifischem Immunserum) und des spezifischen Viscose-Testes, indem das Antigen in einem kolloidalen Medium (Kaninchenserum, Rinderserum, Gelatine, Acacia) konglutinierte. Bei einer größeren Anzahl von Patienten mit positiver Bang-Anamnese und negativer Agglutination oder Bildung einer Zone konnte genannter Autor durch Aufschwemmen der Testbrucellen in Kaninchenserum statt in Carbol-NaCl-Lösung bereits in den niedrigen Serumverdünnungen eine positive Reaktion erzielen.

In sehr schöner Weise konnte G. Renoux (1950) *blockierende Antikörper* im Serum von brucellainfizierten Patienten durch den Blocking-Test nachweisen, deren Seren bei der Langsamagglutination *nicht* agglutinierten oder das Phänomen der Zonen zeigten.

Versuche. Insgesamt 85 Seren von sicher nicht an einer Brucellose leidenden Personen (Patienten mit Tuberkulose, Typhus, Hodgkin, Rheumatismus) wurden mit einem hoch agglutinierenden Brucella-Immunserum versetzt, worauf die Agglutination mit einem Brucella abortus-Antigen angestellt wurde. Bei all diesen zur Kontrolle dienenden Seren fiel die Wright-*Reaktion* in der Verdünnung von 1:10 bis 1:10240 stark positiv aus. Daraufhin wurden 43 Seren von Patienten mit sicherer Brucellose (Kultur und andere Teste), jedoch *negativer Langsamagglutination* der gleichen, oben erwähnten Prozedur unterworfen. Resultat: bis zu einer Verdünnung von 1:640 kam es nicht zur Agglutination in diesen „negativen" Seren als Ausdruck der Anwesenheit von blockierenden Antikörpern. Bei Suspension der Testbrucellen in menschlichem AB-Plasma an Stelle von physiologischer NaCl-Lösung (Objektträger) agglutinierten die blockierenden Brucella-Immunseren deutlich. Außerdem konnte gezeigt werden, daß durch Suspension der Testbrucellen in 5%iger NaCl-Lösung an Stelle der gebräuchlichen 0,85%igen die Wirkung der blockierenden Antikörper der Brucellose ausgeschaltet wird.

Beim Studium des Zonenphänomens (paradoxe Agglutination) der Wright-Reaktion waren mit derselben Versuchsanordnung blockierende Antikörper in den Inhibitionszonen nachzuweisen, die durch 5%ige NaCl-Suspensionslösung ebenfalls eliminiert werden konnten. Durch Mischung von sicher agglutinierenden Anti-Brucellaseren mit blockierenden Brucellaseren konnte das Zonenphänomen künstlich erzeugt werden.

Bekanntlich sind die Versager der Widal-Wright-Reaktion und auch der anderen hier beschriebenen Labormethoden bei klinisch sicher bestehender Brucellose nicht selten (Brucellosis latens der Kliniker), weshalb wir uns die Aufgabe stellten, die wichtige Frage der blockierenden Antikörper einmal abzuklären[1]. In der Zwischenzeit hatten bereits Cox und Kutner (1950) in einer Herde von 52 Rindern mittels des Blocking-Testes blockierende Antikörper bei

---

[1] In Zusammenarbeit mit den Herren Dr. Hässig, Blutspender-Zentrale des Schweiz. Roten Kreuzes in Bern und Drs. H. Fey und F. Bürki vom Vet.-bakt. Univ. Institut in Zürich. Diese Untersuchungen wurden anfangs 1950 begonnen.

33 Tieren (63,5%) feststellen können, wobei 9 Tiere (17,3%) eine völlig negative Langsam-Agglutination auf Morbus Bang zeigten.

Neben dem Blocking-Test (Zusatz von hochaktiven Immunseren) wurde noch der von uns entwickelte Brucella-Coombs-Test (Brucella-Antiglobulin-Test) zur Erkennung der blockierenden Antikörper herangezogen, der allerdings auch von WILSON und MERRIFIELD (1951) sowie von FERRIS und Mitarb. (1953) verwendet worden ist. Nach folgendem Schema werden alle Fälle von Brucellose seit 1950 in der Medizinischen Universitätsklinik Zürich bakteriologisch-serologisch untersucht [1].

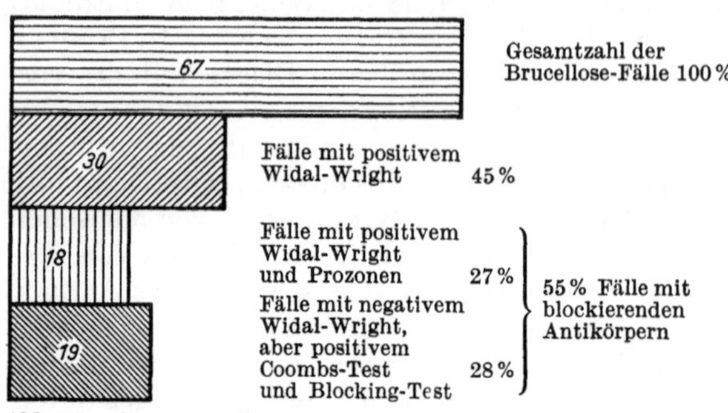

A. Bakteriologisch (Kultur- und Tierversuch):

1. Blut; 2. Duodenalsaft.

B. Serologisch:

3. Schnell-Agglutination;

4. Langsam - Agglutination (WIDAL-WRIGHT);

5. Blocking-Test;

6. Brucella-Coombs-Test.

Die unter 5 und 6 genannten Teste werden selbstverständlich nur bei negativem Widal-Wright oder solchen mit Prozonen durchgeführt.

Durch Anwendung des Blocking-Testes und des

Abb. 12. Seren von Patienten mit Febris undulans Bang aus den Züricher Kliniken 1950—1953. Durch Blocking-Test und Brucella-Coombs-Test konnten die blockierenden Antikörper nachgewiesen werden. Insgesamt wurden 219 Seren auf blockierende Antikörper untersucht. Zum Teil waren es Fälle mit klinischem Verdacht auf Brucellose.

Brucella-Coombs-Testes konnten bei 37 (55%) von insgesamt 67 Patienten mit Febris undulans Bang blockierende Antikörper nachgewiesen und damit eine sichere positive Serodiagnose der Brucellose ermöglicht werden, während die restlichen 30 Fälle (45%) einen normalen positiven Widal-Wright zeigten. Dabei ist noch zu beachten, daß bei den 37 Fällen 19 Fälle (28%) eine völlig negative WIDAL-WRIGHT-Reaktion hatten, also mit der Agglutination allein überhaupt nicht erfaßt worden wären (s. Abb. 12) (MORONI, LÖFFLER und MORONI).

Nicht nur bei den Brucellosen spielen diese inkompletten Antikörper eine beachtliche Rolle, sondern auch bei den Infektionen mit Salmonellen, wie nachstehend kurz mitgeteilter Fall anschaulich zeigt:

Eine 50jährige Frau wird unter dem klinischen Bild eines Typhus abdominalis in die Med. Univ.-Klinik Zürich eingeliefert. Im Stuhl massenhaft Salmonellae typhi, ebenso in der später herausgenommenen Gallenblase, dagegen im Blut und Urin Kultur stets negativ. Die über Monate in regelmäßigen Wochenabständen durchgeführte Widal-Agglutination blieb stets negativ in einer Verdünnung von 1:5 bis 1:1280.

Mittels des Blocking-Testes und des Salmonella-Coombs(-Antiglobulin)-Testes konnten neuerdings bei der Patientin inkomplette Antikörper bei gleichzeitiger Züchtung von Salm. typhi aus dem Duodenalsaft trotz Cholecystektomie (s. auch den Fall von brucellärer Cholangie als Analogon auf S. 138) nachgewiesen werden, womit dieser Typhusfall auch serologisch diagnostiziert wurde.

Wie bei den Brucellosen ist bei den Salmonellosen eine negative Widal-Reaktion durch den Blocking-Test bzw. den Coombs(Antiglobulin)-Test zur Erkennung der die Agglutination störenden inkompletten Antikörper zu ergänzen, da hierdurch die Zahl der serologischen Fehldiagnosen erheblich zu vermindern ist.

---

[1] Im Hyg.-bakt. Institut — Zürich (Direktor: Prof. H. MOOSER) auf Agglutination und Komplementfixation; im vet.-bakt. Institut — Zürich (Direktor: Prof. E. HESS) auf Agglutination, Blocking-Test, Coombs-Test, außerdem kulturell und im Tierversuch auf Brucellen in Blut und Duodenalsaft.

Man kann sich vorstellen, daß diese blockierenden Antikörper (inkomplette Antikörper, univalente Agglutinine, Konglutinine usw.) zwar eine spezifische Bindung mit dem Brucella-Antigen durch Besetzung seiner Oberfläche eingehen, ohne jedoch eine sichtbare Agglutination auszulösen, da diese Konglutinine noch ein X-Protein als Bindeglied benötigen. Sind dagegen im Immunserum nebeneinander univalente Konglutinine und bivalente Agglutinine vorhanden, so beobachtet man das Zonen- oder Prozonen-Phänomen, d. h. keine Agglutination

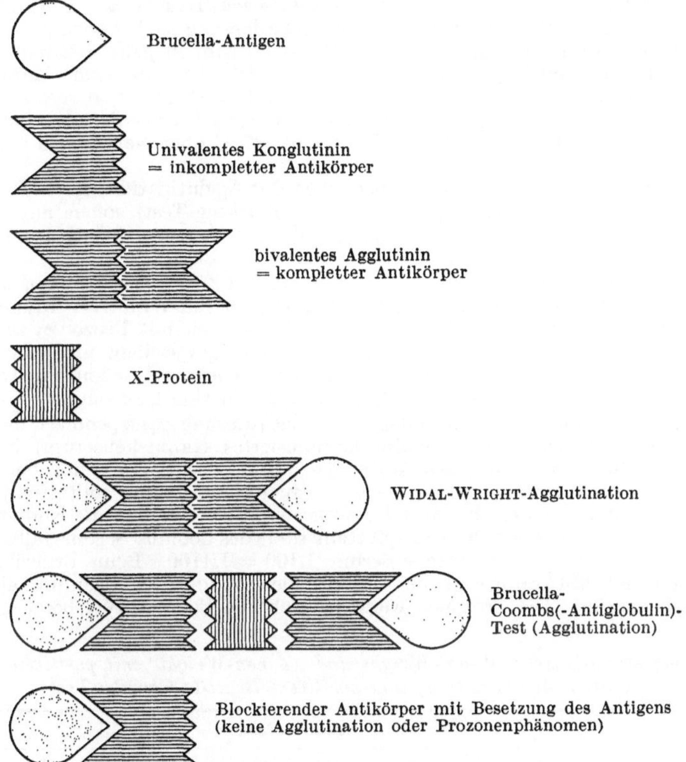

Abb. 13. Schema der Brucella-Antigen-Antikörper-Reaktion unter Berücksichtigung der inkompletten Antikörper und des Brucella-Coombs-Testes.

in den niedrigen, deutliche Agglutination in den hohen Verdünnungen des Immunserums. Erklärung für die Prozone: Die Konglutinine haben die agglutinablen Brucella-Antigene blockiert (deshalb keine Agglutination in den niedrigen Verdünnungen), während die Agglutinine in den hohen Verdünnungen die restlichen nicht-blockierten Brucella-Antigene agglutinieren können. Wichtig ist es noch, die WIDAL-WRIGHT-Reaktion mit sehr niedrigen Serumverdünnungen (1/5) zu beginnen, da das Prozonenphänomen meistens sehr rasch in den höheren Verdünnungen verschwindet.

Über den Zeitpunkt des Auftretens dieser blockierenden Antikörper im Blut vom Patienten mit Brucellose kann nichts Bestimmtes ausgesagt werden. L. CARRÈRE und G. RENOUX beobachteten 1951 bei mit Melitin immunisierten Kaninchen und Schafen, daß bereits einige Stunden nach der letzten Injektion blockierende Antikörper nachzuweisen waren, bevor Agglutinine auftraten.

Bei unseren klinischen Fällen hatten wir den Eindruck, daß in erster Linie bei den chronischen Brucellosen (es waren besonders Tierärzte) die inkompletten

Antikörper nachzuweisen waren. *Doch kann man unseres Erachtens das Vorhandensein dieser Konglutinine nicht benützen, um die akuten von den chronischen Brucellosen zu trennen.*

Es kann auch nichts darüber ausgesagt werden, ob es sich bei den bivalenten Agglutininen und bei den univalenten Konglutininen um qualitativ differente Körper handelt. Möglicherweise entstehen diese inkompletten Antikörper einfach durch Auseinanderbrechen des Agglutinin-Eiweißmoleküls.

Methode des Blocking-Testes am Vet.-bakt. Institut Zürich (H. FEY *und* F. BÜRKI).
Ausführung der WIDAL-WRIGHT-Agglutination und Ablesung nach Bebrütung. Bei negativer WRIGHT-Reaktion oder Agglutination mit Prozonen wird in jedes Röhrchen mit dem Serum-Antigengemisch (1 cm^3) ein stark positives Brucella-Immunserum (Kaninchen) in der Menge von 0,1 cm^3 gegeben. Dieses Immunserum wird für den Test so verdünnt, daß die Kontrolle (physiologisches NaCl-Antigengemisch + 0,1 cm^3 positives Serum) eine + + - bis + + + -Reaktion ergibt. Nach Bebrütung (zweite) bei 37° C über Nacht wird am anderen Morgen abgelesen.

Röhrchen mit *negativer* Reaktion (d. h. Ausbleiben der Agglutination) nach Zusetzen des Immunserums bedeuten *völliges Blocking* (also *positiver* Blocking-Test), solche mit *schwächerer* Agglutination (± bis +) als die Kontrolle *partielles Blocking*, dagegen Röhrchen mit *2—3fach positiver* (+ + bis + + +) *Agglutination* besagen *negativer Blocking-Test.*

Methode des Brucella-Coombs-Testes am Vet.-bakt. Institut Zürich (H. FEY *und* F. BÜRKI).
Bei einer zweiten gleichzeitig im Kahn-Röhrchen angesetzten WRIGHT-Verdünnungsreihe werden alle Röhrchen mit fehlender Agglutination oder solchen mit Prozonen zentrifugiert und das Sediment 3mal bei 2000—3000 Touren je 20 min gewaschen, *um jeden Rest von freiem Menschenserum aus der Flüssigkeit zu entfernen.* Hier wird schon nach der ersten Waschung bei den positiven Seren eine grobkörnige Agglutination beobachtet.

Das Sediment wird mit 1 cm^3 physiologischer NaCl-Lösung resuspendiert und 0,1 cm^3 Coombs-Serum (gegen menschliches Globulin immunisiertes Kaninchenserum) in der Verdünnung von etwa 1/100 zugegeben. Nach Aufschütteln und Bebrütung (zweite) bei 37° C über Nacht wird am anderen Morgen abgelesen. Die geeignete Verdünnung sollte für jedes neue Coombs-Serum festgestellt werden. Es muß darauf geachtet werden, daß die Endverdünnung im Kahn-Röhrchen noch innerhalb des Präcipitationstiters des Coombs-Serums fällt. Die Endverdünnung bei Verwendung von Coombs-Serum 1/100 = 1/1100. Beim Brucella-Coombs-Test ist das Agglutinat grobkörniger als bei der normalen WRIGHT-Reaktion und ähnelt eher einer Hämo-Agglutination. Die Prozonen werden durch den Coombs-Test beseitigt.

Tabelle 3. *Schema von negativem Widal-Wright und „Zonen-Wright" mit positivem Blocking-Test (negative Agglutination) und positivem Brucella-Coombs-Test.*

Schema	Serumverdünnung									
	$^1/_5$	$^1/_{10}$	$^1/_{20}$	$^1/_{40}$	$^1/_{80}$	$^1/_{160}$	$^1/_{320}$	$^1/_{640}$	$^1/_{1280}$	
WRIGHT (negativ) . .	—	—	—	—	—	—	—	—	—	
WRIGHT (mit Zone) .	—	—	—	—	+ +	+ + +	+ + +	+ +	+	Kontr.
Blocking-Test .	—	—	—	—	+	+ +	+ +	+ +	+ +	+ +
Coombs-Test .	+ + +	+ + +	+ + +	+ +	+ +	+ +	+ +	+ +	+	

Komplementfixation. Präzisierte Angaben über die verschiedenen Ausführungen dieser Reaktion erübrigen sich an dieser Stelle.

Nach KRISTENSEN bewährt sich eine Untersuchung der positiv reagierenden Sera in einem Totalvolumen von 0,4 cm^3 und in Dosen von 1/50, 1/100, 1/200 usw. bis 1/1600 cm^3 unter Verwendung von $1^1/_3$ Komplementeinheit und 2stündiger Bindung bei Zimmertemperatur.

Auf Grund vergleichender Untersuchungen der Agglutination und Komplementfixation betrachten K. SÜPFLE und P. HOFFMANN eine vollständige Hemmung der Hämolyse mit 0,02 cm^3 Patientenserum ($^1/_2$ Std bei 56° C inaktiviert) — soll ungefähr einer Agglutination von 1:100 entsprechen — als pathognomonisch für eine Brucellose, während andere Autoren (quantitative Unterschiede hinsichtlich Antigene, Komplement usw.) als Minima 0,2 cm³ Patientenserum fordern.

Methode im Hygiene-Institut Zürich (GRUMBACH und GRILICHESS). In Abweichung der oben angegebenen Methode von KRISTENSEN wird folgendermaßen vorgegangen: bei gleichbleibender Serummenge von 0,1 cm³ werden abgestufte Antigenmengen (Zubereitung und Standardisierung s. unter Agglutination) von 1,0—0,5—0,25 cm³ verwendet. Hämolytisches System und Vorgehen wie bei der Wa.R.

Kritik. Nach einigen Autoren sollen die Agglutination und Komplementreaktion zeitlich parallel verlaufen, nach KRISTENSEN u. a. sollen sie derart verschoben sein, daß der Agglutinationstiter bereits nach 10 Tagen sein Maximum erreicht, um dann in den nächsten 20—30 Tagen abzufallen, während die Komplementreaktion am 30. Tag Maximalwerte aufweist, um im Laufe von Monaten langsam zu sinken. Gewisse Autoren glauben deshalb, daß man mittels der Agglutination und Komplementfixation akute Fälle von Brucellosen von chronischen trennen kann. Wir stehen auf dem Standpunkt, daß dies nicht möglich ist.

Die Tabelle 4 zeigt einerseits, daß die höheren Titer sowohl bei der Agglutination wie auch bei der Komplementreaktion die häufigeren sind, andererseits, daß die Fähigkeit der Bildung von agglutinierenden und komplementbildenden Antikörpern keineswegs vom Alter der Patienten abhängt.

Tabelle 4. *Verteilung der Agglutination und Komplementfixation nach Stärke und Alter der Patienten.* (Aus KRISTENSEN und HOLM.)

Alter	Agglutination					Komplementbindung									
	100	200	400	800	1600[1]	>20	20	40	80	160	320	640	>= 640	1280	2560
0—9			1	2	2						2				1
10—14		3	7	5	11			1	3	4	5	5	5	1	
15—19	3	7	17	17	23	2	1	2	4	14	16	8	6	7	1
20—29	7	21	38	37	44	9	6	8	13	20	42	19	8	9	1
30—39	3	19	27	32	28	21	7	8	18	21	18		9	1	1
40—49	3	19	21	10	15	1	2	7	10	18	16	3	5	2	
50—59	2	6	9	11	7	2		4	11	7	4		3		
60—69		5	3	2	2	2			3	2	1		1	1	
über 70			1	1						2					
Summe	18	80	124	117	132	37	16	30	62	88	104	35	37	21	4

Flockungsreaktion nach MEINICKE. Von der technischen Ausführung dieser bekannten Reaktion kann hier abgesehen werden.

Kritik. Diese Reaktion wird in der Tierheilkunde in bedeutend größerem Umfang angewendet als in der Menschenheilkunde. Zur Beurteilung der serologischen Untersuchungsergebnisse auf Brucellose (bei uns praktisch auf Bang) in der Tierheilkunde wird vorgeschrieben (DAHMEN):

1. positives Ergebnis auf Brucellose, wenn Flockungsreaktion positiv ausfällt und das Blutserum in einer Verdünnung von 1:25 agglutiniert;

2. zweifelhaftes Ergebnis bei positiver Flockungsreaktion und unvollkommener Agglutination;

3. negatives Ergebnis, wenn die Flockungsreaktion einwandfrei negativ ausfällt und das Serum in der Verdünnung von 1:25 keine Agglutination zeigt.

JULLIEN und LAURENT berichten über gute diagnostische Ergebnisse (Mensch) mit der Serumausflockung beim Febris undulans Melitensis.

---

[1] Höhere Titer wurden nicht mehr bestimmt.

Opsonocytophagietest (HUDDLESON, 1934). Das *Prinzip* besteht darin, daß man Patientencitratblut mit einer frischen Brucellakultur versieht, diese Mischung dann 30 min in einem Wasserbad von 37° aufeinander einwirken läßt. Anschließend wird aus einem Tropfen der Suspension auf einen Objektträger ein Ausstrich gemacht und gefärbt wie ein gewöhnlicher Blutausstrich. Es werden mit der Ölimmersion 25 oder auch 50 segmentierte neutrophile Blutkörperchen untersucht auf ihre opsonische Kraft nach folgenden Gesichtspunkten: negativ = keine, leicht positiv = 1—20, mäßig positiv = 21—40, stark positiv = über 40 Brucellen im Leukocytenleib. Später wurde noch von FOSHAY und LE BLANC (1937) ein spezieller Phagocytoseindex angegeben. Weitere Arbeiten: GOULD und HUDDLESON, MYRTLE MUNGER und HUDDLESON.

Methode. 5 cm³ Blut wird in einer WASSERMANN-Röhre gesammelt, die 0,2 cm³ einer 20%igen Natriumcitratlösung enthält. Die Flüssigkeiten werden durch vorsichtiges Wenden der Röhre gemischt. $^1/_{10}$ cm³ dieses Citratblutes wird in eine zweite WASSERMANN-Röhre gebracht, zu der 0,1 cm³ Menge einer 48 Std alten Brucellakultur (Salzsuspension von 6 mm Dichtigkeit) hinzugefügt und 10 min geschüttelt wird. Das Gemisch kommt 30 min in ein Wasserbad von 37°. Versuche haben gezeigt, daß nach etwa 20 min das Maximum der Phagocytose erreicht ist. Danach Ausstrich des Gemisches auf Objektträger, Färbung nach WRIGHT, GIEMSA usw. (s. oben).

Die Autoren glauben, mit diesem „Opsonictest" eine Einteilung treffen zu können in: infizierte Personen — wenn bis 40% — infizierte Personen mit fraglicher Immunität — wenn 40—60% — Immunpersonen — wenn mehr als 60% der segmentierten Leukocyten eine stark positive Brucellaphagocytose zeigen. Spätere Autoren haben diese weitgehende Interpretierung auf Grund ihrer Versuche abgelehnt (K. F. MEYER und SHAW u. a.).

WISE untersuchte besonders die Spezifizität des „Opsonictestes" indem er Br. Melitensisstämme (eingekapselte und nicht eingekapselte) im Vergleich zu Typhus-, Suipestifer- und Proteusbakterien von Patientenimmunseren „Antibrucella" phagocytieren ließ. Die Überkreuzung war irrelevant, so daß er den Phagocytosetest als streng spezifisch ansieht. Es sei hier allerdings bemerkt, daß nach anderen Untersuchungen eine Typendifferenzierung der Brucellen mit dieser Methode nicht möglich ist.

Tropintest (VAN D. HOEDEN, 1941). Auch hier handelt es sich um eine Phagocytose analog dem Opsonictest von HUDDLESON, doch verwendet der Verfasser an Stelle der hitzeempfindlichen Opsonine (nach dem Autor angeblich unspezifisch) die hitzestabilen Tropine (angeblich spezifisch). Im Gegensatz zu HUDDLESONs Methode wird das Citratblut auf 56° erhitzt zwecks Zerstörung der Opsonine.

Methode. Zu untersuchendes Blutserum wird durch 30 min Erhitzen auf 56° inaktiviert, davon 0,1 cm³ zu 0,1 cm³ gewaschener Blutzellen + 0,2 cm³ einer Aufschwemmung von bis 48 Std alter Agarkultur von Brucellen (z. B. BANG) gebracht und die Mischung 30 min auf 37° im Wasserbad gehalten. Nach Aufschütteln der sedimentierten Zellen wird 1 Tropfen entnommen, auf dem Objektträger ein Ausstrich hergestellt, der nach der üblichen Methode der Blutausstriche fixiert und gefärbt wird. Es werden dann 20 neutrophile polynucleäre Leukocyten mit der Ölimmersion auf Phagocytose untersucht. In Brucella-positiven Fällen kann bei dieser Versuchsanordnung maximale Phagocytose festgestellt werden.

Diese Tropinreaktion soll streng spezifisch und nach dem Verfasser eine empfindliche diagnostische Methode sein, besonders wertvoll bei Aufdeckung latenter Brucellainfektionen als Ergänzung der anderen serologischen Reaktionen, wie Agglutination, Komplementfixierung usw. Nachprüfungen auf breiterer Basis mit dieser Methode scheinen nicht vorzuliegen.

Intracutantest [BURNET-Test[1] (1922) analog dem Mantoux bei Tuberkulose]. Erstmalig von BURNET durchgeführt unter Verwendung von Kulturaufschwemmungen von abgetöteten Brucellen.

---

[1] Häufige Bezeichnung in USA-Literatur.

Methode. Patienten, die an einer Brucellose erkrankt sind, erhalten das Antigen intracutan an der Streckseite des Vorderarmes injiziert, worauf heftige Reaktionen in Form von Rötung, Blasenbildung, Induration und sogar Nekrose auftreten. Ablesung nach 48 Std.

Epicutantest [analog dem Pirquet bei Tuberkulose]. Das Brucellenantigen wird auf die scarifizierte Haut (sei es vor, mit oder nach Setzen der epidermalen Läsion) gebracht. Cutisreaktion wie oben erwähnt nach 48 Std abzulesen.

Transcutantest [DIEHL und ROTH (1935) analog dem Morotest bei Tuberkulose]. Brucella-Antigensalbe wird in die intakte Haut eingerieben und die Reaktion wie oben nach 48 Std abgelesen. Die Methode ist bei Kindern sicherlich sehr zu schätzen, doch müßten die Versuche auf breiterer Basis hinsichtlich Zuverlässigkeit nachgeprüft werden.

Spätere Autoren nahmen als Antigen für Cutantest statt der Brucellensuspensionen einen gereinigten Nucleoproteinkomplex — Brucellergin — (HUDDLESON, MORALES-OTERO, GRIGGS bei URBACH und GOTTLIEB) sowie in neuerer Zeit Kohlenhydratfraktionen (MOSIMANN u. a.).

Die Hautreaktion gilt als positiv, wenn 48 Std nach intracutaner Injektion des Protein- oder Kohlenhydratantigens eine Rötung auftritt mit einem Durchmesser von etwa 1—1,5 cm, eventuell begleitet von Induration, Ödem und Blasenbildung.

Es sei an dieser Stelle betont, daß man mit sehr großen Verdünnungen arbeiten muß, z. B. bei dem genannten Brucellergin mit Lösungen von 1:2000 (MENEFEE, HUDDLESON u. a.) bis 1:120000 und weniger (GRIGGS bei URBACH u. a.), von denen 0,1 cm³ intracutan appliziert werden, um stürmische Hautreaktionen wie generalisiertes Erythem und Ödem sowie Hautnekrosen zu vermeiden.

Kritik. Der Hauttest sagt nichts darüber aus, ob es sich um eine Brucellainfektion oder -immunität handelt; er steht auch nicht in unbedingter Relation mit den anderen serologischen Testen. Nach Untersuchungen von MORALES-OTERO, SUZDALTSEFF und KOLOBUHINA u. a. soll der Hauttest in höherem Prozentsatz positive Ergebnisse zeitigen als Agglutination, Komplementfixation und Opsonictest. Unbedingt muß daran gedacht werden, daß durch den Cutantest eine Erhöhung der zirkulierenden Antikörper hervorgerufen werden kann, was zu Fehldeutungen der anderen serologischen Methoden führen würde. *Es ist deshalb wichtig daran festzuhalten, den Hauttest immer als letztes diagnostisches Hilfsmittel auszuführen.* Sollte es sich bewahrheiten, daß die Polysaccharidantigene nur Haptencharakter haben, d. h. keine Antikörper im Blutserum produzieren, so würde diese Einschränkung sich erübrigen. Die Spezifizität des Hauttestes ist umstritten. Außerdem kann er bei positivem Ausfall nur der Ausdruck einer Hypersensibilität, nicht jedoch einer Infektion mit Brucellen sein. Es sei auch daran erinnert, daß z. B. bei alten bangkranken Melkern Hautdesensibilisierungen beobachtet wurden, so daß trotz sicherem Bestehen der Krankheit der Hauttest negativ ausfiel.

Ähnlich verhält es sich bei den entsprechenden Hauttesten der Tuberkulosekranken (PIRQUET, MANTOUX), wo auch anergische Phasen mit negativer Reaktion häufig zu sehen sind. Wir können sogar noch weitere Parallelen ziehen, indem wir feststellen, daß der positive „Burnet" — es sei jetzt von der Frage der Hautsensibilisierung abgesehen — nichts aussagt über den Grad der Aktivität der Brucellosen. Interessanterweise ist der Hauttest auch bei ganz akuter Brucellose sehr oft negativ, wie wir dies ebenfalls von der Tuberkulose her gut kennen. Man könnte sich als Grund hierfür unter anderem vorstellen, daß die Überschwemmung des Organismus mit Brucellaerregern so stark ist, daß die künstliche Zugabe von Brucella-Antigen in Form der Intracutaninjektion den Körper zu einer neuen Reaktion nicht mehr veranlaßt.

Conjunctival-Test. Instillation von 1—2 Tropfen eines hochkonzentrierten Brucella-Antigens führt nach 24—48 Std zu einer starken Conjunctivitis

mit Ödem bei Tieren mit Morbus Bang. Allerdings hat diese Methode beim Rind
aus äußeren Gründen sich nicht bewährt, weil die Tierhalter nicht selten zwecks
Täuschung das Auge des Tieres nach Weggang des Tierarztes wieder auswaschen.
Beim Mensch ist diese Methode bisher aus erklärlichen Gründen nicht angewendet
worden.

Bei der Gelegenheit sei noch erwähnt, daß auch die transconjunctivale Infektion mit
Brucellen möglich ist. In der Med. Universitäts-Klinik Zürich hatten wir einen Laboranten
zu behandeln, der eine Febris undulans Bang durch Milchspritzer bei der Entnahme von
Milch bei einer Kuh mit Euter-Brucellose akquiriert hatte.

2. Diagnostische Untersuchungen von Blut, Sekreten, Exkreten usw. *Kultur aus Blut.*

Bei kulturellen Untersuchungen des Blutes bewährt sich folgendes
Vorgehen: man sät Blutmengen von 3—5 cm³ in Kölbchen mit 10%iger Pepton-
oder Leberbouillon ein, schüttelt die Kulturen alle 2—3 Tage und legt von ihnen
Agarplatten an. Bei Züchtung aus dem Koagulum der zur Serumdiagnose ein-
gesandten Blutproben geht man so vor, daß man den Blutkuchen in 50 cm³
Bouillonkölbchen bringt und in den Raum oberhalb der Nährflüssigkeit *Kohlen-
säure einleitet,* sofern es sich um *bovine Brucellen* handelt. Auch Kulturversuche
mit durch Punktion gewonnenem Milzsaft von infizierten Meerschweinchen
ergeben gute Resultate, besonders bei Melitensisinfektionen (BRUCE, LISBONNE,
KOLLE und HETSCH).

Penicillin-Nährmedium (vet.-bakt. Institut in Zürich). Zur Züchtung von Brucellen hat
sich folgender Nährboden sehr bewährt: Bacto-Tryptose 20 g, Dextrose 2 g, NaCl 5 g, Na
citric. 10 g, Thiamin-HCl 0,005 g in 1000 cm³ Aqua dest. mit Zusatz von 1 OE Penicillin
je Kubikzentimeter.

Es werden 20 cm³ dieses Brucellenmediums in ERLENMEYER-Kölbchen frisch (begrenzte
Haltbarkeit von Penicillin) zum Einsäen abgefüllt. Durchweg genügt das Einbringen von
5 cm³ (selten 10 cm³) Blut oder sonstigen Untersuchungsmaterials zur Kultur.

Kultur aus Urin. Vorwegnehmend sei bemerkt, daß praktisch nur bei F. u. Bruce Meli-
tensiserreger im Urin gefunden werden, dazu nicht regelmäßig.

Technik. Katheterurin wird mit einem stark agglutinierenden Melitensis-Immunserum
versehen, das Ganze 5—6 Std bei 37° C Temperatur gehalten, zentrifugiert und das Sediment
auf Glycerinagar oder gewöhnlichen Agar überimpft.

Kultur aus Faeces (AMOSS und POSTON 1929). Die Züchtung von Brucellen aus dem Kot
ist sehr schwierig. 50 cm³ Kot werden in steriler physiologischer Kochsalzlösung aufgeschwemmt und zur Trennung der großen Partikel filtriert. Das Gemisch wird mit einem stark
agglutinierenden Brucella-Immunserum zusammengebracht und im Thermostat auf 36° C
2—3 Std erhitzt, danach das Ganze zentrifugiert. Das Sediment wird mit physiologischer
Lösung auf das 3—4fache verdünnt und auf HUDDLESON-STAFSETH-Platten überimpft zur
Züchtung und Identifizierung der Brucellen.

Duodenalsaft. Der Nachweis der Brucellen im Duodenalsaft ist möglich durch Isolation
der Erreger. DE LANGEN beschreibt 2 Fälle, bei denen BANG-Bakterien 5 bzw. 9 Jahre nach
der Infektion nachgewiesen werden konnten (BANG-Bacillenträger). Nach Ansicht des Autors
soll Duodenalsaft in schwierigen Fällen am besten geeignet sein zum Auffinden der Brucellen.

Lymphknoten. Aus Punktaten oder excidierten Geweben bei Lymphadenitis brucellosa
ist häufig die Isolierung von Brucellen gelungen (POSTON und PARSONS).

*Untersuchung des cerebrospinalen Liquors. Bei gewöhnlichen Brucellosen ohne
zentralnervöse Störungen ist der Liquor normal, während bei Neurobrucellosen
pathologische Werte zu finden sind, besonders bei meningealer Beteiligung.* Es
bestehen entzündliche Symptome im Sinne der Erhöhung des Eiweißes und
einer ausgeprägten Zellvermehrung von 100—200—900/3 Leukocyten (über-
wiegend mononucleäre) in Frühfällen der meningitischen Brucellose. Die Erhöhung des Eiweißes (Werte von 40—80 bis maximal 200 mg-% Gesamteiweiß)[1]
besteht nicht im selben Ausmaß wie die Vermehrung der Zellen, so daß man von

---

[1] Hohe Eiweißwerte im Liquor (0,1—0,4—1,5 g-%) werden von PEDRO-PONS und FARRE-
RAS VALENTI bei ihrem Material von Melitokokkenmeningitis angegeben, während wir bei
unseren BANG-Fällen kaum jemals höhere Werte als von 0,2 g-% gefunden haben.

einer „Dissociation cyto-albuminique" *im Gegensatz* zur „Dissociation albumino-
cytologique" (hoher Eiweißwert bei niedriger Zellzahl) der Polyradikulitis GUIL-
LAIN-BARRÉ sprechen könnte. In seltenen Fällen (ROGER und POURSINNES, WER-
NER) kann es zu meningealen Adhäsionen mit Sperrliquor und hohen Eiweiß-
werten kommen.

Untersuchungen auf breiter Basis über das Verhalten von Chlor und Traubenzucker im
Liquor bei meningealer Brucellose haben wir nicht finden können, obwohl derartige Versuche
im Hinblick auf die Bedeutung dieser Werte bei der Meningitis tbc. von großem Interesse
wären.

Brucellakultur aus Liquor. In 50% der Fälle soll es bei Meningitis Melitococcia
möglich sein, die Brucellen aus dem Liquor zu züchten.

Technik (LEMAIRE und PORTIER). Lang dauerndes Zentrifugieren des Liquors
und Säen des Sediments auf Schrägagar oder in Petrischalen. POSTON und
SMITH, DESAGE und PELLERIN injizierten Meerschweinchen intraperitoneal mit
dem zentrifugierten Liquor und beobachteten eine Melitensis-Peritonitis. Außerdem bestimmten sie die Agglutinine im Blutserum der Versuchstiere.

Liquoragglutination. Mit den entsprechenden Brucella-Antigenen sind die
Agglutinine im Liquor relativ leicht nachzuweisen (SIGNORELLI und DI GUG-
LIELMO). Gerade bei Verdacht auf chronische Neurobrucellose kann man dadurch
die Ätiologie rasch entdecken. Bemerkenswert ist, daß nach den genannten
Untersuchern die Blut- und Liquoragglutination übereinstimmen, allerdings ist
der Titer im Liquor meist geringer als im Blut. Liquoragglutinationen von 1:40
sind schon als pathognomonisch anzusehen. Oftmals sind die Agglutinine im
Liquor länger als im Blut nachweisbar (INTROZZI und BASERGA).

Augenkammerwasser. Unseres Wissens sind Brucellen im Kammerwasser noch nicht
nachgewiesen worden, obwohl um die 100 Fälle von Iridocyclitis und Panuveitis brucellosa
humana in der Literatur beschrieben worden sind (Übersicht von WAGENER). Mit der von
AMSLER und VERREY in Zürich entwickelten Mikromethode der Punktion der Augenvorder-
kammer und Sedimentation des Kammerwassers wäre vielleicht die Kultur von Brucellen
zu erreichen, analog der Technik bei Liquor. Wegen der äußerst geringen Menge des Materials
käme eine Kammerwasseragglutination nicht in Frage.

Sialoagglutination. POLLACI und CERAULO konnten im Speichel von Maltafieberkranken
Agglutinine nachweisen.

Kultur aus Knochenmark (SIGNORELLI). Analog der Technik bei Blutkulturen
können auch Sternalmarkpunktate mit Erfolg auf Brucellen untersucht werden.
Nach Erfahrung der Autoren sind die Ergebnisse früher und konstanter positiv
als bei Blutkulturen.

In diesem Zusammenhang soll nicht unerwähnt bleiben, daß im histologischen
Schnittpräparat aus Sternalmarkpunktat Brucellagranulome gefunden werden
können (STETTBACHER und WEGMANN bei einem Fall von F. u. Bruce mit
positiver Blutkultur). Selbstverständlich ist aus dem histologischen Befund allein
die Diagnose nicht erlaubt.

Kultur aus Milzpunktat (SIGNORELLI). Erstmals angewendet von der englischen Militärkommission zur Erforschung des Maltafiebers. Wird entsprechend
den Blutkulturen verarbeitet. Verschiedene Untersucher wenden die Methode
heute noch an in Fällen von F. u. Bruce, bei welchen die Blutkulturen wiederholt
negativ waren.

Sputumkultur. In Fällen von Brucellose des Respirationstraktes (brucelläre
Bronchopneumonien) konnten Erreger aus dem Sputum gezüchtet werden.

Genitaltrakt. In wenigen Fällen von menschlichen Aborten konnten auch Brucellen aus
der Placenta gezüchtet werden (W. FREI). Auch aus dem Vaginalschleim von Frauen von
Malta konnten Melitensisbakterien kultiviert werden.

Tierversuche (SMITH, KRISTENSEN). BY.-BANG-haltige Milch wird Meerschweinchen intraperitoneal injiziert und vom 15.—30. Tag laufend der BANG-Agglutinin-

spiegel im Blut bestimmt. Nach Tötung des Versuchstieres werden die Organe wie Milz, Lymphknoten kulturell auf BANG-Erreger geprüft. Auch eine histologische Untersuchung auf „BANG-Granulome" ist als diagnostisches Hilfsmittel wertvoll. Analoges Vorgehen bei den anderen Brucellen mit dem verdächtigen Material.

Spezialtechnik nach PAGNINI. Menschliches brucellaverdächtiges Material wie Sputum, Speichel, Urin, Kot usw., das wenig Keime enthält, wird Meerschweinchen in die rasierte und scarifizierte Haut inokuliert und dann wie oben vorgegangen.

Sonstige Punktate. Isolierung der Brucellen aus Punktaten von Abscessen, Gelenken, Pleurahöhlen, Ovarialcysten usw. ist in einschlägigen Fällen möglich gewesen.

Milch. Von einer eingehenden Darstellung der verschiedenen Methoden der Züchtung von Brucellen aus Milch, der Agglutination, Komplementfixation und Präcipitation im Milchserum sehen wir an dieser Stelle ab unter Verweis auf die einschlägigen veterinär-medizinischen Werke. Es sei nur erwähnt, daß in der Milch von Kühen mit Morbus Bang und insbesondere mit Euter-Brucellose 10000—30000 bis 250000 Keime je Kubikzentimeter (entsprechend also 10—250 Mill. Keime je Liter Milch) nachgewiesen werden konnten (KÄSTLI, STOCKMEYER, BENDIXEN bei W. HOFMANN).

Ebenso sei die Abortus-BANG-Ringprobe (ABR) der Kuhmilch (FLEISCHHAUER 1937) als eine für die Veterinärmedizin wichtige Methode nur kurz genannt unter Hinweis auf eine vereinfachte technische Modifikation von HUDDLESON und CARILLO (1949) bei welcher an Stelle der einzelnen Testtuben ein „Tubenblock" mit 20 Bohrungen aus durchsichtigem Plexiglas verwendet wird, was bei Massenuntersuchungen Material- und Zeitersparnis bedeutet.

3. Gesamtkritische Besprechung der bakteriologischen und serologischen Methoden für die Diagnostik. Der morphologische und kulturelle Nachweis der Brucellen aus dem Blut und eventuell aus den Exkreten und Sekreten (Urin, Faeces, Galle, Speichel, Sputum, Liquor, Absceßpunktat usw.) ist das zu erstrebende Ziel, doch sind die Schwierigkeiten bei den Brucellosen aus technischen Gründen recht groß.

Manche Autoren glauben, daß nur zwischen dem 5. und 12. Tag eine positive Blutkultur zu erzielen ist, doch eigene Erfahrungen und Beobachtungen von zahlreichen anderen Autoren haben gezeigt, *daß auch nach monatelang bestehender Brucellose die Erreger im Blut nachzuweisen sind*, sogar in fieberfreien Intervallen (LÖFFLER, SHAW u. a.).

Der *negative Ausfall von Cutantest, Agglutination* (blockierende Antikörper), *Komplementfixation, Opsonictest usw. schließt die Möglichkeit einer Brucellainfektion nicht aus*, was durch positive Blutkultur in derartigen Fällen bewiesen werden konnte, doch gehören solche Beobachtungen immerhin zu den Seltenheiten. Daneben muß bedacht werden, daß bei *Cholera-Immunisierten wegen der gemeinsamen Agglutinogene in sehr hohem Ausmaß positive Agglutination auf Brucella eintreten kann*, wie wir bereits andernorts ausdrücklich erwähnten. Eine Nachprüfung auf breiter Basis wäre wünschenswert. Auch Kreuzungsagglutination mit Typhus-, Paratyphus- und Tularenseantigen kann zu diagnostischen Irrtümern führen, wenn auch in ganz seltenen, praktisch keine Rolle spielenden Fällen. *Dagegen ist die hohe Mitagglutination von Proteus OX 19 sehr zu beachten.*

Die Möglichkeit, durch genannte Laboratoriumsmethoden die akuten von den chronischen und latenten Brucellosen eindeutig zu trennen, besteht unseres Erachtens nicht. *Immerhin darf man grosso modo sagen, daß bei akuten und subakuten Brucellosen die Agglutination und eventuell die Komplementfixation,* bei den *chronischen* und *latenten Fällen neben der Komplementfixation sowie der* MEINICKE-

Reaktion der Cutan- und Opsonic-Test sowie der Blocking-Test uud der Brucella-Coombs-Test am ehesten zu positiven Ergebnissen führen[1].

Abschließend sei hervorgehoben, daß die Vielzahl der serologischen Methoden nur im Zusammenhang mit dem klinischen Bild eine Diagnose der Brucellose erlaubt, abgesehen von den in jedem Falle beweisenden positiven Brucellakulturen aus Blut oder sonstigem Material. *Die negative* WIDAL-WRIGHT-*Reaktion ist bei klinischem Verdacht auf Brucellose durch den Blocking-Test oder den noch eleganteren Brucella-Coombs-Test zu ergänzen, da in einem hohen Prozentsatz* (s. Abb. 12) *blockierende Antikörper vorhanden sind, die eine völlig negative Agglutination vortäuschen können.* Man wird daher die notwendige *Vorsicht — besonders bei Feststellung einer chronischen Brucellose —* beobachten, um nicht unter dieser Etikette einen Sammeltopf schlecht definierter Krankheitsbilder zu schaffen und damit im Sinne des doppelten Fehlers einerseits das Bild der Brucellose zu verwischen, andererseits an aufklärbaren Situationen vorbeizugehen.

V. Experimentelle Pathologie.

1. Allgemeines. Die natürlichen Wirte sind die bereits genannten Haustiere *Ziege, Schaf, Rind, Schwein,* doch werden auch Pferd, Hund, Katze, Wildtier (Fuchs), Geflügel, neben dem Affen und dem Menschen, sowie die üblichen Laboratoriumstiere Meerschweinchen, Kaninchen, Maus usw. von der Brucellose befallen (s. auch Kapitel II).

THEOBALD SMITH, im Jahre 1894, beobachtete wohl als erster bei intraperitonealer Injektion von Milch bei Meerschweinchen zur Untersuchung auf *Tuberkelbacillen* tuberkuloseähnliche Organveränderungen (chronisches Entzündungsgewebe aus Epitheloid- und Lymphoidzellen in der Milz), deren Natur jedoch erst 1911 in Zusammenarbeit mit M. FABYAN als Folge einer Infektion von BANG-Erreger durch die Milch gedeutet werden konnte.

Späterhin hat sich gerade das *Meerschweinchen* als besonders geeignetes Versuchstier für die Brucelleninfektion gezeigt. Wir sehen nach intraperitonealer Einverleibung der Brucellen ein septicämisches Bild bei allerdings selten tödlichem Verlauf. Aus dem Milzpunktat sind sehr leicht Kulturen zu gewinnen; die Agglutinine sind oft schon nach 15 Tagen in hohem Titer nachzuweisen, sicher nach 30 Tagen bei einer Dauer von 80 Tagen und mehr. Die histologische Untersuchung kann die Diagnose erhärten, doch sei ausdrücklich bemerkt, daß die Spezifität des tuberkuloiden brucellösen Granulationsgewebes als Ausdruck einer hyperergischen Gewebsreaktion auf die Brucellainfektion allein uns die Diagnose nicht erlaubt.

Wir wollen hier besonders die Untersuchungen von THOMSEN und VAN DER HOEDEN erwähnen, die bei großem Versuchsmaterial unter besten Bedingungen nur in 70% der Fälle Meerschweinchen mit BANG-Bakterien infizieren konnten. In diesem Zusammenhang sind die Ergebnisse von O. BANG hinsichtlich der erheblichen Virulenzschwankungen der Bakterien in der Milch verschiedener Kühe, ja sogar aus den verschiedenen Eutervierteln ein und derselben Kuh von höchstem Interesse. Daß dadurch die Schwierigkeiten bei der Untersuchung der Milch im Tierversuch bis zur Unmöglichkeit sich steigern können, ist leicht verständlich.

Der Vollständigkeit halber sei noch erwähnt, daß auch percutan (rasierte und scarifizierte Haut) die Infektion des Meerschweinchens durch Einreiben mit brucellahaltigem Material *möglich* ist (s. PAGNINI-Technik).

---

[1] M. JERSILD [J. inf. Dis. **68**, 16 (1941)] stellte fest, daß die Opsonine früher als die Agglutinine auftreten können.

Neben diesen bereits alten Erfahrungen über die Infektionsmöglichkeit der Meerschweinchen mit Brucellen verdienen zur Abklärung des Infektionsmodus die Untersuchungen an Affen und freiwilligen Versuchspersonen größtes Interesse (M. FABYAN 1913, NICOLLE, BURNET und CONSEIL in Tunis 1920, und K. F. MEYER, SHAW, FLEISCHNER 1921, MORALES-OTERO 1929, GABBI 1929).

Bevor auf diese Versuche näher eingegangen wird, seien verschiedene Fragen aufgeworfen, welche uns die Schwierigkeit in der Interpretation der Ergebnisse verständlich machen sollen:

1. Es handelt sich um eine Klasse von Bakterien, die trotz naher Verwandtschaft sich teilweise erheblich in ihren verschiedenen Typen unterscheiden, was im bakteriologischen Teil eingehend besprochen worden ist. Darüber hinaus ist die Virulenz nicht nur der verschiedenen Typen, sondern auch der verschiedenen Stämme zum Teil sehr unterschiedlich.

2. Die verschiedenen Untersucher arbeiteten mit Konzentrationen, die von 5000 bis zu mehreren 100 Billionen Keimen je Kubikzentimeter gingen.

3. Als Eintrittspforten wurden die verschiedensten Möglichkeiten ausgenützt, wobei man zum Teil natürliche Verhältnisse nachahmte, zum Teil jedoch unter sehr unphysiologischen Bedingungen arbeitete.

Theoretisch hätten wir als Infektionswege zu beachten: den germinalen und transplacentaren in der pränatalen Periode, den enteralen (per os und per rectum), transcutanen (bei lädierter und unlädierter Haut), permukösen (perlingual, intranasal, transbronchial — Inhalation — transconjunctival, transvaginal), sowie den parenteralen Weg (intravenös, intramuskulär, subcutan) in der postnatalen Periode.

Über eine germinale Infektion wissen wir nichts, doch scheint sie von vornherein unwahrscheinlich zu sein. Der transplacentare Weg ist ohne Zweifel bei den Tierseuchen gegeben, doch kommt es in diesen Fällen bekanntlich zum Verwerfen der Tiere, so daß dieser Infektionsweg beim toten Fet endet. Aus der Humanmedizin sind einige Fälle von abortierenden Frauen bekannt, die mit großer Wahrscheinlichkeit auf Brucellose zurückzuführen sind, auch konnte die Infektion einmal beim Neonat nachgewiesen werden (BUSER-PLÜSS), doch scheinen Kinder offenbar eine große Resistenz gegen Brucellen zu besitzen, was aus ihrer geringen Erkrankungsziffer zu schließen ist.

Die Schleimhäute als Eintrittspforte spielen unter natürlichen Verhältnissen bei den Haustieren eine große Rolle, wie wir aus der Übertragung der Brucellosen via Genitaltractus beim Deckakt feststellen können mit nachfolgender Kolpitis, Endometritis, Salpingitis, Ovoitis brucellosa beim weiblichen, Epididymitis, Orchitis, Prostatitis, Vesiculitis brucellosa beim männlichen Tier. Ähnliche Beobachtungen über Ansteckung via Geschlechtsweg liegen bei Prostituierten der Maltainsel mit Brucella Melitensis vor (Epididymitis Melitococcica bei der englischen Maltagarnison), doch scheint es sich um vereinzelte Fälle zu handeln, wobei möglicherweise andere Ansteckungswege eine Rolle gespielt haben.

Auch die anderen Schleimhäute können als Eintrittspforte von Wichtigkeit sein, wobei wir an den respiratorischen Tractus bei den BANG-Bronchopneumonien in erster Linie denken. Entsprechende Inhalationsversuche liegen unseres Wissens nicht vor.

Bei den Versuchen der künstlichen Hervorrufung einer Brucellose wurden vor allem folgende Wege verwendet: der orale in Form von Fütterungen, der *parenterale* in Form von intravenösen, intraperitonealen und subcutanen Injektionen, sowie der *percutane* in Form von Einreibungen (*lädierte* und intakte Haut) von keimhaltigem Material.

2. Versuche am Tier. Für diese Versuche wurden ausgewählt: Affen (Rhesus, Cynomolgus, Pithecus Syrichta). M. FABYAN konnte aus den Organen von zwei mit Br. bovina geimpften Affen Bakterien züchten, ohne daß die Tiere klinische Krankheitszeichen aufgewiesen hätten.

FLEISCHNER, MEYER und SHAW nahmen diese Versuche beim Pithecus Syrichta wieder auf. Die Infektion der Affen erfolgte mit enormen Dosen von 2—16 Billionen Keimen von Bact. abortus intravenös. Trotzdem zeigten nicht alle Affen im Verlauf der Infektion Fieber und die Blutkultur war nur einmal positiv 15 min nach der intravenösen Injektion, während spätere Kulturen nicht mehr angingen. Dagegen war die Agglutination im Blutserum bereits vom 6. Tag an positiv 1:80, am 18. Tag 1:2000 für Abortus Bang und gleichzeitig positiv gegen Bact. Melitense in einem niedrigeren Titer von 1:1000. Aus den Organen (Milz, Niere, Lymphdrüse) eines am 51. Tag getöteten Tieres konnte Brucella bovina isoliert werden. Die Fieberkurve der Impftiere war nicht sehr charakteristisch.

Bei den Fütterungsversuchen genannter Autoren wurden enorme Dosen von Br. abortus-Keimen an Affen verfüttert, indem Rüben, Äpfel usw. mit Kulturaufschwemmungen dick bestrichen wurden. Fütterung mit 25 Billionen Keimen führten nicht zum Angehen der Infektion, während bei solcher mit 270 Billionen Keimen eine positive Agglutination 1:800 am 36. Tag erzielt werden konnte. Bei einem an Bronchopneumonie (sicher brucellär, wenn auch von den Autoren nicht erwähnt) zugrunde gegangenen Tier konnten aus der Milz Brucella bovina-Erreger gezüchtet werden. Doch selbst die Verfütterung dieser enormen Keimmengen bewirkte nicht immer eine Infektion. Beweis: ein Pithecus von 2,4 kg erhielt in 82 Tagen insgesamt 15000 Billionen Keime von Bact. abortus, ohne daß Krankheitserscheinungen auftraten und ohne daß Agglutinine nachzuweisen waren. Auch die Infektion mittels Brucella bovina versetzter Milch gelang bei diesen Affen nicht.

Die Infektion der Affen mittels Brucella capro-ovina durch *subcutane, intramuskuläre* und *intravenöse Injektionen, ebenso durch Verfütterung, gelingt hingegen* sehr leicht, wie aus den Mitteilungen der Kommission zur Erforschung des Mittelmeerfiebers hervorgeht. So konnten z. B. durch einmalige perorale Verabfolgung von infestierter Ziegenmilch (enthaltend 5000 Brucella Melitensis-Keime je Dosis) an 28 Affen bei 26 Tieren akute Krankheitserscheinungen im Sinne des Maltafiebers beobachtet werden.

Wir fassen kurz zusammen: Die Infektion von Affen mit Brucella bovina parenteral wie per os gelingt, jedoch nur sehr schwer, im Gegensatz zu der Infektion mit Brucella Melitensis. Die Affenpathogenität der Brucella abortus ist c. gr. s. etwa 1000mal geringer als diejenige der Brucella Melitensis.

Insekten. Nachdem EYRE, McNAUGH, KENNEDY und ZAMMIT von der Mittelmeerfieberkommision (1907) im Intestinum von Moskitos (Stegomyia fasciata und Acartomyia Zammitii) Brucella Melitensis züchten konnten — sie waren mit Blut von künstlich infizierten Meerschweinchen gefüttert worden —, führten RUHLAND und HUDDLESON (1941) ähnliche Versuche durch mit Bruc. abortus Bang unter Verwendung von Kakerlaken (Periplaneta americana) sowie verschiedenen Arten von Fliegen (Musca domestica L., Muscina stabulans, Stomoxys calcitrans usw.), weil sie bekannterweise in hohem Ausmaße tierische Exkrete besiedeln und als Nahrungsquelle benutzen, womit die Möglichkeit einer Transmission von Brucella abortus auf andere Rinderherden gegeben wäre. Nach Fütterung genannter Insekten mit BANG-Kulturen oder entsprechend infestierter Nahrung fanden die Autoren: der Intestinalapparat der Kakerlaken ist spätestens 24 Std nach Aufnahme der BANG-Kulturen frei von diesen Erregern (sie fallen also praktisch als Überträger aus), dagegen können von den obenerwähnten Fliegen und Moskitos bis 96 Std nach Fütterung Brucella abortus-Kolonien aus dem Digestionstractus gezüchtet werden, entsprechend den oben erwähnten Versuchen von EYRE und Mitarbeitern mit Br. Melitensis, womit die Moskitos und Fliegen als mögliche Überträger für die Tier- und Menschenbrucellose zukünftig stärkere Beachtung, besonders bei der Prophylaxe, verdienen.

Geflügel. DUBOIS (1910) beobachtete bei Geflügelvölkern eine Krankheit in einer akuten und perakuten Form, die einherging mit Schwäche, unsicherem Gang, Hängen der Flügel,

Appetitlosigkeit, Abmagerung, Diarrhoe und Ausgang in Tod, sei es innerhalb Stunden in den seltenen perakuten, sei es in 8—10 Tagen in den akuten Fällen. Autoptische Befunde: Ekchymosen der Lungen, Schwellung von Leber, Milz und Bauchganglien. Agglutination im Blutserum auf Br. Melitensis zeigten Titerwerte von 1:50 bis 1:600, Blutkulturen waren negativ. MOHLER (1912) fand bei Fütterung von Kücken mit Abortusbakterien nekrotische Herde mit Petechien in der Leber. ZWICK und ZELLER (1920) konnten trotz wiederholten intraperitonealen, subcutanen, intravenösen und intramuskulären Injektionen von Brucella abortus eine Brucellose der Hühner nicht hervorrufen. Auch KOEGEL (1923) war außerstande, manifeste Brucellosen bei Verabreichung selbst großer Dosen von Brucella abortus bei Geflügelvölker zu erzielen, doch konnte er zwischen dem 2. und 4. Monat spezifische Agglutinine im Blutserum (Titerwerte von 1:200 bis 1:1000) nachweisen.

Dies veranlaßte HUDDLESON und EMMEL (1929) der Frage der natürlichen Infektion der Hühner mit Brucellen nachzugehen durch Untersuchung von vier größeren Hühnervölkern (zwischen 60 und 800 Tieren) mittels der Agglutination, wobei verdächtige Titerwerte (über 1:25) in einem Prozentsatz um 3—5 herum gefunden wurden.

Darüber hinaus wurden etwa 60 Hühner verschiedenster Rassen per os (Nahrung) und intravenös mit Kulturen von Br. Melitensis, suis und abortus infiziert. Die Blutseren wurden in Intervallen von Tagen bis Wochen auf spezifische Agglutinine getestet, Lunge, Leber, Niere und Eierstöcke der getöteten und gestorbenen Tiere kulturell sowie histologisch untersucht. Resultat: Pathognomonische Titerwerte der spezifischen Agglutinine analog der Ergebnisse der vorgenannten Autoren, kultureller Nachweis der Brucellen möglich, jedoch sehr schwierig (außer einmal nie Brucellen in den Eiern gefunden), perivasculäre hyperplastische Herde, hydropische Degeneration der Parenchymzellen, Nekrose der untersuchten Gewebe (zahlreiche histologische Abbildungen). Im Gegensatz zur experimentellen Geflügelbrucellose ist die natürliche nicht notwendigerweise tödlich, doch soll die Eierlegeleistung bei den kranken Tieren beträchtlich zurückgehen.

3. Versuche an Menschen. NICOLLE und Mitarbeiter haben bei 8 Freiwilligen mit der oralen Verabreichung von Abortus BANG-Bakterien eine Infektion versucht, jedoch ohne Erfolg.

GABBI hat durch intravenöse Injektionen von lebenden Brucellen (Stämme von Kopenhagen und Süditalien) Fieber von undulierendem Verlauf erzeugt und Agglutination des Serums festgestellt, während ihm dies durch Fütterung von infestierter Milch und durch Cutaneinreibung nicht gelang.

BURNET und CONSEIL impften 4 Individuen subcutan mit Brucellen, davon 3 mit Typus bovinus und 1 mit Typus caprinus, in Dosen von 200 Millionen Keimen. Bei den mit Abortusbakterien infizierten Personen blieben die Blutkulturen dauernd negativ, während Agglutination und Cutantest positiv wurden.

Tabelle 5. *Ergebnisse bei experimentellen Infektionen von 40 Versuchspersonen mit caprinen, bovinen und porcinen Brucellen.* (Zusammenstellung auf Grund der Versuche von MORALES-OTERO.) (Aus W. LÖFFLER: F. u. Bang als Unfall und als Berufskrankheit. Festschrift ZANGGER, **1934.**) S. 302—313. Zürich: Rascher & Co.

Eintrittspforte	Infekte	Zahl der Versuchspersonen	Erkrankt (serolog. evtl. kultur. Nachweis)	Brucellatypus der Erkrankung erzeugte
Verdauungskanal	a) einmalig b) wiederholt	13 5	1 3	1mal Br. caprina 2mal Br. porcina 1mal Br. bovina
Haut: lädiert	einmalig	8	6	1mal Br. caprina 2mal Br. porcine 3mal Br. bovina
Haut: intakt	einmalig	14	0	mit allen 3 Typen keine Erkrankungen
Summe	. —	40	10	25% Erkrankungen: 4mal Br. bovina 4mal Br. porcina 2mal Br. caprina

Im Gegensatz hierzu war die Blutprobe bei dem Melitensisgeimpften positiv, ebenso Agglutination und Cutantest in sehr starkem Ausmaß.

MORALES-OTERO hat mit einem Material von 40 Freiwilligen operiert, wovon 18 per os (13 einmalig, 5 wiederholt), 8 percutan einmalig bei lädierter und 14 percutan einmalig bei intakter Haut infiziert wurden, wobei caprine, porcine und bovine Brucellen zur Verwendung kamen.

In einem weiteren Versuch bemühte sich MORALES-OTERO, den natürlichen Verhältnissen näherzukommen, indem er einer Familie, bestehend aus Mann, Frau und einem 8jährigen Kind, täglich 1 Liter Milch einer BANG-infizierten Kuh verabreichte. Die Milch wurde wöchentlich an Meerschweinchen auf ihren Gehalt an Brucellen getestet. Trotz Verabreichung über 6 Wochen erkrankte keine der Versuchspersonen klinisch, aber auch die Blutkulturen und serologischen Teste blieben negativ.

Wie aus diesen verschiedenen Versuchen hervorgeht, ist die Infektion mit BANG-Bakterien per os überhaupt nur *durch wiederholte Gaben möglich und dann noch sehr unsicher, während die Einreibung der bovinen Brucellen in die lädierte* Haut, ebenso wie diejenige mit *porcinen und caprinen Typen in hohem Prozentsatz zur Infektion führt.* Dagegen ist eine Cutaninfektion bei intakter Haut überhaupt nicht oder nur sehr schwer möglich, wobei zu bedenken ist, daß eine makroskopisch intakte Haut mikroskopisch lädiert sein kann.

Ein wegen des Infektionsmodus bemerkenswerter Fall sei kurz mitgeteilt. Die BANG-Verseuchung der Kuhmilch einerseits und die Bedeutung der lädierten Haut als Eintrittspforte der Abortusbrucellen andererseits kommen hier anschaulich zur Geltung. Ein Bauernknecht aus der hiesigen Gegend wäscht sein Gesicht wegen einer ausgeprägten Acne vulgaris einige Wochen lang täglich mit roher Kuhmilch. Will nie rohe Kuhmilch getrunken haben. Resultat: ein klassischer Morbus Bang.

Analog den Versuchen bei Affen ist die orale Infektion mit Melitensisbakterien beim Menschen in hohem Ausmaße erfolgreich.

Zusammenfassend ist zu sagen: die experimentelle Infektion des Meerschweinchens gelingt bei intraperitonealen Injektionen in etwa 70% der Fälle, was praktische Bedeutung hat zum Nachweis der Brucellen in der Milch und sonstigen Körperflüssigkeiten.

Die Infektion von Affen und Menschen mit allen 3 Typen der Brucellen gelingt prinzipiell sowohl per os als auch parenteral, d. h. intravenös, intramuskulär, subcutan und percutan, jedoch mit dem Unterschied, daß bei der Verwendung von Melitensisbakterien in kleinen Dosen auf beiden genannten Applikationswegen eine Infektion mit hoher Wahrscheinlichkeit zu setzen ist, *während mit* BANG-*Bakterien eine Infektion per os nur mit fraglichem Erfolg erreichbar ist. Dagegen ist durch percutane Einreibung von* BANG-*Bakterien auf lädierter Haut der Organismus relativ leicht zu infizieren.*

Die Versuche zeigen, daß die Br. caprina für Mensch und Affe pathogener ist als die Br. bovina, während das Meerschweinchen für die Br. bovina empfindlicher zu sein scheint. Die Br. porcina wird hinsichtlich des pathogenen Vermögens für den Menschen als in der Mitte stehend angesehen; allerdings müssen wir berücksichtigen, daß die verschiedene Virulenz der diversen porcinen Stämme für die Pathogenität von großer Bedeutung ist. Wir erinnern nur daran, daß die *amerikanischen Schweinestämme für Menschen als hochpathogen sich erwiesen, während die in der Schweiz gefundenen porcinen Stämme im klinischen Bild kaum von den bovinen Menschenbrucellosen zu unterscheiden waren* (NAGEL).

Ganz allgemein ist zu sagen, daß die unterschiedliche Virulenz der Stämme nur mit großer Einschränkung erlaubt, feste Regeln zwischen Typ der Brucellen und Pathogenität aufzustellen, abgesehen von der unterschiedlichen Disposition des infizierten Organismus.

Das Infektionsspektrum der Brucellen, sowohl das natürliche wie das künstliche, ist also sehr groß, doch sind die Haustiere die eigentlichen Hauptwirte der Infektion, während der *Mensch nur Nebenwirt ist, bei dem die Infektion praktisch stets ohne Übertragung auf den Artgenossen zum Erlöschen kommt* (s. auch Kapitel II).

VI. Epidemiologie und Prophylaxe.

Allgemeines. Die Epidemiologie soll von zwei Seiten her betrachtet werden, einerseits durch Synthese der Einzelfälle im Sinne der induktiven Epidemiologie, andererseits durch Analyse von statistisch erfaßtem Material im Sinne der deduktiven Epidemiologie. Abschließend sollen die mit beiden Methoden erzielten Resultate verglichen werden.

Der Erreger der tierischen und menschlichen Brucellose, seine verschiedenen Typen, seine Morphologie, Kultur, Serologie sowie Pathogenität, Infektionswege, Übertragungsmodus, Eintrittspforte, Ausscheidungswege, Virulenz, Disposition des Wirtes usw. sind in den früheren Kapiteln dargelegt. Der Werdegang der Einzelinfektion, die laboratoriumsmäßige Sicherung der Diagnose sind bekannt, soweit dies überhaupt zur Zeit möglich ist.

Träger der Infektion. Es handelt sich um eine *Epizoonose*, die *Ziege*, *Rind* und *Schwein* befällt, daneben können aber auch Pferd, Fleischfresser wie Hund und Katze, außerdem Geflügel (HUDDLESON und EMMEL 1929 mit einschlägiger Literatur) und sogar Kaltblüter infiziert werden. Der Mensch ist in dieser Tierkette nur Nebenwirt, bei dem praktisch diese Zoonose ohne interhumane Übertragung zum Erlöschen kommt.

Infektionsmaterial. Die zahlreichen kulturellen (neben den serologischen) Untersuchungen der Exkrete und Sekrete von Tieren und Menschen wie Urin, Kot, Sputum, Galle, Liquor, Fruchtwasser sowie von verschiedenen Organen wie Milz, Leber, Lymphknoten, Placenta usw., besonders jedoch der *Milch* als ein für die menschliche Ernährung wichtiges Sekretionsprodukt, ergeben, daß darin Brucellen in zum Teil beträchtlicher Menge vorkommen können.

Auch außerhalb der genannten Wirte sind diese Erreger nachgewiesen und auf ihre Lebensdauer in nicht lebendem Milieu geprüft worden. Es seien genannt: von den Nahrungsmitteln noch die Milchprodukte wie Rahm, Sauermilch (Yoghurt, Kephir — jedoch im sauren Milieu innerhalb 8 Tagen nicht mehr lebensfähig), Butter, Frischkäse wie Quark (*nicht jedoch Hartkäse*), Gemüse und Früchte sowie Fleisch, außerdem Erde und Wasser, tierische Exkretionsprodukte, wobei die Brucellen bei günstigen Verhältnissen zum Teil viele Wochen und Monate sich dort halten können. Sehr interessant sind Mitteilungen, daß auch in *Insektenmagen* — allerdings in sehr seltenen Fällen, z. B. in Malta bei einer Kontrolle von 900 Moskitos bei 4 Insekten. Melitokokken nachgewiesen werden konnten. Auch über Brucellen im Intestinalapparat von Flöhen wird berichtet (Literatur bei PEDRO-PONS und FARRERAS-VALENTI). Bemerkenswert sind die Mitteilungen über Vorkommen von Br. Melitensis und abortus im Intestinalapparat von Insekten (Kakerlaken, Moskitos, Fliegen) nach entsprechenden Fütterungsversuchen (Näheres S. 71). Die Möglichkeit der Übertragung von Brucellosen durch Insekten ist also als gegeben anzusehen, damit eventuell das sprunghafte Übergehen der Abortseuchen auf isolierte und räumlich entfernte Rinderherde erklärt (EYRE, McNAUGHT, KENNEDY und ZAMMIT, RUHLAND und HUDDLESON).

Eintrittspforte der Infektion und Infektionsmodus. Theoretisch bestehen drei Möglichkeiten, nämlich: 1. germinal, 2. intrauterin, d. h. auf dem transplacentaren Weg, 3. postuterin. Wir haben keine Befunde, die den erstgenannten Weg annehmen lassen können; er ist auch wenig wahrscheinlich. Dabei soll nicht unerwähnt bleiben, daß im Ejaculat von Stieren, Ebern usw. des öfteren Brucellen nachgewiesen werden konnten, was zu einer Durchseuchung von Viehbeständen via Genitalinfektion analog einer Geschlechtskrankheit führen kann.

Die transplacentare Infektion spielt beim Tier ohne Zweifel eine große Rolle, besonders da wir wissen, daß gerade der gravide Uterus offenbar eine starke Attraktion auf die Brucellen ausübt, doch kommt es nicht zu einer eigentlichen Infektionskrankheit des Fetus, da die Affektion zu einem Abort des Rindes im 7.—8. Trächtigkeitsmonat führt, wobei in der toten Frucht die Brucellen meist in Massen zu finden sind[1]. Dagegen wird von BUSER-PLÜSS der Fall einer 1000 g schweren menschlichen Frühgeburt mit serologisch nachgewiesener BANG-Krankheit mitgeteilt, die nach Überstehung der schweren klinischen Erscheinungen am Leben erhalten werden konnte. Die Eltern waren Landwirte und beide BANG-positiv. Eine postuterine Infektion ist aber in diesem Fall unseres Erachtens nicht ausgeschlossen.

Der postuterinen Phase des Infektionsträgers kommt also die größte Bedeutung für die Infektion zu.

Der Erreger muß, um in den Organismus einzutreten, die Barriere der Haut oder der Schleimhäute überwinden. Dabei bleibt die Frage noch ungelöst, ob die nicht lädierte Haut vom Erreger penetriert werden kann. Aus den im Kapitel „Experimentelle Pathologie" besprochenen Untersuchungen wissen wir, daß die künstliche Infektion mit Brucellen praktisch nur auf der *lädierten* Haut angeht. Dabei ist es noch dahingestellt, ob bei den Berichten von seltenen Fällen der Infektion durch intakte Haut es sich nicht um *Mikroläsionen* gehandelt hat.

Eintrittswege nach Organsystemen. Haut, Respirations-, *Digestions-* und Genitaltractus. Experimentelle und klinische Forschung weist dem *Digestions*-tractus ohne Zweifel eine wichtige Rolle zu, sicherlich beim Menschen (Städter) mehr als beim Tier, besonders beim Maltafieber mit seinem endemischen Charakter, doch dürfte *die traumatisierte Haut als Eintrittspforte* bei BANG-Brucellose von größerer Bedeutung sein. Wir erinnern nur, daß die häufigen Verletzungen des Zwischenklauenspaltes der Haustiere sowie der Haut von Personen, die viel mit brucellainfizierten Tieren zu tun haben, oft Eintrittspforten darstellen (Landwirte, Metzger, Veterinäre usw.).

Daß eine BANG-Endemie auch über den oralen Infektionsweg vorkommen kann, zeigt die Publikation über F. u. Bang (26 Schüler) in einer Knabenschule nach Trinken von roher Milch. Durch Umstellung auf pasteurisierte Milch konnten weitere Erkrankungen vermieden werden (ELKINGTON, WILSON, TAYLOR und FULTON).

Experimentelle Arbeiten über den Atmungsweg als Eintrittspforte der Brucellen liegen unseres Wissens nicht vor, doch muß mit der Tröpfcheninfektion, eventuell Staubinhalation sicherlich gerechnet werden; wir denken besonders an die bronchialen, bronchopneumonischen und hilären Formen der Brucellose (vielleicht ähnlich Fleckfieberinfektion durch die Luftwege, LÖFFLER und MOOSER).

Wie schon erwähnt, spielt der Genitaltractus bei den *Tieren* eine nicht unerhebliche Rolle als Übertragungsweg, doch ist dieser Infektionsmodus auch bei Menschen in sehr seltenen Fällen beobachtet worden. Wir erinnern nur an unsere Ausführungen über die Auffindung von Melitokokken in der Vaginalschleimhaut von Puellen in Malta und brucellären Epididymitiden bei dortigen Garnisonsoldaten.

Der Kontakt mit den Erregern kann einesteils indirekt erfolgen durch kontaminierte Nahrung (Milchprodukte) via Verdauungstrakt (s. auch Mitteilung von

---

[1] Ob eine nicht zum Abort führende Embryopathia brucellaris der Tiere oder der Menschen in Analogie zur menschlichen Embryopathia rubeolosa zu Mißbildungen führen kann, wissen wir zur Zeit noch nicht (s. auch S. 96).

NAGEL über *F. u. Traum* durch Trinken von Schweineblut), *möglicherweise* in ganz seltenen Fällen auch percutan durch *Insekten*, andernteils direkt via Haut oder Schleimhaut durch Kontakt mit Keimträgern. Es sei nochmals betont, daß die Infektion von Tier zu Tier geht, die interhumane Übertragung zu den größten Seltenheiten gehört und praktisch nur beim Maltafieber beobachtet wird.

Geographie. Die capro-ovine Brucellose ist tierendemisch im gesamten mediterranen Gebiet, jedoch auch in den Ziegen- und Schafbeständen von Nordamerika und Australien. Gerade bei den amerikanischen Verhältnissen kann man nachweisen, daß die Einfuhr von kranken Maltaziegen Ende des vorigen Jahrhunderts diese Tierseuche dorthin verpflanzt hat, während merkwürdigerweise das *nördliche Europa* (*ab 46. Breitegrad*) davon frei ist. Die BANG-Seuche der Rinderbestände ist über die ganze Erde verteilt; nach umfassenden Untersuchungen in der Alten wie in der Neuen Welt kann etwa $^1/_3$ der Rinderbestände als brucelleninfiziert betrachtet werden. Dagegen scheint die Brucellose der Schweine praktisch nur in USA. endemisch zu sein, während sie in Europa in einer kleinen Endemie in der Schweiz (NAGEL) und nur in *Dänemark* in nennenswertem Ausmaß zur Beobachtung gekommen und rasch überwunden worden ist. Durch rigorose Ausmerzung der brucellainfizierten Tierbestände mit Hilfe von staatlichen Entschädigungen ist heute Dänemark praktisch frei von Tierbrucellosen (A. THOMSEN).

Die verschiedenen caprinen, bovinen und porcinen Brucellentypen sind nicht streng an ihre Tierspezies gebunden; es konnten z. B. bei Ziegen BANG-Typen, beim Rind und Schwein caprine Typen gezüchtet und differenziert werden (s. II).

Die geographische Verteilung der menschlichen Brucellose auf Grund der Statistik des seinerzeitigen Völkerbundes (1934—1938) geht sehr anschaulich aus der nachstehend abgebildeten Weltkarte hervor. Bemerkenswert ist auch hier die Tatsache, daß das Maltafieber nördlich des 46. nördlichen Breitegrades — entsprechend der Isotherme von 13° C — nicht mehr vorkommt, abgesehen von eingeschleppten Fällen (italienische Fremdarbeiter). Diese Begrenzung des Maltafiebers gilt nicht nur für die östliche, sondern mit kleinen Einschränkungen für die westliche Halbkugel.

Morbidität, Letalität und Mortalität. Wir verzichten darauf, genaue Zahlen der menschlichen Brucellosen der verschiedenen Länder zu bringen, da verwertbare Zahlen über längere Zeitperioden fehlen. Einige approximative Werte aus diversen Ländern seien nachstehend mitgeteilt (es handelt sich um *rohe Durchschnittswerte aus verschiedenen Jahren*): etwa 200 Fälle für Schweiz, Schweden, Österreich, etwa 800 für Deutschland, etwa 1200 für Malta, etwa 2000 für Italien, etwa 4000 für USA. im Jahr.

In diesem Zusammenhang verdienen die Ausführungen von so hervorragenden Kennern der Brucellose wie ALICE EVANS, HUDDLESON, ALESSANDRINI besondere Beachtung. Auf Grund von umfassenden bakteriologischen und serologischen Untersuchungen großer Populationen aus verschiedenen Regionen der USA. und Errechnung eines Index entsprechen den gemeldeten jährlichen 4000 Fällen von Brucellose mindestens 40 000, zum Teil als milde chronische oder latente Brucellose. ALESSANDRINI in Italien kommt zum Ergebnis, daß die gemeldeten Fälle mit mindestens 10 zu multiplzieren sind, um die wirkliche Zahl der Brucellosen zu erhalten.

HUDDLESON (auf Grund von verschiedenen serologischen Prüfungen an einem Landspital) errechnet einen Index, nach dem in USA. insgesamt etwa 4 Millionen Einwohner als brucellainfiziert anzusehen sind, davon der Großteil in der *milden, inapperzepten Form*. Auch wenn man diesen nach Indices berechneten Zahlen letzte Beweiskraft nicht zuerkennen kann, ergibt sich, daß der Brucellose eine Bedeutung zukommt, die vielerorts unterschätzt wird. Eine Morbidität von 0,34 auf 10 000 Einwohner (für die Schweiz von FAUCONNET berechnet und in ungefährer Übereinstimmung mit den anderen Ländern) erfaßt ohne Zweifel nicht die latenten, chronischen Brucellosen. Nach demselben Autor ist die Mortalität für die Schweiz 0,012 je 10000 Einwohner[1].

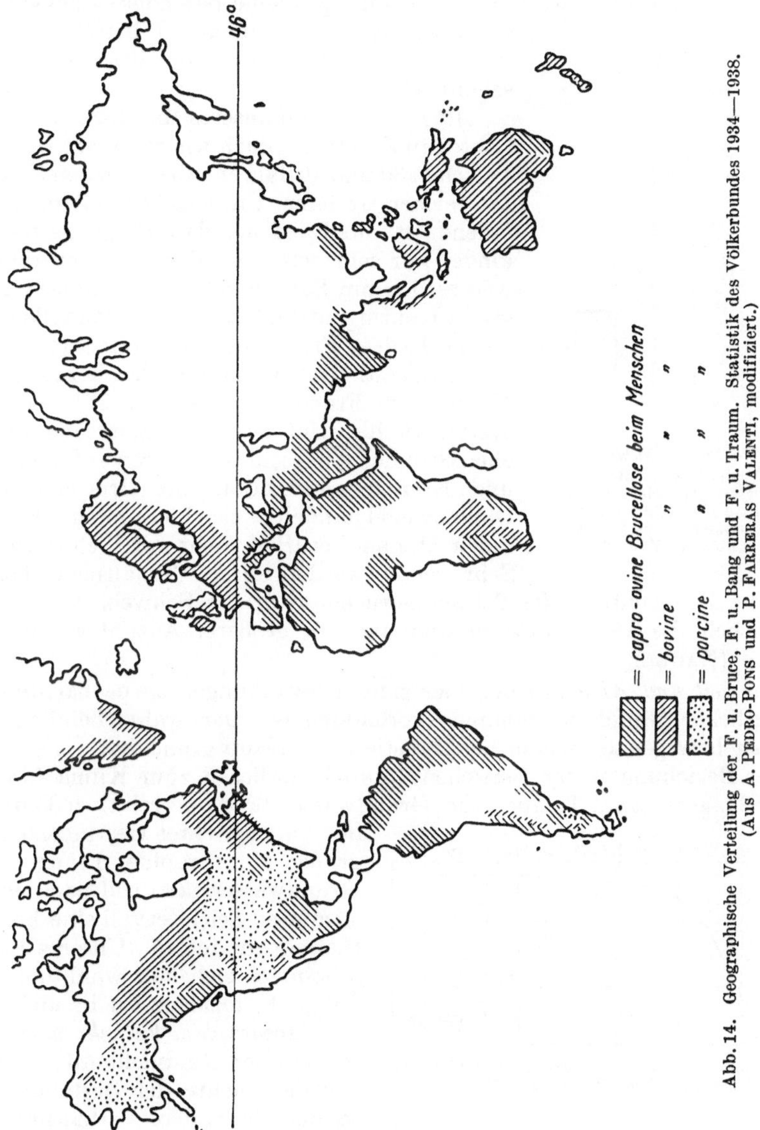

Abb. 14. Geographische Verteilung der F. u. Bruce, F. u. Bang und F. u. Traum. Statistik des Völkerbundes 1934—1938. (Aus A. Pedro-Pons und P. Farreras Valenti, modifiziert.)

Die Letalität für F. u. Bang bewegt sich zwischen 2—5% (vor der Ära der neuen Antibiotica), für F. u. Bruce zwischen 5—10% und für F. u. Traum zwischen 2—10%, je nachdem ob die Seuche in Europa oder in USA. beobachtet wurde. Die neuen Antibiotica werden diese Zahlen in Zukunft wesentlich verkleinern.

Morales-Otero und Gonzales finden bei Anwendung des Intracutantestes bei der Bevölkerung von Puerto-Rico, wo der Bang beim Rindvieh endemisch ist, positive Hautreaktionen von 24,2% bei Gruppen mit Kontaktmöglichkeiten —

[1] Die allgemeine Anwendung des Brucella-Coombs-Testes wird diese Zahlen ansteigen lassen.

von 4,2% bei der allgemeinen Bevölkerung (trinkt Rohmilch) — von 0% bei der Bevölkerung der benachbarten Insel San Thomas, wo die Rinder BANG-frei sind.

Rasse. Auf Grund des statistischen Materials, soweit dies überhaupt auf diese Fragestellung hin auszuwerten ist, scheint irgendeine besondere Rassedisposition zu dieser Krankheit nicht zu bestehen, wie auch keine menschliche Rasse von dieser Infektion verschont wird.

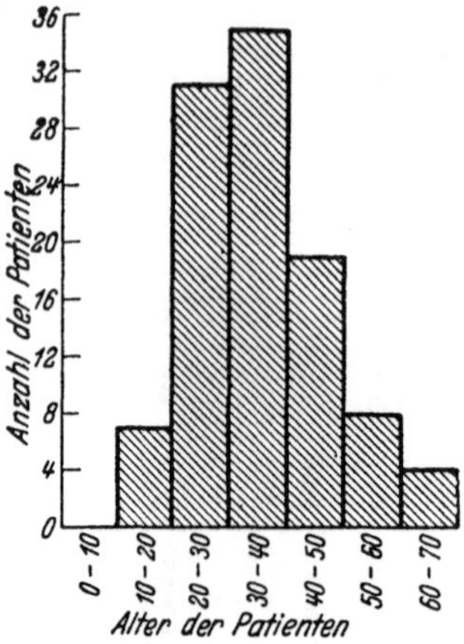

Alter. Auf Grund unseres Materials von BANG-Patienten in Zürich kommen wir zu einem Höchstgipfel zwischen 30 und 40 Jahren, was auch den Ergebnissen zahlreicher anderer Untersucher entspricht. Auffallend ist die Tatsache, daß Säuglinge und Kleinkinder nur sehr selten an Brucellose erkranken, soweit es sich um Bang handelt, obwohl sie gerade das größte Kontingent der Milchtrinker darstellen (LANGE, BUSER-PLÜSS, FLIESS und JORDAN, QUILLIAN).

Geschlecht. Das Verhältnis der Erkrankung von Männern zu Frauen ist ungefähr 2:1, so auch bei systematischer Untersuchung aller aus irgendwelchen Gründen eingeschickten Seren auf Agglutination und Komplementfixation mit Brucellenantigenen. Ohne Zweifel handelt es sich hier um eine Exposition, indem Männer beruflich mehr mit Vieh zu tun haben.

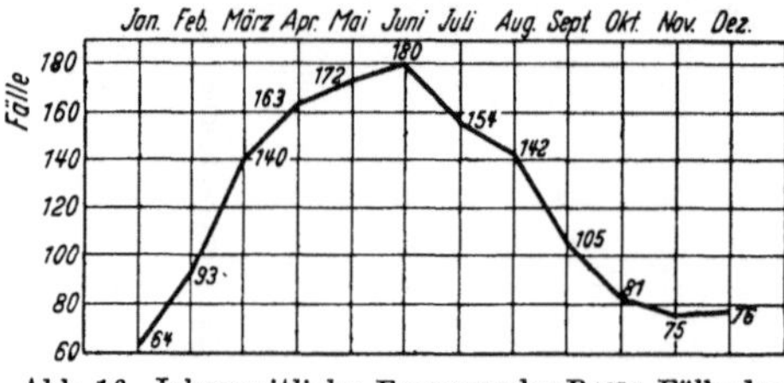

Abb. 15. Verteilung der BANG-Patienten der Medizinischen Universitätsklinik Zürich auf die verschiedenen Altersstufen. (Aus LÖFFLER, MOESCHLIN u. WILLA.)

Sehr schön werden diese Verhältnisse beleuchtet durch die Beobachtung der Schweinebrucellose in der Schweiz, wo die Frauen mehrheitlich die Tiere warteten und auch in größerer Anzahl als Männer erkrankten (NAGEL).

Jahreszeit und Klima. Auch hier sind Schwankungen zu beobachten, indem ein deutlicher Gipfel im Sommer vorhanden ist, der wahrscheinlich die um diese Zeit häufigen Geburten der Haustiere als Hauptgrund hat.

Über Beziehungen der tierischen BANG-Brucellosen zum Klima hinsichtlich Niederschlagsmengen, Temperatur, Grundwasserstand und relativer Feuchtigkeit der Luft berichtet HENRICSSON in einer großen Monographie. Einem niedrigen Grundwasserstand soll nach einem bestimmten Zeitintervall eine hohe Abortusfrequenz folgen. Unseres Erachtens scheint es sich hier wohl um eine zufällige Koinzidenz zu handeln.

Abb. 16. Jahreszeitliche Frequenz der BANG-Fälle der Menschen. (Aus CH. FAUCONNET.)

Topographie, Verkehr usw. Die Infektion der Rindviehherden geht nicht mit der Dichte der Bestände parallel, sondern besondere Verhältnisse spielen eine Rolle wie: die Lage der Viehweiden, Zugangsstraße, Eisenbahnen und Wasserwege. Der Prozentsatz der infizierten Grundstücke beträgt 1,3% bei isoliert, 1,4% bei an Eisenbahn und Landstraße, 15,4% bei nur an Wasserstraße und 36,6% bei an Landstraße oder Eisenbahn und Wasserader gelegenen Grundstücken. Das Wasser soll als Träger und Verschlepper des Ansteckungsstoffes eine besonders große Rolle spielen. Ein offensichtlicher Parallelismus zwischen Coligehalt (Dejekte der Tiere) und BANG-infizierten Grundstücken wird festgestellt.

Die Abortfrequenz war in großen Rindviehherden (über 60 Kühe) 88%, in kleinen Herden (bis zu 10 Kühen) 0,66% (Monographie von HENRICSSON s. Kap. II).

Beruf. Sehr auffallend ist am Material unserer Zürcher Kliniken die Verteilung der BANG-Fälle auf *landwirtschaftliche* und besondere Berufe wie *Köche, Tierärzte, Metzger* usw. Wenn auch unser eigenes Material klein ist, so wird es grundsätzlich bestätigt am großen Material von anderen, besonders amerikanischen Autoren.

Verschiedenes. Die ständige Quelle der Neuinfektion für den Menschen ist das infizierte Vieh, wobei neben den manifest und latent erkrankten Tieren noch *die gesunden Bacillenträger* eine wichtige Rolle bei der Übertragung der Brucellen spielen. Aus diesem *Virusreservoir* wird die Menschenbrucellose unterhalten. Auch bei Menschen haben wir die manifest und latent Erkrankten von den Bacillenträgern zu unterscheiden, was jedoch nicht immer einfach ist, auch mit Hilfe der serologischen Methoden. Ebenso ist die Unterscheidung, ob Rezidiv oder Reinfektion vorliegt, schwierig.

Die Inkubationszeit ist nach den experimentellen Untersuchungen mit etwa 14 ∓ 6 Tage beim Maltafieber anzunehmen, während beim Bang die Meinungen sehr auseinandergehen, indem Wochen bis Monate angegeben werden. Die Situation ist hier ähnlich wie bei der Tuberkulose.

Im Sinne von PETTENKOFER erklärt WOLTER die Brucellosen der Menschen und Tiere als Folgeerscheinung einer gemeinsamen Ursache, „nämlich der Einwirkung der aus chemischen Prozessen in einem siechhaften Boden sich in essentieller Spezifität entwickelnden primären miasmatischen Krankheitsursache auf den menschlichen und tierischen Organismus". Unter Hervorhebung des primären lokalistischen Standpunktes (siechhafter Boden und autochthone Entstehung der Seuche in Abhängigkeit von Klimaschwankungen) haben die Brucellenerreger für WOLTER nur die Bedeutung von belebten, hydrotellurisch bedingten Miasmen, ohne daß sie die eigentliche Krankheitsursache im bakteriologischen Sinne darstellen.

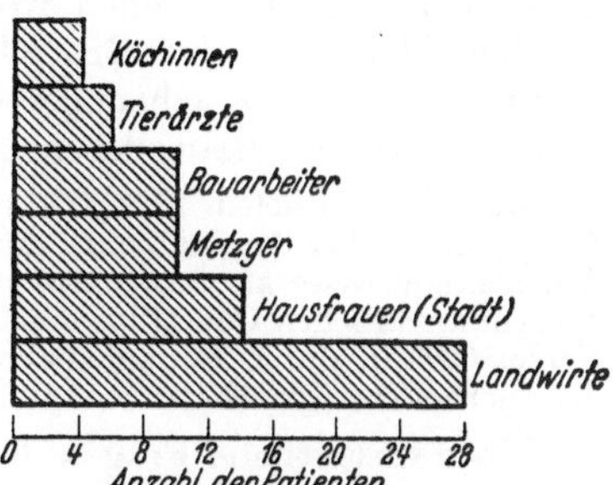

Abb. 17. Verteilung der BANG-Fälle der Medizinischen Universitätsklinik Zürich auf die verschiedenen Berufsgruppen. (Aus LÖFFLER, MOESCHLIN und WILLA.)

Von den gesetzlichen Bestimmungen ist wichtig zu wissen, daß in den meisten Kulturstaaten die menschlichen und tierischen Brucellosen als seuchenhafte Erkrankung meldepflichtig sind.

Synthese. Beim Tier handelt es sich bei den Brucellosen ohne Zweifel um eine Endemie von chronischem Charakter im Sinne einer tardiven Epidemie, im Gegensatz zu den explosiven Epidemien mit ihrem akuten Charakter wie bei Typhus, Cholera usw. Bei den Tieren sind kranke Dauerausscheider und gesunde Keimträger häufig (bakteriologischer Nachweis). Aus diesem Virusreservoir erfolgen immer wieder Infektionen der gesunden Tierbestände, so daß die Infektionskette nicht abreißt. Dadurch ist der *Mensch als Nebenwirt* dauernd in Ansteckungsgefahr, so daß es zu sporadisch auftretenden neuen Brucelleninfektionen des Menschen, *jedoch praktisch nie zu Endemien beim Menschen kommt, soweit wir die* BANG-*Brucellose berücksichtigen.* Bei der *caprinen* Brucellose kann jedoch, besonders in Malta, von einer endemischen Erkrankung der Bevölkerung gesprochen werden, bedingt durch die hohe Infektiosität der verseuchten Ziegenmilch einerseits und die Möglichkeit der interhumanen Ansteckung andererseits.

Die Tatsache, daß die capro-ovine Brucellose den 46. Breitegrad der nördlichen Halbkugel nicht überschreitet im Gegensatz zu den ubiquitär vorkommenden bovinen und porcinen Brucellosen, ist bemerkenswert. Die Möglichkeit, daß es sich bei den bovinen und porcinen Typen um Standortvarietäten auf Grund besonderer Anpassung handelt, die jedoch alle von der capro-ovinen Brucella ausgegangen sind, ist nicht von der Hand zu weisen. Demnach wäre das mediterrane Becken als der Ursprungsort aller Brucellosen und die Schafe bzw. Ziegen als die ersten Seuchenverbreiter anzusehen, was bei der Bedeutung dieser Tiere im Altertum (man denke nur an die Ilias und Odyssee) nicht verwunderlich wäre[1].

Die seltene Erkrankung der Kinder mit Bang kann unseres Erachtens mit der relativ geringen Infektiosität der BANG-Bakterien bei oralem Eintritt (Abtötung im *sauren* Magensaft) erklärt werden. Möglicherweise spielen daneben noch besondere immunbiologische Reaktionen der Kinder eine Rolle.

Die Tatsache, daß über die BANG-Brucellose erst ab 1925 in steigendem Ausmaß berichtet wird, dürfte wohl bedingt sein durch Erweiterung der Kenntnis und der diagnostischen Mittel sowie der besseren Erfassung durch die Meldepflicht. Gegen diese LÖFFLERsche Erklärung im Sinne einer Zunahme der Diagnosen, nicht aber der Krankheitsfälle, also der „Psychologie der Fehldiagnosen", wenden sich HABS u. a., die im Morbus Bang eine neue menschenpathogengewordene Infektion sehen wollen, zweifellos zu Unrecht.

Der Charakter der Brucellose als „*self-limiting-disease*" geht aus den epidemiologischen Betrachtungen offenbar hervor, doch darf nicht vergessen werden, daß die latenten Brucellosen in vielen Fällen nicht erfaßt werden.

Die jahreszeitlichen Schwankungen der Brucellose sowie ihre rhythmischen Abläufe bei Betrachtung über längere Zeiträume können wir uns mit der deduktiven, etwas spekulativen Betrachtungsweise als miasmatisch-hydrotellurisch (WOLTER) im Sinne der SYDENHAM- und PETTENKOFERschen Constitutio epidemica erklären, doch laufen wir mit dieser spekulativen Schau Gefahr, durch Gedankenakrobatik zu ohne Zweifel interessanten, aber leicht in die Irre gehenden, hypothetischen Schlüssen zu kommen.

Über wesentliche Fragen der Epidemiologie der Brucellosen sind wir, wie dies auch bei den anderen Infektionskrankheiten der Fall ist, noch in vielen Punkten im unklaren.

Prophylaxe. Nachdem es sich bei der *menschlichen* Brucellose um eine epizoonotische Infektion handelt, müssen Maßnahmen in erster Linie beim Hauptwirt angreifen, insbesondere weil die interhumane Ansteckung der Brucellosen beim Bang wohl überhaupt nicht, beim Maltafieber nur in geringem Maße vorkommt. In Zusammenarbeit mit dem Tierarzt und in Anwendung der veterinärpolizeilichen Vorschriften muß die Sanierung der brucellainfizierten Viehbestände (Ziege, Schafe, Rinder oder Schweine) erstrebt werden, womit die Ansteckungsquellen für die Menschen eliminiert und die Brucellosen ursächlich bekämpft werden. Da die Ausmerzung der verseuchten Tierherden aus wirtschaftlichen Gründen auf Schwierigkeiten stößt, muß zum mindesten der Schutz der unverseuchten Viehbestände durch Isolierung, Verkalbungsställe usw. erreicht werden. (Vgl. Sanierung der Schweinebestände in Dänemark bei THOMSEN, s. auch Kap. II).

Die Menschenbrucellose muß durch Blockierung des Infektionsweges bekämpft werden: 1. durch Schutz der Gesamtbevölkerung vor indirekter Übertragung; 2. durch Schutz bestimmter Berufsgruppen vor Kontaktinfektionen.

In der ersten Gruppe kommen kontaminierte Nahrungsmittel als Infektionsquellen in Frage, in erster Linie *Milch und Milchprodukte*, die bei Kontamination mit Melitokokken bekanntlich hoch infektiös sind, fast im Ausmaße einer Verseuchung mit Typhusbakterien. Durch scharfe Handhabung der bestehenden gesetzlichen Bestimmungen (*Kochen oder Pasteurisierung der Milch*, Warnung

---

[1] Eine auf Menschen übergehende Tierseuche (Maultiere, Hunde) finden wir in der Ilias (1. Gesang, Zeile 50 und folgende) beschrieben. Eine sichere Erfassung der Natur dieser epizootischen, menschenpathogen gewordenen Epidemie des Griechenheeres vor Troja nach unseren heutigen Erkenntnissen auf Grund der Schilderung ist kaum möglich, ihre Deutung als Brucellose jedenfalls nicht ganz ausgeschlossen.

vor Genuß roher Milch aus seuchenhaften Viehbeständen) sollte diese Infektionsquelle unterdrückt werden können. Ihr stehen manche Vorurteile der Bevölkerung entgegen, insbesondere die Bedenken den Vitaminverlust der Milch betreffend.

Die Milch als mögliche Infektionsquelle für die Brucellose unterliegt in hygienisch fortschrittlichen Ländern einem allgemeinen Pasteurisierungszwang, doch ist auch diese Sicherheitsmaßnahme nicht ein unbedingter Schutz gegen Übertragung von Krankheiten durch die Milch, sei es, daß technische Vorrichtungen versagen können, sei es, daß die Milch dem Pasteurisierungszwang entzogen wird. Deshalb ist es von Wichtigkeit, die Infektion am Ursprung auszurotten, d. h. diejenigen Tiere auszuscheiden, die menschen-pathogene Keime in die Milch ausscheiden. Die Milchhygieniker müssen also nicht nur um die Volksgesundheit, sondern ebensosehr um die Tiergesundheit besorgt sein. Neben der Brucellose sei noch die Tuberkulose als die hauptsächlichste chronische Seuche des Rindes als Milchvieh genannt.

Unterlagen über den Grad der Mischmilch-Verseuchung in der Schweiz mit Brucella abortus Bang fehlten, weshalb im Kanton Zürich in den Jahren 1950 bis 1953 systematisch die Milch auf Abortus Bang und gleichzeitig auf Tuberkulose (Tierversuche) untersucht wurde (E. HESS, W. SACKMANN).

Die Abb. 18 zeigt anschaulich das Vorgehen.

Kurz die Ergebnisse: die Milch von 231 Milchsammelstellen wurde auf Brucella-Kontamination untersucht, davon waren positiv: 66,8% im Mischmilch-Tierversuch; 82,8% in der Einzelmilch-Kultur; 87,6% in der Einzelmilch-Serologie.

5041 Milchviehbestände sind zu 19,4% brucelloseverseucht, über die Hälfte der Bestände hat mindestens *ein euterbrucellöses Tier.* Unter den insgesamt 25 987 Milchkühen waren milchserologisch 6,8% brucellös, *dabei konnten bei 3% der Tiere eine Euter-Brucellose kulturell nachgewiesen werden, dagegen nur bei 1%/$_{00}$ eine Euter-Tuberkulose.*

Aus diesen Zahlen geht eindeutig hervor, daß der Genuß von Rohmilch nicht zu verantworten ist. Um den Menschen vor der Ansteckung zu schützen, ist es notwendig: 1. beim Verkauf von Rohmilch darauf hinzuweisen, daß sie nur als Kochmilch zu verwenden ist; 2. zum direkten Genuß der Milch pasteurisierte Milch oder Vorzugsmilch (Kinder) von veterinärärztlich kontrollierten Kuhbeständen abzugeben.

Die Lebensmittelgesetze müssen bei der Milch nicht nur auf physikalische Kontrollen, wie Fettgehalt und Verschmutzung abstellen, sondern in der Hauptsache auf menschen-pathogene Mikroorganismen. Der „gesunde Dreck" der Milch ist nur ein Schönheitsfehler, während die unsichtbaren pathogenen Mikroorganismen die Volksgesundheit ständig gefährden. In dem Schweizer Milchstatut von 1953 ist auch die bakteriologische Kontrolle der Milch bei Verdacht auf Kontamination mit pathogenen Keimen dem Milchinspektor besonders auferlegt worden, doch ist dieses als ungenügend zur Erreichung einer gesunden Milch in absehbarer Zeit anzusehen.

Ziel der Milchhygiene ist die Ausmerzung aller kranken Tiere, was aus wirtschaftlichen Gründen selbstverständlich nur mit der Zeit erreicht werden kann. Voraussetzung hierfür ist: Erkennung der verseuchten Tierbestände durch ständige Kontrollen, Isolierung der Bacillenausscheiderinnen mit späterer Abschlachtung.

In der zweiten Gruppe handelt es sich um bestimmte Berufspersonen, wie Tierärzte, Käserei- und Stallinspektoren, Melker, Laboranten, Metzger, Küchenpersonal usw. Durch entsprechende Maßnahmen (Gummihandschuhe, Desinfektionsschutzsalben) und durch Aufklärung über die percutane Infektionsgefahr sind die Brucellosen bei diesen Personen zu bekämpfen.

Nach HABS soll bei einem Patienten mit Maltafieber eine Isolierung, Desinfektion sowie Untersuchung auf Bacillenausscheidung in der Rekonvaleszenz durchgeführt werden wie beim Typhus abdominalis. Die mit dem F. u. Bruce erfahrenen italienischen Autoren fordern dies nicht.

Das von den Tieren stammende infizierte Material ist mit den üblichen desinfektorischen Methoden zu behandeln (s. Tabelle 2).

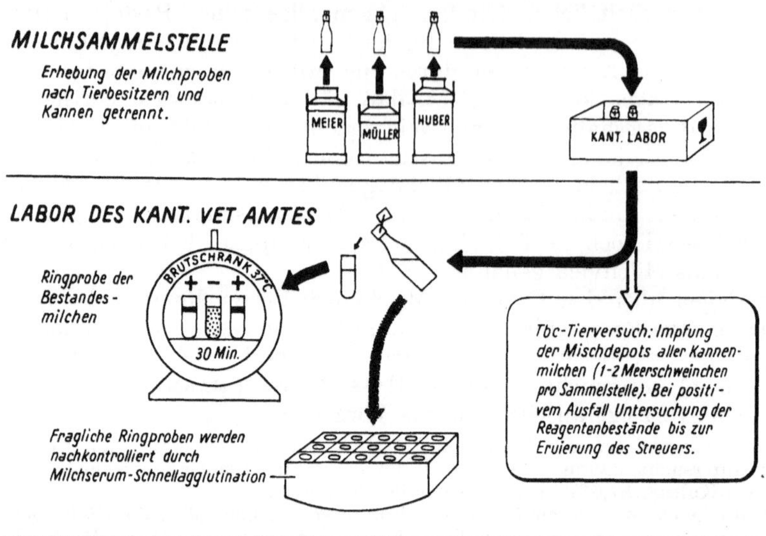

Abb. 18. Schema der Milchuntersuchung auf Abortus Bang und auf Tuberkulose als vergleichende Nebenuntersuchung in Zürich. (Aus dem Vet.-bakt. Institut in Zürich, Direktor: Prof. E. Hess.)

Die prophylaktische Impfung durch subcutane Einspritzung von Vaccinen ist wegen ihrer fraglichen Wirkung und sonstiger Gefahren wohl kaum als Allgemeinmethode beim Menschen anzuwenden.

Weitere Autoren: F. A. Lentze, H. Zeller, Grumbach und Grilichess, Süpfle und Hofmann, W. Frei, Eisele, Mc Cullough und Beal, E. A. Molinelli, Rösgen, M. Klimmer, Zia und Wong, E. Haagen, W. Bischofberger, L. Binder und E. Fauszt, K. Walther, J. Joos, C. M. Carpanter und R. A. Boak, R. M. Taylor und R. H. Hazemann, A. Zuk, G. Schaede, A. Vesa und L. Lahermaa, Salvator Liddo, W. Löffler, Maillart, Kästli, A. C. Evans, Bull. d. Eidg. Gesundheitsamtes 1949 W. Hofmann.

VII. Klinik der Menschenbrucellose.

1. Allgemeine Betrachtungen. Die Brucellosen des Menschen zeichnen sich durch besondere Eigenart und Merkmale als eine *Infektionskrankheit von charakteristischem Ablauf aus.* In Anlehnung an die klinische Infektionslehre wollen wir zweckmäßigerweise drei Phasen unterscheiden: die lokalisatorische im Sinne der Eintrittspforte des Erregers — die generalisierende im Sinne der Bakteriämie — die organotrope im Sinne der mono- oder polyvalenten Organmanifestation.

Unter Annahme der Gültigkeit des Alles-oder-Nichts-Gesetzes ist der Infektionsablauf in weiten Grenzen unabhängig von der *Menge* der Keime und wohl auch des *Eintrittsweges.* Der Ablaufmodus der Krankheit ist für die verschiedenen Erreger oftmals sehr typisch (Fieberkurve). Die Einteilung in 3 Stadien nach obigen Gesichtspunkten läßt klinisch unterscheiden: ein prodromales, akut-subakutes und chronisches Stadium.

Die Krankheitsfolge in der Auseinandersetzung zwischen Makro- und Mikroorganismus endet in der Regel mit Heilung, verbunden mit zeitweiliger Immunität, oder selten mit Tod, sei es durch Einwirkung des betreffenden Mikroorganismus allein, sei es durch Komplikationen im Sinne interkurrierender Krankheiten oder degenerativer Prozesse lebenswichtiger Organe.

Die *erste Phase, die Infektion mit Erscheinungen an der Eintrittspforte wird oft nicht beachtet, fehlt vielleicht auch häufig.*

Bei Eintritt des Erregers durch die Haut, wenn auch nur leicht verletzt, wie bei Tierärzten, Melkern usw. zeigt sich an der Eintrittspforte eine leichte Entzündung, meist mit Schwellung der regionären Lymphdrüsen, die nach einigen Tagen wieder abklingt. Aus analogen Versuchen bei Meerschweinchen überblicken wir diesen Modus relativ gut (s. S. 56).

Die *zweite Phase* der Invasion des Erregers unter dem Bild einer *Bakteriämie* stellt die Krankheitsphase dar, die für den Kliniker der praktische Anfang der Krankheit ist, in welcher der Patient möglicherweise schon in die Behandlung des Arztes kommt. In diesem „septischen" Stadium kann der epizoonotische Erreger ein Organ oder auch viele vorübergehend befallen, wobei in diesem zweiten Stadium die polyorganische Tendenz überwiegen dürfte. Die Brucellen weisen eine große Polytropie auf; *grundsätzlich kann jedes Organ von ihnen befallen werden* (vgl. Untersuchungen in den verschiedensten Körperflüssigkeiten auf Brucellen). Diese zweite Phase, das akute bis subakute Stadium der Brucellose, kann lange Monate bis Jahre dauern, beginnt aber weniger scharf als z. B. der Typhus und endet noch viel weniger scharf.

Die *dritte Phase* der permanenten Organmanifestation, die das eigentliche *chronische* Stadium der Brucellose mit Überwiegen mono-organischer Tendenz darstellt, führt zur dauernden Etablierung des Erregers in einem Organsystem, ähnlich wie wir dies im Organstadium der Tuberkulose, der Lues, des Rheumas usw. sehen. Es steht nicht fest, ob es Brucellastämme gibt, die zu irgendeinem Organ auf Grund von Anpassungserscheinungen eine besondere Affinität besitzen, wie dies von einigen Autoren für die „Neurobrucellosis" postuliert worden ist (S. Liddo). Bakteriologisch und serologisch hat man derartige Stämme nicht differenzieren können. Wir möchten eher annehmen, daß die verschiedene Disposition der Menschen als Wirte im Sinne eines konstitutiotropen Faktors bestimmt, welches Organ oder Organsystem als Ansiedlungsort des Erregers dient. Gleichsam als Vitium primae formationis erlaubt eine biologische Unterentwicklung des ektodermalen, mesodermalen oder entodermalen Systems die Ansiedlung des Erregers in einem daraus hervorgegangenen Organ als Locus minoris resistentiae. In dieser chronischen Phase, in der die Krankheit als chronische Brucellose *oft inapperzept* mit relativ kleinen und uncharakteristischen Symptomen verläuft, ja sogar allen Methoden der Laboratoriumsdiagnostik zum Trotz sich *latent* verhält[1], hat ein Gleichgewicht zwischen Abwehr und Angriff sich eingestellt, das nur gelegentlich nach der einen oder der anderen Seite gestört wird.

2. Allgemeine Symptomatologie. In der Initialphase (Veränderung nur an der Eintrittspforte) sind die Allgemeinerscheinungen geringfügig und uncharakteristisch wie bei den meisten Infektionskrankheiten; in der Regel wird der Patient in diesem Stadium vom Arzt überhaupt nicht gesehen.

Die *Inkubation* beträgt beim Mittelmeerfieber etwa 14 ± 6 Tage nach Untersuchungen der englischen Mittelmeerkommission bei neuangekommenen Soldaten auf der Maltainsel. Bei der BANGschen Krankheit liegen infolge des unscharfen Beginnes wenig verwertbare genaue Angaben vor, auch nicht nach experimentellen Studien. Wissen wir doch, daß die Patienten über lange Zeit mit infektionsverdächtigem Material in Berührung kommen können, bevor die Infektion überhaupt angeht, wenigstens gilt dies für den oralen Infektionsweg. So ist es vielleicht zu erklären, daß manche Untersucher als Inkubation 2—3 Wochen, andere wieder *einige Monate* angeben. Ähnliches haben wir ja bei der Tuberkulose.

Prodrome. Ausgeprägt ist häufig eine allgemeine Asthenie, körperliche Müdigkeit, Depression, Kopfschmerz, Glieder- und Muskelschmerz, Arbeitsunlust, Frösteln mit Temperatursteigerungen. Das Krankheitsgefühl ist ausgesprochen beim F. u. Bruce, *viel weniger stark beim F. u. Bang, bei dem die Patienten bekanntlich ihrer Arbeit zum Teil nachgehen können*, während das Krankheitsbild hinsichtlich Schwere beim F. u. Traum variiert.

Generalisierungsphase. Die Prodromalsymptome verstärken sich. Seitens des Digestionstractus sehen wir, wie bei anderen Infektionskrankheiten, Neigung zu Erbrechen, zu Diarrhoe oder Obstipation. Sehr charakteristisch sind *Schweißausbrüche* und nicht selten Nasenbluten. Die *Milz* zeigt eine Vergrößerung, in geringem Ausmaße die *Leber*, während seitens des Respirationstractus die Symptome sehr mannigfaltig sind, wie Pharyngolaryngitis serosa et haemorrhagica, öfters Bronchitis mit starker Expektoration und klingenden Rasselgeräuschen, pneumonieartige Erscheinungen. Symptome von seiten der Atemwege *können aber auch ganz fehlen.*

Das *Fieber* zeigt in diesem Stadium ein verschiedenes Verhalten, in einem Teil der Fälle ein sehr brüskes Ansteigen, in einem anderen Teil mehr ein langsames.

Die *Haut* ist oftmals durch die *profusen Schweiße* mit Sudamina bedeckt. Durch toxische Wirkung auf die Gefäßwände lassen sich Erytheme, Petechien sowie Blutungen des Zahnfleisches feststellen, auch Fuß- und Handödeme werden beobachtet.

Die asthenischen Erscheinungen werden stärker, Apathie kann eintreten, sehr *selten* verbunden mit Somnolenz im Gegensatz zum Typhus. Die *Zunge* ist in den leichten Fällen feucht, in den schweren trocken und belegt.

Der Puls ist *bradykard*, jedoch regelmäßig, eine Tendenz zur Hypotension nicht selten.

Im *Blut* können wir schon eine beginnende Anämie finden mit *Leukopenie*, ausgesprochener *Lymphocytose*, Monocytose und meist Eosinophilie, die nicht verschwindet, während die Plasmazellen normal sind (vgl. S. 88).

---

[1] Siehe auf S. 87 den mitgeteilten Fall einer Brucellosis latens, bei dem die Ehefrau des BANG-erkrankten Patienten erst bei Verwendung der vom Ehemann gezüchteten Brucellen positiv agglutinierte, nicht jedoch mit den Laboratoriumsstämmen.

Die *Senkung* ist leicht erhöht.

Urin. Wie bei gewöhnlichen fieberhaften Krankheiten meist hochgestellt, häufig *febrile Albuminurie*, Urobilinogen und zellige Bestandteile neben reichlichem Sediment.

SIGNORELLI, wohl einer der besten Kenner des Maltafiebers, unterscheidet je nach den Symptomen im Generalisationsstadium der Brucellose 5 Formen: 1. eine langsam schleichende, 2. eine brüske von septicämischem Charakter, 3. eine lokalisatorische mit vorwiegend intestinalen Beschwerden, 4. eine verschleierte durch interkurrierende Krankheiten, 5. eine fieberlose, besonders schmerzhafte Form. Grosso modo gilt dies auch bei den BANGschen und TRAUMschen Brucellosen.

Zusammenfassung der Hauptsymptome im Invasionsstadium der Krankheit nach ihrer Bedeutung und Konstanz im Auftreten gruppiert: Asthenie — *Fieber* — *profuser Schweiß* — *Arthromyalgie* — Anorexie — Diarrhoe oder Konstipation — Irritabilität.

Wochen oder auch Monate dauert diese „akute“ bzw. subakute Phase der Krankheit, die in einigen Symptomen so charakteristisch ist, daß daraus die Diagnose Brucellose in Verbindung mit anamnestischen Daten vermutet werden kann.

In bezug auf die konstanten *großen* Symptome sind die klassischen Formen als *oligosymptomatisch* zu bezeichnen.

Fieber. Wir sehen bei Beobachtung über einen etwas längeren Zeitabschnitt Temperaturen von 38, 39 bis 40° von remittierendem oder kontinuierlichem Charakter über einen Zeitraum von 20 bis 30 Tagen, dann einen Abfall auf Normaltemperaturen 15—20 Tage lang, womit die erste Welle abgeklungen ist. Es sei hier bemerkt, daß beim Maltafieber dieser undulierende Typ besonders deutlich

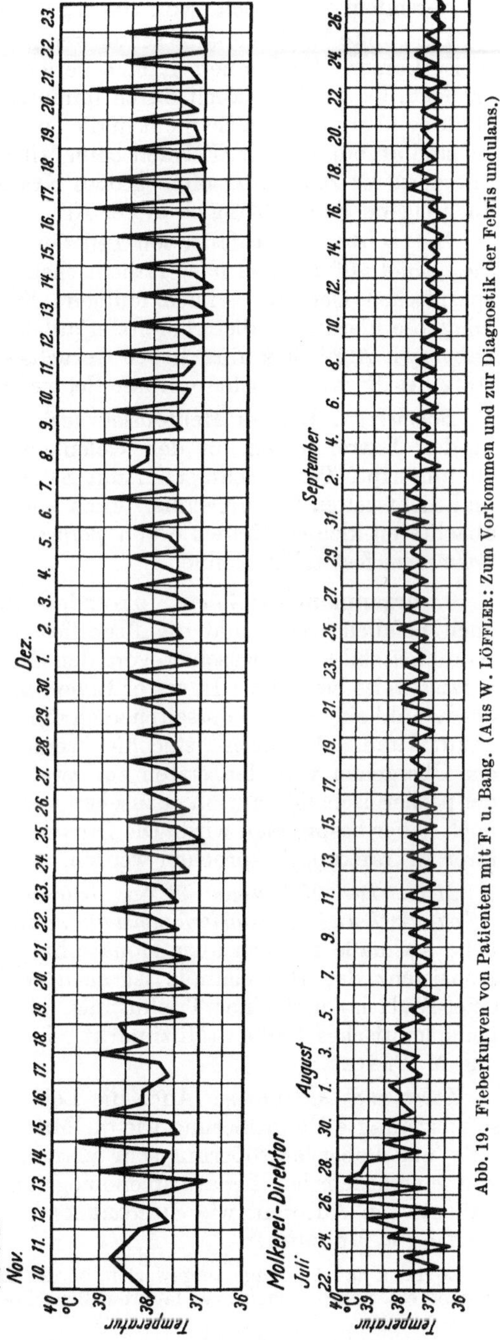

Abb. 19. Fieberkurven von Patienten mit F. u. Bang. (Aus W. LÖFFLER: Zum Vorkommen und zur Diagnostik der Febris undulans.)

zum Ausdruck kommt, während beim Bang und auch beim F. u. suis diese Temperaturen oft nicht so ausgeprägt undulierend und auch nicht so hoch sind, sich häufig im subfebrilen Bereich halten, so daß es nur zu flachen Wellenbildern kommt. Neben diesem klassischen Fiebertyp gibt es aber auch solche von intermittierendem und solche von hyperpyretischem Typ.

Die zweite Welle verläuft schon weniger hoch und ist auch in ihrem Rhythmus meist kürzer. So können 4, 5, 6 Perioden von auf- und absteigendem Fieber erfolgen, bis die Krankheit durch immunisatorische oder iatrogene Aktionen zur Heilung kommt, wenn sie nicht in die latente Form der Dauerkrankheit übergeht. Es sind ambulatorische Formen beim Mittelmeerfieber beschrieben, wo Patienten mit *positiver Blutkultur* ohne großes Krankheitsgefühl ihrer Arbeit nachgingen, auch eigene Beobachtungen dieser Art.

Diaphorese. Im abfallenden Teil der täglichen Fieberzacke tritt sie oft *sehr ausgeprägt* auf und soll nach italienischen Autoren beim Maltakranken einen ganz spezifischen Geruch — nach fauligem Stroh — besitzen, der dem Kenner die Diagnose hierdurch allein bereits erlauben würde. Bei unseren BANG-Brucellosen haben wir Ähnliches hinsichtlich Geruchswahrnehmung nicht feststellen können, trotz des Bestehens sehr profuser Schweiße[1].

Schmerzen. Bei der Melitensisbrucellose sind sehr charakteristisch *Schmerzen* in den Extremitäten, in den Gelenken, Muskeln, im Rücken, oftmals ganz circumscripte Periostschmerzen mit Schwellungen, ischiasähnliche Beschwerden und nicht selten Meningismus. Auch beim *F. u. Bang* und bei der von uns beobachteten kleinen Endemie von *porciner Brucellose* haben wir *diese oft heftigen Schmerzen* feststellen können.

3. Organmanifestationen. Trotzdem *jedes Organ* befallen werden *kann* und auch befallen wird, sind die Brucellosen im allgemeinen oligosymptomatische Krankheitsbilder, abgesehen von den Neurobrucellosen. Gewisse Organe sind vorzugsweise betroffen. In erster Linie handelt es sich hier um *chronische* Phasen der Krankheit, doch nicht selten auch um akute bis subakute Stadien. Die Begriffe „akut" und „chronisch" sind hier weniger zeitlich als funktionell aufzufassen, ein Übergehen von der ersten zur zweiten Phase und vice versa als Ausdruck der pathergischen Reaktion anzusehen, was im pathologisch-anatomischen Kapitel noch näher besprochen wird. Die Organe sollen in der Reihenfolge der Häufigkeit ihrer Erkrankung besprochen werden.

Milz. Der Milztumor ist bei Brucellosen eines der konstantesten Symptome, palpatorisch und perkutorisch meist gut nachweisbar. Er kann gelegentlich beträchtliche Ausmaße bei sich über Monate hinziehenden Erkrankungen erlangen. Die Konsistenz der Brucellamilz ist *deutlich erhöht*, ungefähr zwischen derjenigen einer Malaria- und einer Typhusmilz, oft mäßig druckempfindlich, nicht selten perisplenitisches Reiben (Milzinfarkt). Weitere Autoren: F. CATTANEO, A. RAVINA und M. PESTEL.

Leber und Gallenwege. Auch die Leber zeigt eine deutliche, wenn auch nicht so ausgeprägte Vergrößerung wie die Milz. Meist ist die Korrespondenz zwischen Milz- und Lebervergrößerung sehr ausgeprägt, was LÖFFLER beim Bang geradezu von einem febrilen hepato-splenomegalen Syndrom sprechen läßt. Auch die italienischen Autoren, wie SIGNORELLI z. B., betonen seinen *pathognomonischen Wert beim Maltafieber.*

LÖFFLER hat die Frage aufgeworfen, ob der *Morbus Banti* nicht möglicherweise als Endzustand einer chronischen bzw. latenten Brucellose anzusehen sei. Wir dürfen hier erinnern,

---

[1] Charakteristische Geruchswahrnehmungen werden bekanntlich bei verschiedenen Infektionskrankheiten (Fleckfieber, Typhus, Tuberkulose usw.) als „pathognomonisch" angegeben. Möglicherweise handelt es sich hier um Einwirkungen von besonderen hygienischen Verhältnissen bestimmter Länder, Volksgruppen usw., welche diese angeblich spezifischen Gerüche verursachen.

daß der Morbus Banti eine hauptsächlich in Italien festgestellte pathologisch-anatomische Krankheit darstellt, deren nosologische Selbständigkeit von Klinikern zum Teil bestritten wird.

Diese Hepatomegalie ist beim Maltafieber nicht selten mit Ikterus, hämorrhagischer Diathese und Ascites verbunden. Weitere Syndrome neben dem erwähnten hepatolienalen werden als hepatonephrotische beschrieben und durch entsprechende Befunde erhärtet.

Erscheinungen von *hypertrophischer* und *später atrophischer Lebercirrhose* werden bei den Brucellosen nicht selten beobachtet. Es ist noch abzuklären, ob ein unbehandeltes undulierendes Fieber und speziell der Bang nicht relativ häufig in eine Lebercirrhose übergeht. Magenblutungen, Varixruptur im Ösophagus sind mehrfach mitgeteilt worden (HEGLER, LÖFFLER u. a.). Bei den prognostisch sehr ernst zu nehmenden Fällen von stärkerem Ikterus beim Maltafieber ist die Leber stark und schmerzhaft geschwollen mit peritonealem Erguß und Ödemen an den Extremitäten. Für das hepatorenale Geschehen spricht der Urinbefund mit Urobilin, Urobilinogen, Oligurie, Albuminurie, Cylindrurie, Mikrohämaturie und Erhöhung des Reststickstoffes bis zur Urämie.

Die italienischen Autoren SIGNORELLI, CANALI, RIMBAUD und SERRE u. a. beschreiben geradezu „Entzündungssyndrome" im Sinne einer Hepatitis, Hepatonephritis, Hepatocholangitis, Hepatomeningitis, Hepatospondylitis brucellosa.

Der Ascites soll einerseits mechanisch bedingt sein durch Thrombose der Milzvene oder der Vena portae bzw. durch Fibrosis des Leberparenchyms mit konsekutiver portaler Stauung, andererseits entzündlich durch spezifisch brucelläre Peritonitiden.

Bei Erkrankung der Gallenwege als Cholangitis oder Cholecystitis brucellosa (s. Nachweis von Brucellen im Duodenalsaft[1] finden wir einen ausgeprägten Ikterus, oft verbunden mit Hepatitis und Vorkommen von Gallensteinen mit der Gefahr einer Pankreatitis.

Die hämorrhagische Diathese bei den brucellären Leberaffektionen ist sehr ausgeprägt. Wir sehen Nasen- und Gingivablutungen, Purpura, Melaena usw. Die üblicherweise vorgenommenen Laboruntersuchungen zur Erkennung der Leberfunktion zeigen ein charakteristisches Bild. Urobilin, Urobilinogen, Takata-, Cadmiumreaktion, Glucosebelastung und Galaktoseprobe sind sehr oft positiv; der Serumbilirubinspiegel ist nicht selten auf 1,3 mg-% und mehr erhöht bei direkt positiver HIJMANS VAN DER BERGH-Reaktion. Weitere Befunde: Hypoproteinämie, *Hypoprothrombinämie*, Hypocholesterinämie. Versuche mit dem Vitamin-K-Test[2] bei Brucellosen sind offenbar nicht auf breiterer Basis durchgeführt worden, ebensowenig mit dem Bromsulfaleintest als empfindliche Indicatoren einer Leberdysfunktion.

Digestionstractus. Er sei in diesem Zusammenhang aus topographischen Gründen besprochen, obwohl er selten zu Komplikationen bei den Brucellosen führt. Wir erwähnen nur ganz kurz: Stomatitis, Pharyngitis, Tonsillitis. Sogar Brucellen im Speichel, in den Tonsillen (CARPANTER und BOAK), in der Zungenmucosa sind nachgewiesen worden. Auch Fälle von circumscripter Peritonitis auf Grundlage einer BANG-Infektion, die anfangs als Appendicitis diagnostiziert wurden, sind mitgeteilt worden (KNOBLOCH, FRIED, SIMPSON und BOWERS, bei LÖFFLER und Mitarbeiter). RAUSCH (bei LÖFFLER) berichtet über einen tödlichen BANG-Fall mit Perforationsperitonitis nach multiplen Magen- und Jejunalulcera. Der kausale Zusammenhang scheint uns noch ungeklärt.

---

[1] Neben unseren eigenen Fällen von brucellärer Cholangie (s. S. 138) ein Fall von C. D. DE LANGEN: Les infections chroniques des voies biliaires par la Brucellose de Bang. Internat. Z. Gastroenterologie **76**, 1 (1950/51). Chronischer, über 7 Jahre verlaufender Bang. Biliärer Bacillenträger mit anfangs positiver, später dauernd negativer Agglutination, jedoch positiver Tropinreaktion, sowie Kulturnachweis der Bangerreger im Duodenalsekret, nicht allerdings in den Faeces. Die klinisch gesunde Ehefrau des Patienten zeigte stets eine negative Agglutination bei Verwendung der Laborstämme von Bruc. bovina, doch eine stark positive Blutserumagglutination (1:400) mit dem vom Ehemann gezüchteten Bangstamm (s. auch S. 84). Instruktiver Fall einer Brucellosis latens.

[2] KOLLER, F.: Weitere Erfahrungen mit Vitamin K. Synthetische Vitamin K-Präparate. — Der Vitamin K-Test, eine Leberfunktionsprüfung, Helvet. med. Acta **7**, 651 (1940/41).

Lymphknoten. Eine Schwellung von Lymphknoten, sowohl der oberflächlichen als auch der tiefen (aortale und mesenterale Lymphknoten mit Nachweis von Brucellen als Biopsiebefunde), wird relativ häufig bei Brucellosen beobachtet. Sie kann Anlaß zu Verwechslungen mit anderen Krankheiten geben, worauf wir noch zurückkommen werden (LÖFFLER und Mitarbeiter, KATSCH und WICHELS, BLOOMFIELD, WISE und POSTON u. a.).

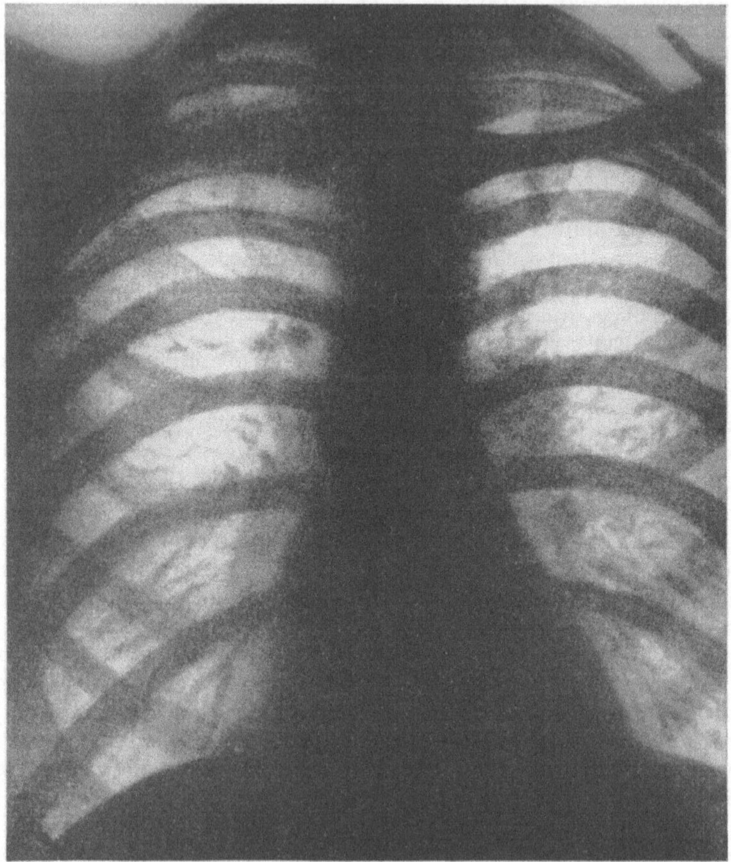

Abb. 20 a.

Exokrine und endokrine Drüsen. Brucelläre Affektionen dieser Organe sind eine Rarität, doch liegen dahingehende Beobachtungen vor, wie Parotitis, Pancreatitis brucellosa (BERT-SCHINGER, KATSCH über eine toxische BANG-Pankreatitis), Strumitis bruc. (W. BRUNNER, SCHÜPBACH, BIRRER), Oophoritis bruc. Dagegen ist die Orchitis bruc. (weniger die Epididymitis bruc.), besonders bei Maltafieber, recht häufig (bis 20% nach SIGNORELLI), wie wir noch andernorts berichten werden. Außerdem: Fälle von Addisonismen bei Brucellosen (Befallensein der Corpora suprarenalia), Mastitis brucellosa (HARDY, bei LÖFFLER und Mitarbeiter). Erinnern wir noch daran, daß bei den Tierbrucellosen, insbesondere beim Rindvieh, die Strumitis bruc. relativ häufig ist (s. auch Kapitel II).

Hämatopoetisches System. Wie bei allen derartigen Erkrankungen mit Sepsischarakter ist das hämatopoetische System stark beteiligt. In einer sehr umfassenden neueren Arbeit zeigen CALDER, STEEN und BAKER das Verhalten des Blutes bei 300 Fällen von Patienten mit Brucellose (Blutkultur, Opsonictest, Agglutination). Wir können auf genannte sehr gründliche hämatologische Untersuchung an dieser Stelle nicht näher eingehen, sondern resümieren: bei 50% der Patienten Normalzahl der Leukocyten, bei 35% Leukopenie und bei etwa 15% Leukocytose, dabei mäßige Linksverschiebung und bei 20% ausgeprägte Eosinophilie.

Die Lymphocytose, relativ und absolut, ist in $^2/_3$ *der Fälle vorhanden* mit ausgeprägter Tendenz zur Linksverschiebung (80% junge Lymphocyten).

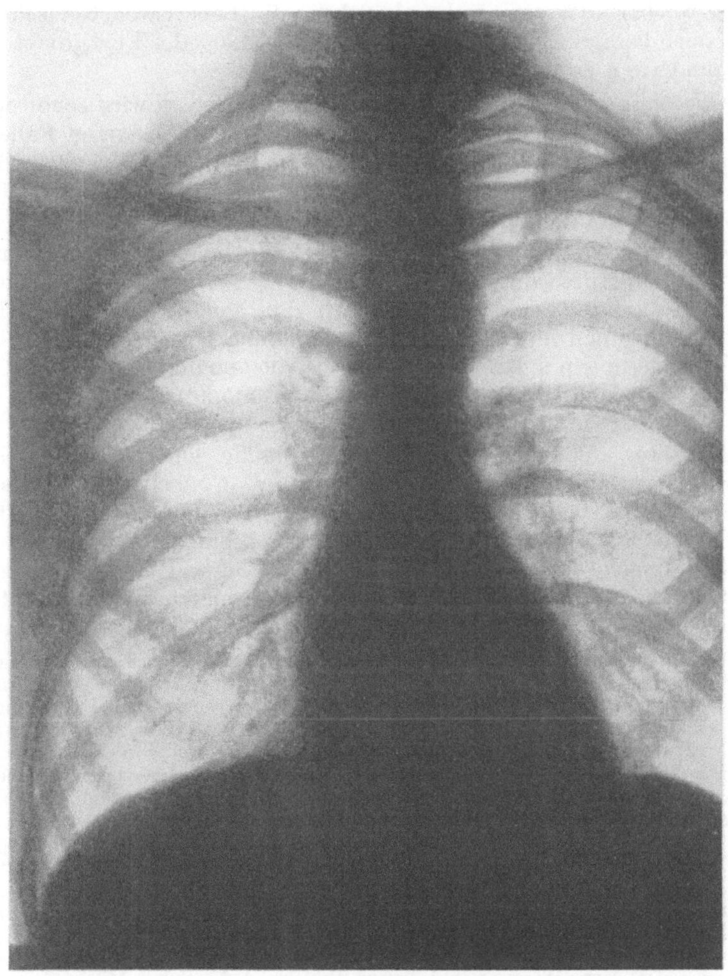

Abb. 20 b.

Abb. 20a u. b. Hilusdrüsen-BANG beidseitig; a besonders links ausgeprägte Form; b derselbe Fall 6 Monate später. Heilung. (Aus F. GRIESEMER.)

Die Erythrocyten zeigen eine leichte Erniedrigung um etwa $^1/_2$ Million, sowohl bei Männern wie bei Frauen, mit makrocytären Formen. Der Hämatokritwert ist deutlich erniedrigt, ebenso das Hämoglobin. Eine milde makrocytäre Anämie bei der Brucellose ist die Regel.

Die Reticulocyten sind meist normal, ebenso die Thrombocyten, letzteres in Widerspruch zur Beobachtung anderer Autoren mit Angaben von Thrombocytopenie. Die Blutgerinnungszeit ist erniedrigt, die Retraktion selten normal, meist unvollkommen oder fehlend. Die Blutsenkung nicht einheitlich, öfters leicht beschleunigt, doch auch nicht selten normal oder etwas verlangsamt, dagegen bei Komplikationen stets starke Erhöhung.

Der von den genannten Autoren wegen der makrocytären Anämie untersuchte Magensaft zeigte nur in vereinzelten Fällen keine freie HCl, doch war auf Histamin immer freie HCl nachweisbar. Positive direkte Reaktion nach HIJMANS VAN DEN BERGH häufig, bei etwa 60% der Patienten ein Bilirubinblutspiegel von weniger als 0,5 mg-%, bei 40% von mehr als 0,5 mg-% (Leberparenchymschaden?).

Es sei noch bemerkt, daß die Prüfung der Resistenz der Erythrocyten sehr oft eine Verminderung zeigte.

Agranulocytose. Eine Hemmung der Granulocytopoese wird schon normaliter (Leukopenie) beim F. u. beobachtet, eine Steigerung in schweren Fällen bis zur Agranulocytose gut denkbar. LÖFFLER und Mitarbeiter teilen einen derartigen Fall mit, doch ist eine medikamentöse Ätiologie nicht auszuschließen [Causyth] (LÖFFLER, MOESCHLIN und WILLA).

Knochenmark. Gelinde Beeinträchtigung der Myelopoese (Ausdruck einer Inhibition durch Milzdysfunktion oder eines spezifischen Brucellagiftes?). Erinnern wir in diesem Zusammenhang daran, daß die Blutkultur und der Nachweis von Agglutininen im Markpunktat sehr häufig positiv ausfällt (über histologische Veränderungen s. Kap. Pathologie). LÖFFLER und Mitarbeiter, CORDARO, DE FILIPPI, PARADA, CATTANEO, AZZI und MIRCOLI u. a. erwähnen ähnliche Befunde.

Genitalapparat. Bei den Männern wird häufig eine *Orchitis,* gelegentlich *Epididymitis* brucellosa (HARDY, SCHITTENHELM, CURSCHMANN, IVARSSON bei LÖFFLER und Mitarbeiter) mit Tendenz zu Fistelbildung festgestellt. Dabei scheint dies beim Maltafieber ein häufigeres Symptom (20%) als beim Bang zu sein. Entzündungen der Samenblase, der Prostata usw. gehören noch zu diesem Bild, oftmals verbunden mit nächtlichen und schmerzhaften blutig tingierten Pollutionen (TUNBRIDGE und GAVEY, FREI, SIGNORELLI, HAMAN, BIRRER).

Bei der Frau ist das Befallensein der Ovarien bei der caprinen Brucellose nicht selten, verbunden manchmal mit ausgeprägter Amenorrhoe. Auch eine brucelläre Adnexitis im Sinne einer Salpingitis und Endometritis brucellosa mit Metrorrhagie und Dysmenorrhoe sind beschrieben worden (LÖFFLER und Mitarbeiter). SHAW, PEDRO-PONS und FARRERAS-VALENTI u. a. beschreiben einen Fluor brucellosus bei 134 Prostituierten von Malta, bei denen im Vaginalsekret die caprinen Brucellen bei etwa $^1/_3$ der Frauen nachgewiesen werden konnten, wovon bei 5 noch im Urin permanent Brucellen ausgeschieden wurden. Die Frage einer Brucelleninfektion des Geschlechtspartners über diesen Weg wird von den Autoren für möglich gehalten. Auch Aborte auf Grundlage der Brucelleninfektion, sowohl mit caprinem als bovinem Typ, werden beschrieben (COTTES). Interessant ist auch die bereits kurz erwähnte Mitteilung von BUSER-PLÜSS über eine Bang-infizierte Frühgeburt mit positiven Agglutinationswerten bei chronischem Bang beider Eltern. Wenn der Fall der Kritik standhielte, würde es sich um den seltenen Fall von einer intrauterin erworbenen Brucellose mit lebender Frühgeburt beim Menschen handeln. Bemerkenswert ist auch in diesem Zusammenhang die Mitteilung von VAN DER HOEDEN (bei BUSER-PLÜSS), daß in der Milch einer Stillenden BANG-Bakterien gefunden werden konnten, ohne daß das 3 Wochen gestillte Kind Krankheitserscheinungen von Bang oder Antistoffe im Blut zeigte.

Bemerken wir in diesem Zusammenhang, daß der Morbus Bang beim Säugling und Kind selten ist, wie die einschlägigen Arbeiten zeigen (HOTTINGER, ZIEGLER, TOBLER, SZMULEWICZ u. a.).

Respirationsapparat. Die oberen Luftwege zeigen recht häufig ein entzündliches Stadium im Sinne einer Laryngitis mit Ulcera necrotica brucellosa (wie wir dies ja auch beim Typhus nicht selten sehen), wobei es sogar zu Stenosebeschwerden kommen kann (STIGLIAN). Daneben ist eine Bronchitis, eine Bronchoalveolitis und besonders eine *Bronchopneumonie* nicht außergewöhnlich mit Brucellen im Sputum (FIORENTINI, EYRE bereits 1908 beim Maltafieber, JANBON,

Lisbonne und Roman), während eine brucelläre lobäre Pneumonie, wie auch eine seröse oder serofibrinöse Pleuritis (Phthisis mediterranea der Italiener) nicht gerade häufig sind, ebensowenig Empyeme. Schwellung der paratrachealen Drüsen bedingt wochen- und monatelangen Husten bei Lungenbrucellosen. Offenbar weniger selten sind interstitielle diffuse Brucellapneumonien mit dem Melitensistyp (tramite mélitococcique der Franzosen — la trame = Lungenstützgewebe [Beatty, Markoff, Dürbeck, Harvey, Griesemer, Curschmann, Johnson u. a.]). Nachstehend einige Röntgenbilder von brucellösen Affektionen der Lungen.

Auch die Hilusdrüsen sind nicht selten befallen, was naturgemäß zu differentialdiagnostischen Schwierigkeiten führen kann (vgl. S. 104).

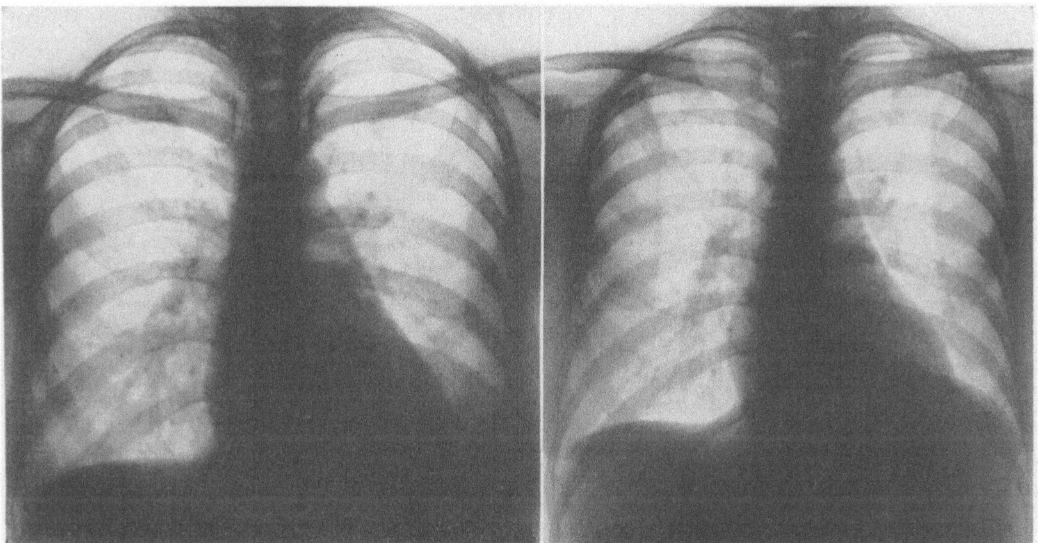

Abb. 21. Pleuro-Pneumonie bei F. u. Bang. Auf dem linken Bild erkennt man die Verschattung des linken Unterfeldes auf dem Höhepunkt der Erkrankung. 10 Tage später hat sich dieser Bezirk wieder aufgehellt. (Aus Löffler, Moeschlin und Willa.)

Weitere Autoren: V. Fici, L. Ajello, H. Althoff und B. Rating, M. Sorrentino, Lobo de la Rua, M. Janbon, M. Lisbonne und G. Roman.

Bewegungsapparat. Wir haben bereits hervorgehoben, daß beim Maltafieber und beim Bang wie auch bei den porcinen Brucellosen *die Gliederschmerzen stark im Vordergrund stehen.* Es handelt sich tatsächlich um echte brucelläre Entzündungen, betreffend die Muskeln als Myositis, die peripheren Nerven als Neuritis, die Gelenke als Arthritis, die Syndesmosen und Kapseln als Fibrositis, Synovitis und Syndesmitis, das knöcherne System im Sinne einer Ostitis bzw. Periostitis und Osteomyelitis **brucellosa.** Spontanfrakturen wurden seltenerweise beobachtet.

Auch Rheumatoide im Sinne der Polyarthritis brucellosa mit Schwellung der periartikulären Gewebe (Finger usw.) sind beschrieben worden.

Die osteoarthritischen Prozesse spielen sich häufig im Becken ab als Sacroileitis, Coxitis (*Coxalgia mediterranea*) sowie in der Wirbelsäule als Spondylitis **brucellosa** neben allen anderen Gelenken. Horstmann berichtet über eine seltene Metastasierung von Brucellen (Bang) bei einem Patienten mit faustgroßer

Femurexostose, die im Verlauf des F. u. Bang erweichte und eitrig nach außen
durchbrach (Erregernachweis).

Bei den *Wirbeln* wird das *lumbale Gebiet* zuerst befallen. In diesen Fällen
finden wir klinisch Immobilisation des Bewegungsapparates, Rigidität, Dolor,
Einschränkung der Flexion und Extension, Irradiation der Schmerzen, positiven

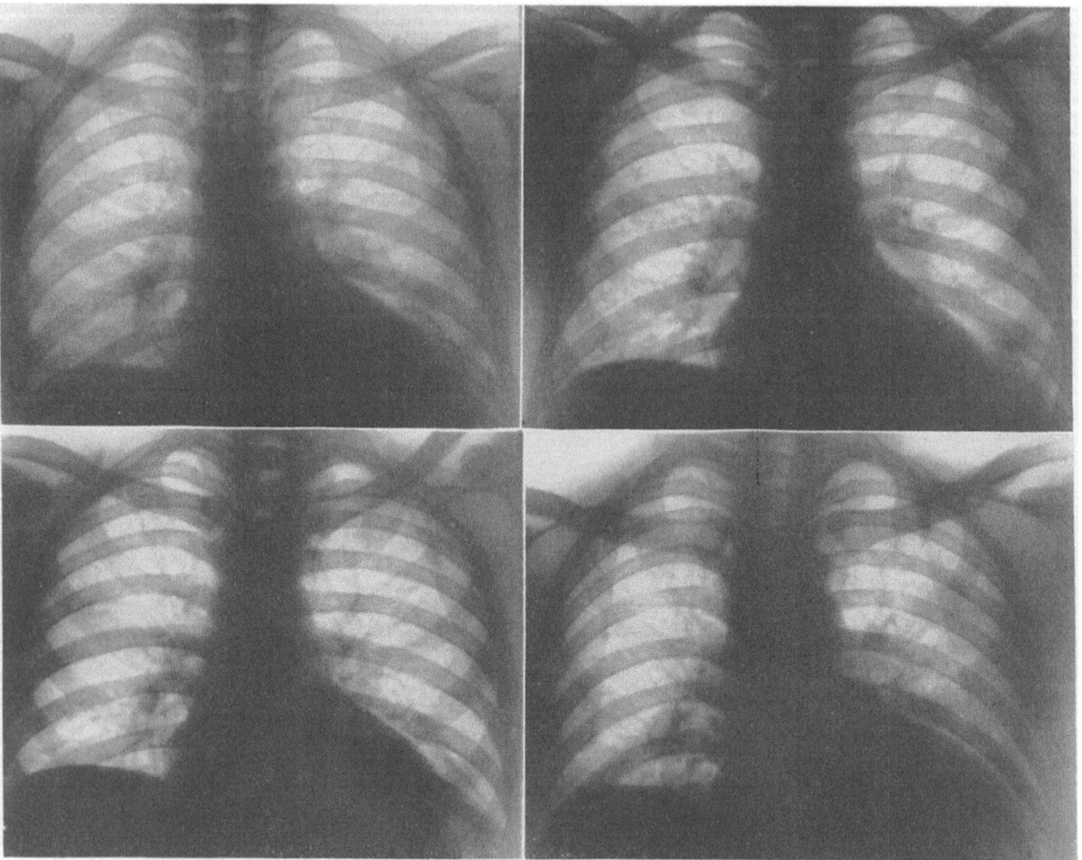

Abb. 22. Tödlich verlaufene F. u. TRAUM-Pneumonie (Typus porcinus) bei einem 22jährigen Metzger. Oben links
Röntgenbild vom 18. 2. 38: konfluierende pneumonische Herde in beiden Unterlappen, links mit einem
Pleuraerguß. Pleuraexsudat ergab kulturell Typus porcinus. Hili beiderseits verbreitert. Oben rechts 23. 2.:
Linkes Infiltrat immer noch deutlich nachweisbar, rechts hat sich das Infiltrat größtenteils resorbiert. Unten
links 28. 2.: Hili noch verbreitert, immer noch Infiltrat links basal. Unten rechts 4. 3.: Fünf Tage vor dem
Exitus, die Infiltrate haben an Ausdehnung beiderseits stark zugenommen. (Aus LÖFFLER, MOESCHLIN und WILLA.)

Lasègue, Änderung der Reflexe, Parästhesiezonen, ja sogar periphere Lähmungen, sei es durch mechanische Momente im Sinne einer Einengung des
Wirbelkanals bzw. der epiduralen Räume durch zerstörende Prozesse der Wirbelsäule, sei es durch entzündlich-degenerative Vorgänge an der Nervensubstanz
selbst. Auch retroperitoneale Abscesse (Brucellennachweis), ähnlich wie die
tuberkulösen Senkungsabscesse, wurden beobachtet, besonders bei dem porcinen
Typ der Brucellen.

Die Röntgenbilder zeigen Ankylosen, Osteoporosen, Destruktion des Discus
und des Corpus vertebrae, atrophische und hypertrophische Prozesse in der
Knochensubstanz, Calcification der Syndesmosen, z. B. des Ligamentum comm.

ant. vertebrae, Abflachung der Wirbel, Verschwinden der Zwischenwirbelräume.
Es wird ein Fall beschrieben, bei welchem die Kompression der cervicalen spi-
nalen Nerven durch Destruktion der Wirbelsäule zu paraplegischen Erscheinungen
und einer Art Syndrom von ARAN-DUCHENNE geführt hat (PEDRO-PONS und
FARRERAS-VALENTI).

Die *Zerstörung des Discus mit Einengung der Zwischenwirbelräume*, wobei zu
betonen ist, daß die Zerstörung auch auf die Wirbelkörper direkt übergreift,
kann Bilder produzieren, die an ein Malum Pottii erinnern. Auf der anderen Seite
sieht man neben den osteolytischen Vorgängen *sklerosierende Prozesse*, wie dies
ja auch bei der Spondylitis tuberculosa beobachtet wird. Die daraus resultierenden Funktionsstörungen können recht erheblich sein. Im Gegensatz jedoch zur
tuberkulösen Spondylitis haben die zerstörenden Knochenprozesse nach einiger
Zeit *die Tendenz zur Selbstausheilung*, so daß bei Kontrollen von Röntgenauf-
nahmen einige Monate bis Jahre später die Veränderungen nicht mehr nachweisbar sind, vorausgesetzt, daß die ursprünglichen Zerstörungen noch nicht zu
irreversiblen Deformationen geführt hatten.

Sehr zu beachten bei den brucellären Spondylitiden ist das *Verhalten der
Meningen*. Einerseits sehen wir nicht selten symptomatische Meningitiden als
toxische Fernwirkung, andererseits per contiguitatem direkte brucelläre Infektion
der Hirnhäute. Der Liquor zeigt in ersterem Fall positiven Pandy und Nonne,
eine mäßige Pleocytose und Eiweißvermehrung, im zweiten Fall der brucellären
Meningospondylitis neben ausgeprägter Pleocytosis *Brucellen*, ferner deutlich
positive Agglutination (siehe Liquoruntersuchung auf S. 66).

Zerstörende Prozesse der Wirbelsäule können zu Reiz- bzw. Ausfallserschei-
nungen seitens des Rückenmarkes führen mit Bildern wie bei einer Querschnitts-
läsion, bei partieller Kompression neuralgiforme Prodrome, später atrophische
Lähmungen im Bereiche der geschädigten Leitungsbahnen, sowie zum Teil
spastische Paresen mit Hyperreflexie als Ausdruck der Schädigung des zentralen
motorischen Neurons. Das eigentliche Bild der Neurobrucellose wird später
eingehender besprochen.

Auch chronische Gelenkaffektionen der Wirbelsäule (Arthritis vertebralis,
Spondyloarthritis brucellosa usw.) gehen meist mit Nervensymptomen einher
wie Paresen, Muskelatrophien, Schmerzen, Hyperästhesien, Parästhesien, wobei
es sich in erster Linie um radikuläre Ausfalls- oder Reizerscheinungen handelt,
nicht jedoch um Rückenmarkkompressionen wie bei den seltenen destruktiven
brucellären Spondylitiden.

Autoren: STEINBERG, GREEN und FREYBERG, RIMBAUD und LAMARQUE,
BIRRER, LÖFFLER und Mitarbeiter, LAURENTIUS, HARDY und Mitarbeiter,
SIMPSON und FRAZIER, HENCH und Mitarbeiter, SCARLETT, BROCHER und
PARHAMI, PALAGI, RAMSEYER, SANDSTRÖM, RAWAK und BRAUN, LÖFFLER und
MORONI.

Kreislauf. Die Affinität der Brucellen zu den Gefäßen, *insbesondere zu den
Venen*, ist sehr groß, was erstmals LÖFFLER in seinen später abzuhandelnden
pathologisch-anatomischen Studien zeigen konnte. Es handelt sich einerseits
um *Endophlebitiden* (um entzündliche Intimabrucellome), die in den Extremitäten zu *Thrombosen* (Thrombophlebitiden) mit der Gefahr von Embolien führen
können — doch auch in den inneren Organen sind entzündliche Veränderungen der
Gefäßintima häufig (s. LÖFFLER und v. ALBERTINI) —, andererseits um peri-
phlebitische Prozesse, besonders der Lungengefäße bei brucellären Pneumonien
(CHASSOT).

Auch das *Herz* zeigt im klinischen Bild charakteristische Symptome einer
toxischen Myokarditis (Beklemmungsgefühl, retrosternaler Druck und Schmerz,

oft jedoch auch keine subjektive Zeichen), die sich im EKG durch negatives T,
Verlängerung von PQ, Frequenzsteigerung usw. nachweisen lassen können

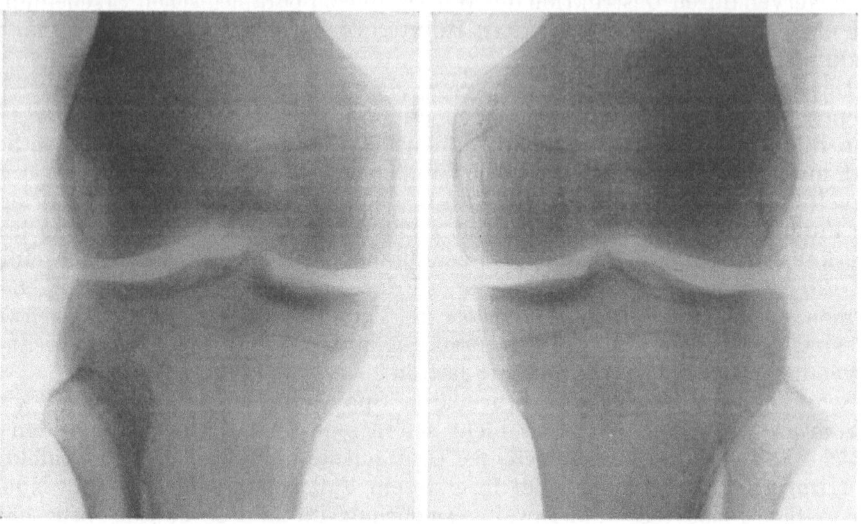

Abb. 23. Akute Arthritis Bang des rechten Kniegelenkes. Man erkennt den infolge des entzündlichen Ergusses
verbreiterten Gelenkspalt und ferner eine leichte Osteoporose sowie kleine Usuren an den Gelenkflächen. Es
bestehen in diesem Bild noch gar keine arthronotischen Randwülste (Aufnahme von 1938).
(Aus Löffler, Moeschlin und Willa.)

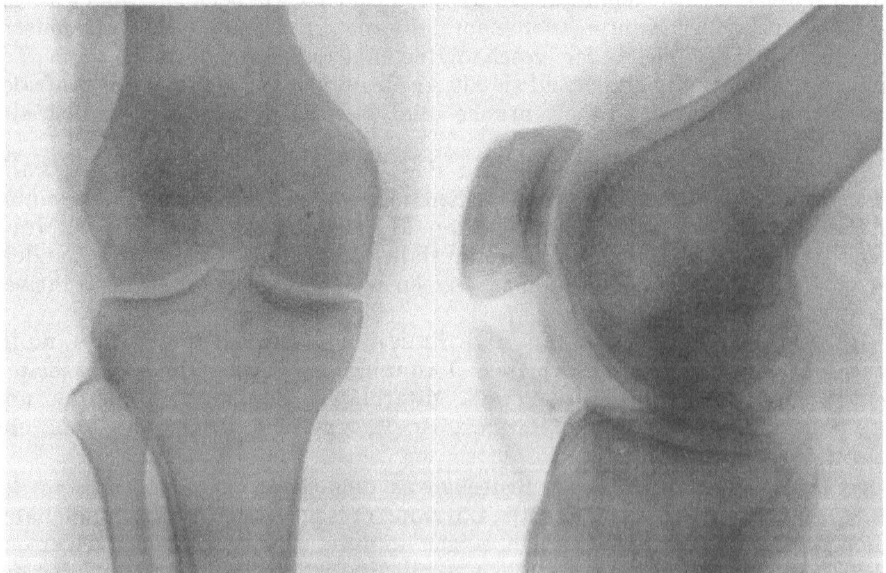

Abb. 24. Spätfolge einer Bang-Arthritis. Schwere Arthonosis deformans des rechten Kniegelenkes als Folge
einer vor 4 Jahren durchgemachten Gonarthritis Bang (gleicher Patient wie 23, Aufnahme von 1942). Starker
Gelenkerguß, arthronotische Zackenbildungen. Als Kuriosität beachte man ferner die Anwesenheit von Gas-
blasen innerhalb des Gelenkes, ohne daß irgendein Eingriff vorausging. Das linke Kniegelenk war röntgeno-
logisch kaum verändert und klinisch o. B. (Aus Löffler, Moeschlin und Willa.)

(Attinger, Tomroth, Moeschlin u. a.). Erscheinungen vom Perikard aus als
Pericarditis brucellosa sind selten beobachtet worden (Curschmann).

Endokarditiden mit Befallensein der Klappen werden schon sehr früh beschrieben (HUGHES 1897 mit 3 tödlichen Fällen von Maltafieber mit Auflagerungen auf der Mitralis und Brucellennachweis). Zweckmäßigerweise ist eine Endocarditis brucellosa *primaria* mit der Unterteilung benigna sowie maligna zu unterscheiden, im Gegensatz zu der *secundaria*, d. h. einer brucellären Affektion, die sich auf einer schon bestehenden Entzündung mit banalen Erregern im Formenkreise des rheumatischen Geschehens aufpfropft. Die klinischen Erscheinungen sind schließlich in beiden Fällen die typischen eines Vitium cordis, wobei die Veränderungen in erster Linie an den aortalen und mitralen Klappen sich abspielen.

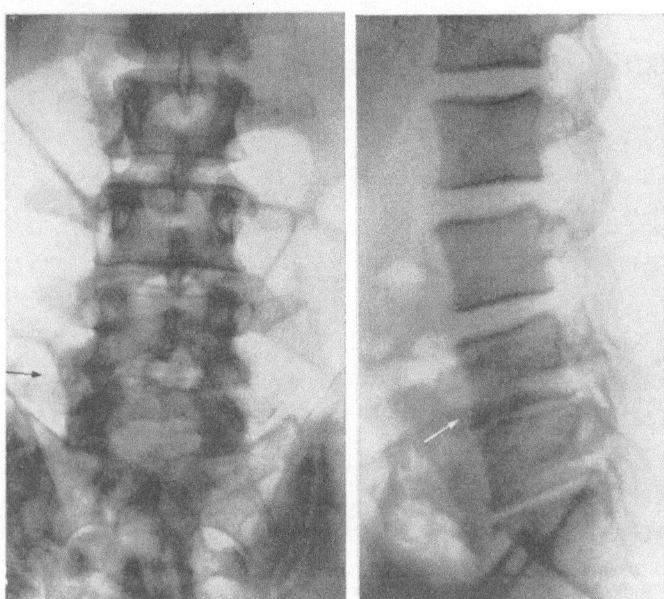

Abb. 25. Spondylitis Bang. Man beachte die vollkommene Zerstörung der Zwischenwirbelscheibe zwischen L 4 und L 5. (Aus LÖFFLER, MOESCHLIN und WILLA.)

Weitere Fälle bei SMITH und CURTIS (mit HUGHES, SCOTT und SAPHIR, RENNIE und YOUNG, GOUNELLE und WARTER, CASANOVA und D'IGNAZIO, LAGRIFFOUL, ROGER und SARRADON), SPINK, TITRUD und KABLER, LEDOUX, DE GOWIN, CARTER und BORTS, ROTHMANN, WERTHEMANN, MATZDORF u. a. über brucelläre (capro-ovine und bovine) Endokarditiden (Kulturnachweis) mit frischen und alten Auflagerungen, Verkalkungen, Stenose und Insuffizienz der arteriellen und venösen, meist linksseitigen Klappen.

Nieren. Klinisch sind Erscheinungen einer Mitbeteiligung der Nieren relativ häufig, sei es beim visceralen Typ der Brucellose im Sinne einer *Hepatonephrose*, sei es als direkte Entzündung im Sinne einer brucellären Metastase. In ersterem Falle Hervortreten einer Nephrose durch dysproteinische Intoxikation mit reichlich Eiweiß, zelligen Elementen im Urin und Ödemen an den Extremitäten. Im Falle der Entzündung haben wir Erscheinungen von Bakteriurie, Mikrohämaturie, Cylindrurie, Albuminurie usw. wie bei einer Nephritis. Beim Ansiedeln der Brucellen im distalen Gebiet des Urogenitalapparates — Prostatitis, Epididymitis, Cystitis brucellosa — sind ascendierende Vorgänge mit Pyelonephritis, Hydronephrose usw. häufig.

SIGNORELLI kommt beim F. u. Bruce zu folgender Einteilung der Nierenaffektion: 1. die Nephrosis benigna mit starker Albuminurie im Anfang der Brucellosis wie allgemein bei fieberhaften Prozessen; 2. die Pyelonephritis auf rein brucellärer Basis oder in Kombination mit andern Keimen wie Coli, Tuberkulose usw. (chirurgische Intervention bei Einseitigkeit des Prozesses indiziert); 3. eine Glomerulonephritis brucellosa acuta, relativ selten, charakterisiert durch mehr oder weniger ausgeprägte Hämaturie und Erhöhung des Reststickstoffes. Gefürchtet ist die Hepatonephritis als Ausdruck einer schweren Brucellasepsis, einhergehend mit Delirien, Hämorrhagien der Haut und Schleimhäute, ausgeprägter Oligurie mit Urämie und Tod; 4. in seltenen Fällen Erscheinungen einer Herdnephritis brucellosa, analog der LÖHLEINschen bei Endocarditis lenta, als Ausdruck einer fokalen oder nach SIGNORELLI einer organo-allergischen Reaktion mit Mikrohämaturie (PEDRO-PONS und FARRERAS-VALENTI, LÖFFLER und Mitarbeiter).

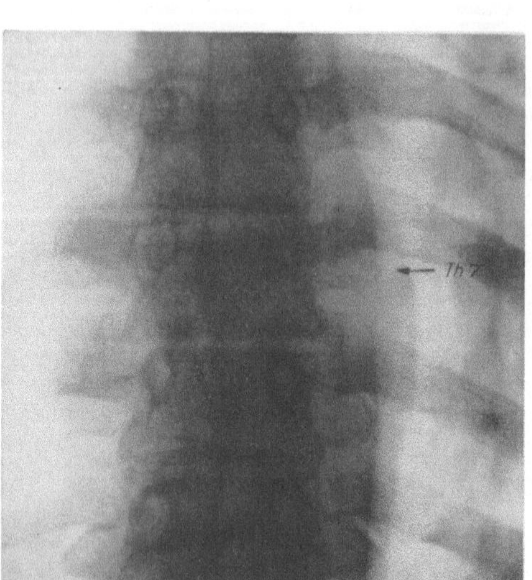

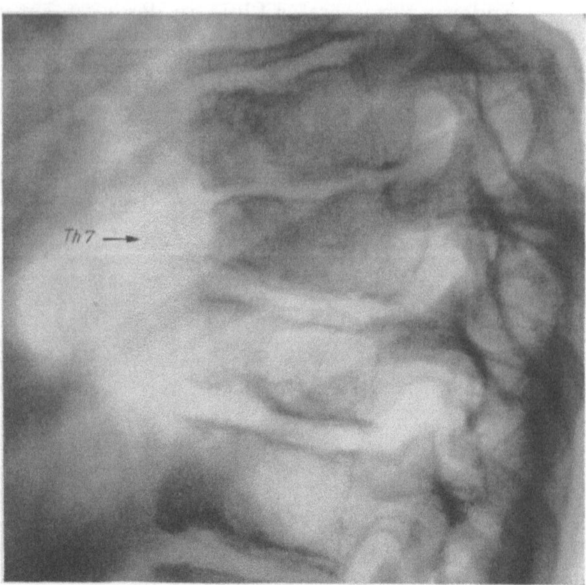

Abb. 26. Spondylitis brucellosa Bang[1] (Th. 7 bis Th. 9). 18jähriger Mann M. A. von berufener Seite als Spondylitis tuberculosa Pott bzw. als Spondyl. necroticans aseptica SCHEUERMANN diagnostiziert worden mit fraglichem Senkungsabsceß. Typisches undulierendes Fieber, relative Leukopenie mit deutlicher Lymphocytose, Senkung 45/54, Weltmann verkürzt, Cadmium positiv, Milz vergrößert und derb, Leber o. B., Meningismus bei negativem Liquorbefund, BANG-Agglutination bis 1:800 positiv, mehrfache Punktion des fraglichen Senkungsabscesses zwecks Kulturversuche negativ verlaufen. Auf dem Röntgenogramm: Keilförmige Deformierung von Th. 7 und Th. 8, SCHMORLsche Körperchen von Th. 6 bis Th. 12. Nach 28 g Aureomycin per os und 11 g Streptomycin subcutan Patient afebril (bereits am 5. Tag) mit normalem Blutbild und Senkung von 6/15 bei fallendem spezifischem Agglutinationstiter. Keine Progression der Veränderungen an der Wirbelsäule.
(Aus der Med. Universitätsklinik Zürich.)

Nervensystem. Unter dem Begriff der Neurobrucellosis seien alle Affektionen zusammengefaßt, die das periphere und zentrale Nervensystem betreffen, *nicht jedoch* sekundäre Erscheinungen, wie z. B. Neurosen als reaktive Störungen bei

---

[1] Bei nachfolgendem Fall von *Morbus Perthes* handelt es sich wahrscheinlich ebenfalls um eine brucelläre Knochenaffektion, also Coxarthritis brucellosa et non „aseptica necroticans": bei einem heute 6jährigen Knaben eines Kollegen wurde vor 3 Jahren röntgenographisch ein Perthes festgestellt. Bei der Mutter des Kindes wurde kurz nach der Geburt ein schwerer Bang diagnostiziert, der wahrscheinlich schon während der Gravidität bestand. Die kürzlich durchgeführten Serumuntersuchungen des Knaben (Agglutination 1:20 positiv, Komplementablenkung ∅) verliefen negativ, was nach so langer Zeit (6 Jahre nach festgestellter Erkrankung der Mutter) zu erwarten war. Leider wurde nicht auf blockierende Antikörper untersucht. Im Hinblick auf die wachsende Bedeutung der intrauterinen Infektion der Frucht (es sei nur an die Embryopathia rubeolosa mit ihren schweren Mißbildungen als Folge erinnert) und die besondere placentare Affinität der Brucellen scheint uns die rechtzeitige Stellung der Diagnose Brucellose bei der Schwangeren und beim Neugeborenen von großer Bedeutung zu sein, insbesondere heute mit der Möglichkeit der Bekämpfung der Krankheit mittels der modernen Antibiotica.

chronischen inapperzepten Brucellosen mit sehr distinkten und mannigfaltigen Beschwerden.

Die initialen Symptome bei Brucellosis wie Asthenie, Schwitzen, Kopfschmerzen, neuritische und neuralgiforme Erscheinungen, Delirien (selten) müssen unbedingt daran denken lassen, daß es sich hier um neurotoxische Phänomene handelt, hervorgerufen durch die Invasion der Brucellen. Wir erwähnten die Auffassung gewisser Autoren über Vorkommen von neurotropen Brucellastämmen, wofür aber die experimentellen Beweise noch ausstehen.

Es finden sich Störungen der Psyche, der Sensibilität, der Motorik, der Trophik mit charakteristischen Bildern je nach Sitz der Affektion. Die pathologischanatomischen Befunde werden im entsprechenden Kapitel besprochen. Die Liquoruntersuchungen sind neben den neurologischen Symptomen von großer Wichtigkeit zur Erkennung der Neurobrucellosen wie: Meningitis cerebralis et spinalis — Encephalitis et Myelitis — Radiculitis et Neuritis peripherica brucellosa als Neurobrucellosis praecox et tarda in der latenten und manifesten Form.

Meningitis brucellosa. Bei der primären brucellären Meningitis (Pachymeningitis und Arachnoiditis) haben wir die typischen Symptome wie Nackensteifigkeit, positiven *Lasègue* bzw. *Kernig*, Steigerung des Muskeltonus („attitude en chien de fusil"), Hyperreflexie, bisweilen auch Hyporeflexie, Somnolenz, Erbrechen, Photophobie, *im Liquor mäßige Pleocytose mit Lymphocytose (ohne Xanthochromie), Eiweißvermehrung, positiven Pandy und Nonne, Kolloidreaktionen vom meningealen Typ*, eventuell leichte Drucksteigerung mit Papillenödem, kein Sperrliquor, während der Zucker von den einen Autoren erniedrigt, von den anderen erhöht gefunden worden ist. Bestimmungen über die Chlorwerte liegen nicht vor (im Hinblick auf die Meningitis tbc. mit meist deutlich erniedrigten Zucker- und erhöhten Chlorwerten von Interesse). Zweckmäßige klinische Einteilung in: 1. juxta-primäre Meningitis; 2. latente Meningitis bei chronischer Brucellose; 3. symptomatische (spezifisch toxische?) Meningitis; 4. kombinierte akute Meningitiden wie Hepatitis-, Endocarditis-, Arthritis meningobrucellosa.

Beteiligung der Hirnnerven bei brucellären Meningitiden sind nicht selten, z. B. beim Maltafieber seitens des Nervus stato-acusticus mit Schwerhörigkeit und Gleichgewichtsstörungen, ähnlich wie bei der Tuberkulose, schon vor der Streptomycintherapie, allerdings bei der Brucellose mit Reversibilität. Des weiteren wurden noch Störungen beschrieben seitens der Nn. opticus, oculomotorius, trigeminus, facialis (sehr selten), abducens. Die „triade pathognomonique de la neuro-brucellose cérébrale" nach RIMBAUD und JANBON: cerebrale Angiospasmen — Gehörsabnahme — Liquorveränderungen.

Encephalitis und Myelitis brucellosa. Neben der reinen Encephalitis finden wir die mit Meningitis verbundene nicht selten. Symptome: diffuse oder lokalisierte psychoorganische Syndrome, Benommenheit, im akuten Stadium mit Temperaturerhöhung und Delirien (transitorische Psychosen mit paranoiden Bildern, Amnesie, Desorientierung, Apathie, Halluzinationen) [bei LÖFFLER und Mitarbeiter, ROGER und POURSINNES, HEGLER, KRAMER, SPINAS, ANGLE u. a.], Erbrechen, Herabsetzung des Muskeltonus und asthenische Beschwerden, daneben auch passagere Steigerungen des Muskeltonus und der Reflexe, eventuell positiver Babinski, bei meningitischer Beteiligung stark entzündliche Liquorreaktionen.

Im Liquor geringgradige Lymphocytose, Globulinvermehrung und positive Kolloidreaktionen oder normale Werte bei den Formen ohne meningitische Beteiligung.

Als Ausdruck der Schädigung der Kerngebiete der Hirnnerven Augenmuskellähmung mit Diplopie, Strabismus, Ptosis, Pupillenstarre.

Bei Befallensein der bulbären Zentren Lähmung im entsprechenden Innervationsgebiet mit Ausgang in Tod durch Kachexie. Parkinsonähnliche Restzustände nach Ablauf der Encephalitis bruc. sind beschrieben worden, ebenso Reizresiduen im Trigeminus- und Occipitalgebiet.

Die *Myelitis bruc. diffusa* (analog bei Typhus abdominalis) als Ausdruck einer direkten Einwanderung der Erreger oder einer indirekten toxischen Wirkung kann bis zur Aufhebung der Sensibilität und Motilität gehen. Im klinischen Bild: Anästhesie, Paralyse (teils spastisch, teils atonisch), letztere Form mit Areflexie bei manchmal erhaltenen Fluchtreflexen, sowie Blasen-, Mastdarm- und vasotrophische Störungen. Je nach Sitz der Affektion läßt sich eine lumbosacrale, dorsale und cervicale Form mit charakteristischer Symptomatologie unterscheiden, ebenso eine ascendierende im Sinne der LANDRYschen *Paralyse* mit Tod an Schluck- und Atemlähmung. Eine selektive Lokalisation der Brucellen auf die motorischen Vorderhornzellen wie bei der HEINE-MEDINschen Krankheit ist nicht beobachtet worden.

Encephalomalacie. Zerstörung der Hirnsubstanz durch vasculäre Läsion mit ischämischer Erweichung auf Grund von brucellären, arteriitischen (Endarteriitis brucellosa obliterans), perivasculären, thrombotischen und embolischen (Endocarditis bruc.) Prozessen mit typisch klinischem Bild der cerebralen Hemiplegie sind möglich, wie ähnliches BING bei Typhus abdominalis erwähnt. Das ätiologische Erkennen wird naturgemäß Schwierigkeiten bereiten.

Daß arteriitische Prozesse mit Schädigung der Intima bei gleichzeitig bestehendem Hochdruck zu einer Encephalorrhagie führen können, ist anzunehmen.

Neuritis peripherica und Radiculitis brucellosa. Nehmen wir vorweg, daß unseres Wissens der Nachweis von Brucellen in den Nervbahnen bis jetzt nicht gelungen ist, was auch auf infektiöse Neuritiden anderer Ätiologie zutrifft. Es ist deshalb naheliegend zu schließen, daß nicht die Mikroben selbst, sondern ihre toxischen Produkte die Schädigung verursachen. Daß auch brucelläre Granulome oder Ernährungsstörungen durch vasale Läsionen (Arteriitis brucellosa) bzw. durch Anämie, Kachexie Ursachen der Neuritiden sein können, soll nicht unerwähnt bleiben. Pathologisch-anatomisch sind auch stets primärdegenerative und entzündliche Veränderungen des Nerven nebeneinander festzustellen. Sehr schwer ist in der Regel zu entscheiden, ob es sich bei den toxischen, refrigeratorischen und Hyperfunktions-Neuritiden *bei gleichzeitig bestehender chronischer Brucellose* um primäre Noxen (Alkohol, Nicotin, Thallium, Abkühlung, Überanstrengung) handelt oder um sekundäre, die sich auf die primäre infektiöse Alteration des Nerven aufgepfropft haben.

Daß bei den Brucellosen jedoch die Neuritiden eine führende Rolle spielen, ist eine Tatsache, über die sich alle Autoren einig sind (LÖFFLER, WAYNARIGHT, SIGL, NEVE, ROGER und CRÉMIEUX bei BING).

Im klinischen Bild haben wir akute, subakute und chronische Formen von mono- oder polyneuritischem Charakter mit Reiz- oder Lähmungserscheinungen (oder beides nebeneinander) der sensiblen, motorischen und trophischen Nerven zu unterscheiden, wie sie uns als alkoholische, diabetische usw. Pseudotabes bekannt sind. Der Sitz der Alteration, ob peripher oder zentral (Wurzelnerven), macht die Symptomatologie noch mannigfaltiger. Die wichtigsten Symptome: Störungen der *Sensibilität* als Hyperästhesie, Parästhesie, Hypästhesie, Thermohypästhesie, Hypalgesie, Ataxie, sowie der *Motilität* als Parese, Mono- und Polyplegie, A- und Hyporeflexie, A- und Hypotonie mit Muskelatrophie, dazu *tropho-vasomotorische Störungen.* Auch *neuralgiforme* Beschwerden mit VALLEIXschen Druckpunkten (Ischalgie, Cephalgie) sind nicht selten. INTROZZI und BASERGA fanden bei ihren Fällen von brucellärer Neuritis: 2,85% Ischias, je 0,71% Trigeminus- und Brachialneuralgien.

Krankheitsbilder im Sinne einer Meningoradikulitis, einer Polyradiculitis brucellosa mit Symptomen wie beim *Guillain-Barré* (s. S. 66 unter Liquorbefunde) sind beschrieben worden. Daß die Isolierung der Brucellen aus dem Liquor hier für die Ätiologie entscheidend ist, sei nebenbei bemerkt. Die Erkrankungen der Hirnnerven wurden bereits auf S. 97 besprochen.

KYGER und HADEN untersuchten 118 Patienten mit multipler Sklerose mittels des Intracutantestes auf Brucellose (Brucellergin, abgetötete Brucellenkeime, polyvalentes Antibrucellaserum[1], Antiabortusserum[1]) und fanden fast zu 100% positive Reaktionen; bei den gesunden Kontrollen zeigten etwa 30%, bei Verwendung von anderen Antigenen (Alttuberkulin, Histoplasmin, Coccidiodin) ebenfalls etwa 30% positive Hautreaktionen. Bei 12 Patienten wurde zusätzlich noch die Agglutination durchgeführt, davon bei 6 mit positivem Titer, allerdings nur bei 3 von 80 und höher. Ob ein ursächlicher Zusammenhang zwischen multipler Sklerose und Brucellose besteht oder ob unter Anerkennung der Spezifität des Cutantestes das Ergebnis nur das Vorhandensein von zwei Krankheiten in diesen Fällen beweist, ist unseres Erachtens nicht zu entscheiden. Eine Abklärung durch Untersuchungen auf breiter Basis wäre jedenfalls von Interesse.

Autoren. ROGER und POURSINNES als führende Informationsquelle, INTROZZI und BASERGA, LÖFFLER, MOESCHLIN und WILLA, LEMAIRE, PORTIER und BERTRAND, GABBI, D'AMORE, CANTANI, A. OHM, KESSLER und MÜLLER, CELLINA, KRABBE, A. WERNER, BERGMARK, STEBLOV, McCULLAGH und CLODTFELTER, SCHEIDEGGER und STERN, SALES, VAZQUEZ und LEY, TUVO, DE ORCHI.

Auge. Die brucellären Augenerkrankungen wurden unter anderem von WAGENER aus der Mayo-Klinik eingehend in einer größeren Abhandlung (Zitierung von etwa 30 Autoren mit über 100 Fällen) besprochen. Wir erinnern daran, daß die nicht seltene periodische Ophthalmie der Pferde (s. S. 44) auf eine Brucelleninfektion zurückgeführt werden konnte. Klinisch handelt es sich in diesen immerhin seltenen Fällen beim Menschen um zum Teil akute, meist aber chronische Entzündungserscheinungen im Sinne der Keratoconjunctivitis, Iridocyclitis, Retinitis, Chorioiditis, Neuritis retrobulbaris *brucellosa*, oft verbunden mit Bildern wie bei einer Keratitis parenchymatosa luetica, einer Panuveitis tuberculosa mit Ausgang in Phthisis bulbi und Enucleation.

Haut. Sekundäre Veränderungen durch starkes Schwitzen in Form der Sudamina haben wir bereits erwähnt. Daneben werden auch noch maculöse Efflorescenzen, ähnlich den Roseolae bei Typhus und Paratyphus mit Lokalisation an den Extremitäten und am Rumpf, sowie herpetiforme, lichenoide, pustulöse, papulöse Efflorescenzen mit und ohne Nekrosen im Sinne von unspezifischen und spezifischen Hautaffektionen beschrieben mit Bildern wie bei Dermatitis, Ekzem, Varicellen, scarlatiniformem, morbilliformem und rubeoliformem Exanthem, Erythema nodosum, Erythema exsudativum multiforme (brucelläres Rheumatoid?) usw. Isolierte und multiple Hautabscesse (Analogie zur Tuberculosis colliquativa) sind beim Maltafieber bekannt, ebenso juckende urticaforme Hautmanifestationen sowie Ulcerationen und aphthenoide Läsionen an der Gingiva und Zunge. Amerikanische Kollegen (mündliche Mitteilung) berichten über diffusen reversiblen Haarausfall beim F. u. Eine Polymorphie der Hautmanifestationen, ähnlich wie wir diese bei der Tuberkulose kennen (W. JADASSOHN, GRILICHESS, RIEDMÜLLER und STIHL, SCHÜPBACH, CURSCHMANN, TINKER, LÖFFLER und Mitarbeiter, RIMBAUD und JANBON, PICARD u. a.).

Wir schließen diese Übersicht der *Organmanifestation* bei der Brucellose ab, indem wir hervorheben, daß *nicht so selten gleichzeitig mehrere Organsysteme befallen sind wie Leber, Milz, Knochen, Gelenke, Nervensystem, respiratorischer Tractus usw.* Es handelt sich dann immer um sehr schwere Fälle, in denen das polytrope Ansiedlungsvermögen der Brucellen so recht zu erkennen ist und in denen das klinische Bild mit einer verwirrenden Fülle von Symptomen uns

---

[1] Nach der Technik von L. FOSHAY: J. inf. Dis. **59**, 330 (1936).

entgegentritt als spleno-hepatonephritisches Syndrom (polyviscerales Syndrom) mit Ikterus, Ascites, Anämie, Hämorrhagie sowie hepato-tramitische und -meningitische Syndrome mit Bronchopleuropneumonien, Meningomyeloencephalitiden sowie Neurofibromyoosteoarthritiden.

4. Komplikationen. Es sei darunter im *strengen Begriff des Wortes eine Exacerbation der Brucellose verstanden durch etwas bereits Bestehendes oder neu Hinzugekommenes.* Die verschiedene Affinität der Brucellen zu den einzelnen Organen dagegen sei als Organmanifestation der Brucellen aufgefaßt. Das soll keine Spitzfindigkeit sein, sondern mithelfen, die Brucellosen in ihrer Mannigfaltigkeit besser zu erkennen. Bei den Komplikationen berücksichtigen wir: 1. vorbestandene Leiden; 2. interkurrierende Krankheiten; 3. konsekutive Prozesse.

Zuerst sei die *Tuberkulose* genannt, bei der es auf Grund eigener und anderer Autoren Erfahrungen zu einer beträchtlichen Verschlimmerung kommen kann; es ist nicht selten, daß eine Generalisation des tuberkulösen Grundleidens sich anschließt mit letalem Ausgang.

Wie bereits erwähnt, sind *Mitralvitien* auf *rheumatischer Grundlage* bei einer Infektion mit Brucellen ein Locus minoris resistentiae im Sinne einer erleichterten Ansiedlung der neuen Mikroben am

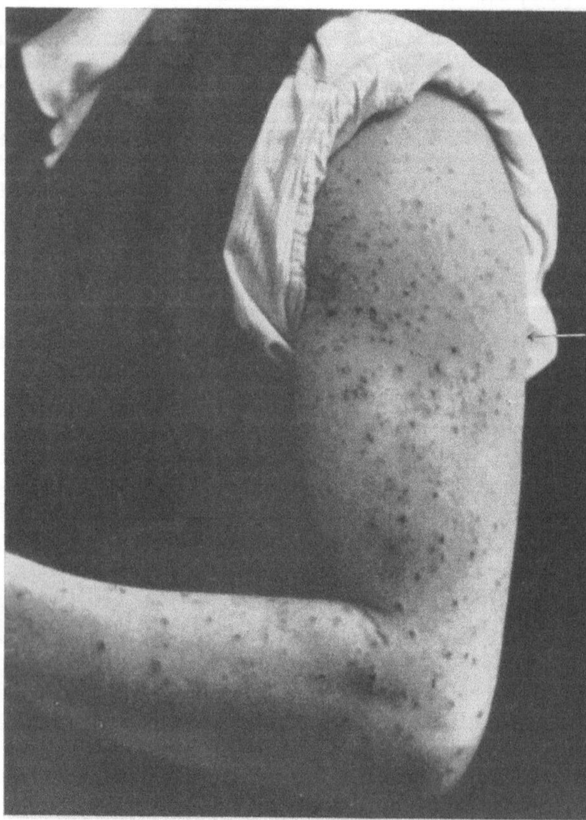

Abb. 27. Typischer Fall von Brucella-Ausschlag bei einem Tierarzt. Unterhalb des Pfeiles sieht man den spontanen Ausschlag, über ihm den durch Abortin hervorgerufenen. [H. HAXTHAUSEN u. A. THOMSEN: Arch. f. Dermat. **163** (1931).] (Aus W. JADASSOHN: Handbuch der Haut- und Geschlechtskrankheiten, Bd. IX, Teil 2, S. 469. 1934.)

bereits geschädigten Klappenapparat, was für den Träger der Grundkrankheit eine Verschlimmerung mit Ausgang in Tod bedeuten kann.

Ein besonderes Problem stellt das *Lymphogranuloma malignum Hodgkin* und seine Beziehung zur Brucellose dar, ohne daß heute schon Entscheidendes darüber ausgesagt werden kann. Aus großen Untersuchungsreihen von WISE und B. POSTON wissen wir, daß in einzelnen Serien von HODGKIN-Patienten die excidierten Lymphknoten in der Hälfte der Fälle Brucellakeime enthielten, während in anderen Untersuchungsserien überhaupt keine gefunden werden konnten. Es stellt sich die Frage, ob die HODGKIN-Krankheit gleichsam günstige Vorbedingungen für die Ansiedlung der Brucellen im lymphatischen System schafft, oder ob umgekehrt das Befallensein der Lymphdrüsen mit Brucellen im Sinne eines chronischen Reizes zum Lymphogranuloma malignum disponiert. Jedenfalls

scheint uns ein ursächlicher Zusammenhang derart, daß die Brucellen gleichsam
„die Erreger des Hodgkin" seien, kaum annehmbar.

CURSCHMANN weist mit Nachdruck darauf hin, *daß ältere Patienten durch Brucellosen sehr gefährdet sind* (Bronchopneumonien, hypostatische Pneumonien, Thrombosen), was an Hand von 3 tödlich verlaufenden BANG-Fällen demonstriert wird.

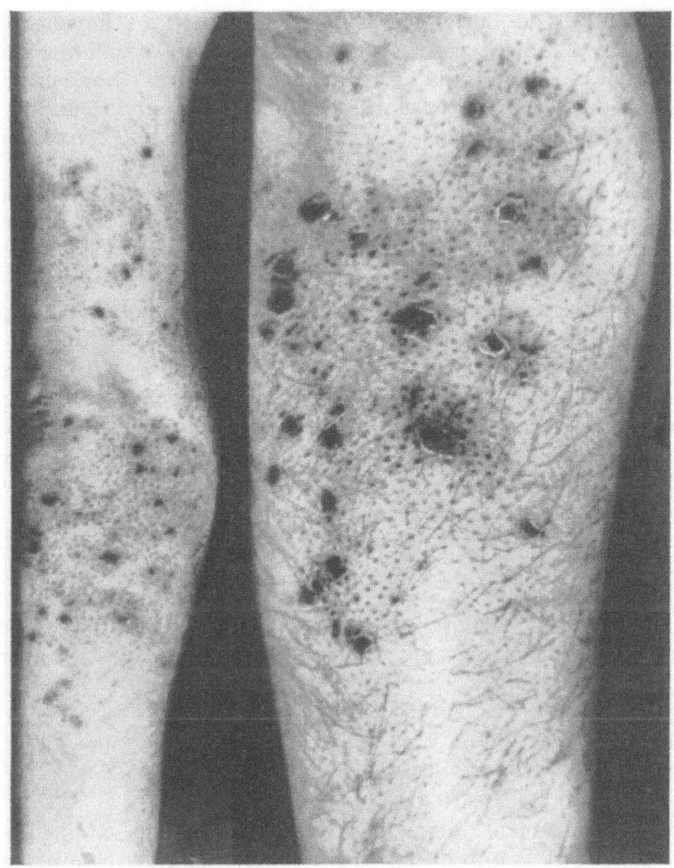

Abb. 28. Brucella-Ausschlag. Lichenoide Form. [H. HAXTHAUSEN u. A. THOMSEN: Arch. f. Derm. **163**, (1931).]
(Aus: W. JADASSOHN, Handbuch der Haut- und Geschlechtskrankheiten, Bd. IX, Teil 2, S. 470. 1934.)

Daß ein bestehendes F. u. durch *interkurrierende Krankheiten* wie Typhus,
Paratyphus, Dysenterie, Tuberkulose, Pneumonie, Malaria usw. ungünstig beeinflußt wird, ist wie bei allen Fällen von Superinfektionen zu erwarten, ebenso
durch Traumen. Als Beispiele seien genannt: Typhus bei intestinaler Brucellose,
Pneumokokkeninfektionen bei BANGscher Bronchopneumonie usw. In eigener
Beobachtung von Brucellose Bang und Malaria tertiana wurde die Brucellose
durch die Fieberzacken mit Schüttelfrost im Verlauf *nicht* beeinflußt (vgl. Therapie).

Ausgangskrankheiten von chronischen Brucellosen durch irreversible Organveränderungen können zum führenden und terminalen Krankheitssymptom
werden. Wir erwähnen: die recht häufig zu beobachtenden *Lebercirrhosen* nach
der BANG-Infektion (30% nach BERTSCHINGER auf Grund des Sektionsmaterials),
den Morbus Banti?, die schweren Arthronosen nach der Arthritis Melitococcica,

Testisatrophie mit Sterilität nach lang dauernder Orchitis brucellosa, Myokardie nach der Myocarditis brucellosa usw.

Diese schwerwiegenden *Komplikationen sind auch bei unbehandelten Fällen* nicht gerade häufig, da die F. u. sicherlich in einem beachtlichen Prozentsatz zur Spontanheilung neigt, was allerdings von GRIGGS u. a. im Hinblick auf die latenten Brucellosen bestritten wird.

Psychoneurosen. Die Beziehungen der Brucellosen zu Psychoneurosen wird in zahlreichen amerikanischen Arbeiten behandelt. Ob es sich hier um einen Ausdruck der von BEARD geprägten „American nervousness" handelt, bleibe dahingestellt. Daß jedoch die proteushafte Semiotik der polyvisceralen Brucellosen und besonders der Neurobrucellosen wie psychische und physische Asthenie, Kopfschmerz, Schlaflosigkeit, Schwitzen, Schwindel, Parästhesie, Arthralgie, Irritation des neuromuskulären Apparates, kardiovasculäre, viscerale, vaso-motorische, genitale Störungen und die Schwierigkeiten der Diagnose der latenten Formen der Krankheit *hysterische und neurasthenische Bilder* von klischeeartiger Ähnlichkeit schaffen können, leuchtet ohne weiteres ein.

Die postencephalitischen Brucellosen mit den striopallidären Spasmen und Tics müssen uns bei Nichterkennen der Ätiologie zu Fehlschlüssen verleiten.

GRIGGS u. a. berichten von Tausenden von Patienten in USA., deren „Psychoneurosen" bei Anwendung verschiedener Untersuchungsmethoden (Agglutination, Komplementfixation, Opsonictest, Cutantest) als chronische Brucellosen entlarvt werden konnten. Die Forderung, vor Stellung der Diagnose „Psychoneurose" organische Erkrankungen auszuschließen wie Phthisis incipiens, Diabetes mellitus, Toxomanien (Alkohol, Nicotin, Morphin, Cocain), beginnende progressive Paralyse, Arteriosclerosis cerebri, multiple Sklerosis muß jedenfalls erweitert werden durch Einbeziehen der *chronischen Brucellosen,* nachdem ihre Häufigkeit bedeutend höher ist als bisher angenommen wurde. Dabei darf man sich nicht begnügen, nur die Agglutination anzuwenden, da letztere gerade bei den chronischen Formen meist versagt. Möglicherweise haben wir im Intracutantest, ausgeführt mit der KH-Fraktion des Brucella-Antigens, ein diagnostisches Hilfsmittel vom Werte des Mantoux bei der Tuberkulose, um wenigstens zu erkennen, ob der betreffende Explorand schon einmal eine Brucellainfektion durchgemacht hat. Große Dienste wird hier der *Brucella-Coombs-Test* leisten.

Weitere Autoren: G. SPENGLER, F. SPINAS.

Nachfolgend sei versucht, die mehr oder weniger feinen Unterschiede zwischen F. u. Bruce, Bang und Traum durch Gegenüberstellung der Symptome und ihrer Wertigkeit herauszuarbeiten.

5. Diagnose und Differentialdiagnose. Grundbedingung der richtigen Diagnose ist: *an Brucellose denken.* An vielen Instituten wird automatisch bei Einsendung eines Blutes mit Typhusverdacht auch auf Brucellose agglutiniert. Die aus solchen Untersuchungen resultierende Überraschungsdiagnose sollte nicht allzu häufig sein. Die Stellung der Diagnose des F. u. dürfte in den klinischen Fällen mit entsprechender Anamnese, Beachtung der Fieberkurve, der Hepato*spleno-megalie,* der *Leukopenie,* Vorkommen von Eosinophilen bei *absoluter und relativer Lymphocytosis* nicht allzu große Schwierigkeiten machen. Durch die geschilderten Laboratoriumsmethoden (Erregernachweis und serologische Reaktionen bei Beachtung der Kreuzungsagglutinationen und der Hautsensibilisierung) haben wir die Möglichkeit, uns zusätzliche Sicherheit über die vorliegende Infektion zu verschaffen und auch cum grano salis die verschiedenen Untergruppen des F. u. zu erkennen. In unseren Breiten, d. h. in Gebieten nördlich des 46. nördlichen Breitegrades ist praktisch jedes F. u. *als „Bang"* anzusehen, während im Gegen-

Tabelle 6. *Gegenüberstellung der Unterschiede der verschiedenen humanen Brucellosen.*

	F. u. Bruce	F. u. Traum	F. u. Bang
Erreger	Br. capro-ovina biochem. Diff.	Br. porcina desgl.	Br. bovina desgl.
Serologie	Erkennung durch Aggl. und Agglutininabsorption eventuell möglich	Trennung durch Agglut. und Agglutininabsorption untereinander nicht möglich, eventuell Abgrenzung gegen F. u. Bruce	
Anamnese	Kontakt mit Ziegen und deren Produkten	Kontakt mit Schwein	Kontakt mit Kuh und deren Produkten
Geographie	südlich des 46. nördl. Breitegrades	hauptsächlich in USA.	ubiquitär
Fieber	ausgeprägter undul. Typ bis 39—40° C	ambivalent	angedeuteter undul. oft subfebriler Typ
Hepatosplenomegalie	ausgeprägt	desgl.	desgl.
Puls	Bradykardie Hypotension	,,	,,
Blut	Leukopenie Lymphocytose Anämie, leichte	,,	,,
Krankheitsgefühl	schwer	meist schwer	meist leicht
Schweiß und Geruch	stark und nach fauligem Stroh	stark Geruch ?	stark ohne charakteristischen Geruch
Orchitis	in 20%	seltener	seltener
Arthromyalgie	ausgeprägt	etwas weniger	etwas weniger
Lebercirrhose	selten	desgl.	häufig (30%)
Pathologische Anatomie	Brucellome von mehr exsudativem Charakter	?	Brucellome von mehr produktivem Charakter
Letalität (vor Ära der mod. Antibiotica)	bis 10%	bivalent	bis 5%

satz hierzu südlich vom erwähnten Breitegrad, d. h. in den Mittelmeerländern, in der Hauptsache an Maltafieber zu denken ist. Schwierigkeiten zwischen den einzelnen Typen von F. u. zu unterscheiden bestehen nur in Gebieten, wo Infektionen mit allen drei Typen vorkommen, wie dies z. B. in USA. der Fall ist.

Zwecks systematischen Vorgehens wollen wir uns bei den differentialdiagnostischen Überlegungen von folgenden Hauptsymptomen leiten lassen: Milz- und Lebervergrößerung, Fieber, Drüsenschwellung. Die restlichen Symptome sollen zusammenfassend ausgewertet werden.

Die Differentialdiagnose des *Typhus abdominalis* und *Paratyphus* kann Schwierigkeiten machen, da auch hier Milztumor, wenn auch weniger groß und derb als bei F. u., und Bradykardie bestehen mit Leukopenie, während Aneosinophilie, positive Diazoreaktion und isolierte Roseolen beim F. u. selten sind. Das beim F. u. *Bang meist freie Sensorium* — dies trifft jedoch wieder weniger zu beim F. u. Bruce in seinen akuten Formen — hilft uns, den Typhus bereits klinisch vom F. u. abzutrennen. *Bei längerer Beobachtung ist auch die Fieberkurve von Typhus abdominalis und F. u. ganz verschieden.* Nicht leicht ist manchmal die Abgrenzung gegenüber der *Typhobacillose* im ursprünglichen Sinne von Landouzy, *der febrilen Phase der Initialtuberkulose ohne lokale Symptome,* einer

Pleuritis exsudativa, Peritonitis tbc., nicht selten verbunden mit den besonders irreführenden Gelenkschmerzen im Sinne des *Rheumatismus Poncet*.

Die klinische Unterscheidung gegenüber eigentlicher *Miliartuberkulose* bietet weniger Schwierigkeiten als gegenüber Typhus. Cyanose mit Erweiterung der Lungengrenzen, fehlender oder wenig stark hervortretender Milztumor, ganz besonders Leukopenie mit relativer und absoluter *Lymphopenie* kennzeichnen die Miliartuberkulose gegenüber dem F. u. schon im Anfangsstadium, ehe noch das kleinfleckige Röntgenbild der Lunge oder Meningealsymptome mit Augenhintergrundstuberkeln die klinische Diagnose sichern. In seltenen Fällen sind jedoch auch beim F. u. ähnliche pulmonale und meningeale Symptome zu sehen. Eine brucelläre Hiluspneumonie kann auch dem Erfahrenen die Abgrenzung von einer Hilustuberkulose im Röntgenogramm unmöglich machen, ebenso einmal von einem Boeck.

Sehr schwierig kann die Unterscheidung von der *Sepsis bzw. Endocarditis lenta* sein, zumal sich beide Krankheiten kombinieren können (S. 95). Der fahle, gelblich-bräunliche Farbton des Gesichtes (Milchkaffeefarbe), der schnelle Puls, Herzgeräusch über Mitralis und besonders ein diastolisches Geräusch über der Aorta, multiple kleine Hautembolien an Fingern und Zehen, Kennzeichen der Viridans-Endokarditis, können beim F. u. ebenfalls gelegentlich vorkommen. Der *Milztumor* kann bei beiden Krankheiten druckdolent sein sowie perisplenitisches Reiben (Infarkt) aufweisen. Selbst die Mikrohämaturie als Ausdruck einer fokalen Glomerulonephritis kann beiden Krankheiten gemeinsam sein. Die Entscheidung bringt gelegentlich nur die Blutkultur und die serologische Untersuchung.

Septische Erkrankungen mit anderen Erregern, etwa wie Coli usw. werden durch Beobachtung des Patienten über einen längeren Zeitraum und durch Anwendung der Laboratoriumsmethoden sich leicht abgrenzen lassen.

Bei Betrachtung gewisser *Fieberkurven* kann man noch an *Malaria* denken, die jedoch (Plasmodiennachweis im Blut) leicht auszuschließen sein wird — besonders in unseren Breiten —, außerdem an Malignomträger, worauf besonders HEGLER hinweist.

Stellen wir bei unseren differentialdiagnostischen Erwägungen die *Hepatosplenomegalie* in den Mittelpunkt, so können wir in erster Linie an eine *Lebercirrhose*, besonders mit Cholangitis, im hypertrophischen Stadium denken, des weiteren an eine *Lipoidspeicherungskrankheit*, an *Hämatochromatose*, an *Leukämie*, an *Hodgkin*, an isolierte *Milztuberkulose*, an *Lues* und falls man ihn anerkennt, was örtlich bedingt ist, an *Morbus Banti*, in den Tropen an Leishmaniosen (tropische Splenomegalie) und Bilharziosen (Distomiasis) bei starker Besiedelung im Pfortadergebiet. Bei den aufgeführten Differentialdiagnosen muß uns bewußt bleiben, *daß es sich zum Teil um Folgeerscheinungen einer Brucellose handeln kann* (Cirrhose, Banti?).

Ausgehend von der Schwellung der *Drüsen* tritt die F. u. mit vielen Krankheiten in Konkurrenz. Ihre Abgrenzung bei Hepatosplenomegalie mit *generalisierter Drüsenschwellung*, eventuell juckendem Hauterythem, nekro-ulceroser Stomatitis oder Tonsillitis, Anämie, hämorrhagischer Diathese, Knochenschmerz. Ergüssen in den Körperhöhlen (Pleura, Perikard, Peritoneum) sowie Fieber. Schwitzen, Gewichtsverlust gegenüber einem *Hodgkin* kann Schwierigkeiten machen, doch wird das Blutbild mit der meist eosinophilen Leukocytose mit Lymphopenie (!) für Hodgkin sprechen. Daß in Fällen mit gleichzeitigem Vorhandensein von Brucellen in Lymphdrüsen (S. 100) die bakteriologischen und serologischen Methoden im Stiche lassen, sei noch bemerkt. Auch *andere Lymph-*

adenosen (akute Leukämien, maligne Tumoren, Mononucleosis Pfeiffer) sowie *Rubeolen* sind nicht selten gegenüber einer brucellären Lymphadenitis (Blutbild) auszuschließen. Es wäre hier noch an „*okkulte*" *Tuberkulose* und an *generalisierte Lymphdrüsentuberkulose mit Milzschwellung* zu denken.

Beim *visceralen Typ* des F. u. mit den oft starken Beschwerden im Oberbauch, wie es gerade bei Maltafieber nicht selten vorkommt, wäre eine lokalisierte *tuberkulöse Peritonitis* auszuschließen, eventuell noch eine *Polyserositis tuberculosa*, eine Typhobacillose *Landouzy* im ursprünglichen Sinne, zumal in diesen Fällen das Blutbild recht weitgehend mit dem bei F. u. übereinstimmen kann.

Zu zahlreichen diagnostischen Schwierigkeiten können die Symptome seitens des Bewegungsapparates führen (LÖFFLER und MORONI). Differentialdiagnostisch wäre zu erwägen: Spondylitis tuberculosa, Polyarthritis rheumatica und tuberculosa, sonstige spezifische und banale Osteoarthritiden, Osteomyelitiden, „aseptische" Knochennekrosen (SCHEUERMANN [s. Abb. 26], PERTHES, SCHLATTER, KÖHLER I und II, KIENBÖCK), Tumormetastasen, Myelome, neuromuskuläre Affektionen usw.

Die *Neurobrucellosis* mit ihrer bunten Symptomatologie kann an das differentialdiagnostische Können die größten Anforderungen stellen, indem wir auszuschließen haben: Meningitis bei Tuberkulose, Leptospirose, Mononucleosis Pfeiffer, Meningitis epidemica usw. — Encephalitis leth., Polioencephalitis superior, Parkinsonismus postencephaliticus — diffuse banale Myelitiden, Poliomyelitis anterior, multiple Sklerose, Rückenmarkstumoren, LANDRYsche Paralyse, akute Porphyrie, Polyneuritis peripherica alcoholica, diabetica, rheumatica, Guillain-Barré und Psychoneurosen.

Brucelläre Affektionen des Auges werden meist als banale Iridocyclitiden, Keratitis parenchymatosa luetica, Panuveitis tbc. diagnostiziert.

6. Prognose. Quoad vitam ist die Prognose beim Maltafieber weniger günstig (5—10% Todesfälle) als beim Bang mit etwa 2—5% Todesfällen.

Mit den modernen Antibiotica kann eine akute Brucellose mit hoher Wahrscheinlichkeit zur Ausheilung gebracht werden, bevor irreversible Schädigungen aufgetreten sind. SIGNORELLI gibt vor Anwendung der modernen Antibiotica hinsichtlich Heilung an: 85% ohne Defekt, 10% mit Defekt, insbesondere Leberschaden, der Rest Tod. Nachdem jedoch die *Brucellosen oft sehr spät zur Behandlung kommen, besonders die* BANG-*Brucellose mit ihren meist geringen allgemeinen Anfangsbeschwerden*, ist mit Dauerschäden auch bei Verwendung der neuen Antibiotica zu rechnen, da die *chronischen* Brucellosen offenbar weniger gut ansprechen.

Hinsichtlich der Feststellung wirklicher *Heilung* sind die Schwierigkeiten nicht gering. Solange noch Bakterien in Körperflüssigkeiten nachgewiesen werden können, sind wir auch bei beschwerdefreien Patienten nicht berechtigt, von einer Heilung zu sprechen. Wir erinnern an unsere Ausführung über das Vorkommen von Brucellen im Duodenalsaft 5 und 9 Jahre nach der Erkrankung. Auch die serologischen Methoden, vor allem die Agglutination und Komplementfixation, können uns bei Beurteilung, ob eine Heilung vorliegt, nicht mit Sicherheit Auskunft geben. Immerhin kann gesagt werden, daß bei fortlaufend angestellten Agglutinationen ein Absinken des Titers eher für Heilung, ein steigender Titer eher für einen aktiven Prozeß spricht. Ohne Zweifel haben die Fälle mit sinkender Agglutination eine günstigere Prognose.

Hinsichtlich *Dauer der Krankheit* ist die Prognose mit Vorsicht zu stellen, denn auch nach länger dauernden fieberfreien Perioden (latente Brucellosen) kann es zu Rezidiven kommen durch eine neue Streuung aus Brucellendepots wie Milz, Lymphdrüsen usw. Wir verweisen in diesem Zusammenhang auf unsere

Ausführungen bei den Haustieren, wo das Euter Sitz von Brucellen sein kann
über Jahre, so daß bei Kühen 6 bis 9 Jahre nach der primären Erkrankung Rezidivaborte beobachtet werden. Die verbesserte Diagnostik und frühzeitige Therapie werden wohl zukünftig eine bedeutende Verkürzung der Krankheitsdauer
erwarten lassen, nach den bisherigen Erfahrungen auf etwa 3 Wochen; weitere
Übersichtsarbeiten: M. L. HUGHES, LÖFFLER und MORONI. Reports of the Medit.-
Comm., H. J. HARRIS, FIEBIG, Inter.-Amer. Congr. Bruc. (s. Literatur-Nachtrag).

VIII. Pathologische Anatomie.

1. Allgemeines. Die pathergische Reaktion der Gewebe auf die Invasion der
Brucellen führt zu morphologisch faßbaren Veränderungen (*entzündlichen Granu-
lomen*) wie bei anderen Entzündungen (Tuberkulose, Lues, Hodgkin, Rheuma) mit
chronischem Charakter. Das klinische Bild des akuten, subakuten, chronischen
und reparativen Stadiums der Brucellose findet seinen Ausdruck in entsprechenden humoral-cellulären (exsudativen), histiocytären (proliferativen) und reparativen Gewebsreaktionen, die jede für sich oder auch nebeneinander beobachtet
werden. Inwieweit der Erregertyp, die Virulenz des Stammes, die Massivität
der Infektionsdosis, der Infektionsweg und die Reaktionsbereitschaft des Makroorganismus die qualitativen und quantitativen Unterschiede bedingen, kann
nicht mit Sicherheit gesagt werden. ·Die *Spezifität* der Gewebsreaktion auf die
Brucelleninvasion gilt nur mit Einschränkung, ähnlich wie bei den anderen
,,spezifischen" Entzündungen.

STERNBERG (bei v. ALBERTINI und LIEBERHERR) erklärt das Auftreten der
spezifischen Granulome ganz allgemein als *Fremdkörperreaktion* der Gewebe
gegenüber den durch die einsetzende Immunität in ihrer Virulenz geschwächten
pathogenen Keimen. Untersuchungen von v. ALBERTINI und GRUMBACH über
Streptokokkeninfektionen beim Kaninchen haben gezeigt, daß bei wenig virulenter Infektion mit Streptokokken in verschiedenen Geweben Granulome aus
Histiocyten und Riesenzellen auftreten. Die infektiösen Granulationsgeschwülste
können demnach als pathergische Reaktion des Gewebes auf einen mechanischen
Fremdkörper oder auf einen chemotoxischen Reiz aufgefaßt werden.

Nachstehend die *allgemeinen* histologischen Befunde bei der Brucellose:
Exsudative Vorgänge. Hyperämie und Exsudation von serofibrinösem,
manchmal hämorrhagischem Exsudat mit cellulärer Durchsetzung von meist
eosinophilen, seltener neutrophilen Granulocyten, nicht selten verbunden mit
herdförmigen Nekrosen und multiplen Abscessen.

Produktive Vorgänge. Bildung einer infektiösen Granulationsgeschwulst mit
epitheloiden Zellen, ausgezeichnet durch mäßig stark eosinophiles Protoplasma
und blassen, chromatinarmen, polymorphen (meist rund bis eiförmigen) Kern.
Reichlich *lymphocytoide Zellen*, dazwischen *eosinophile* und *neutrophile Granulocyten*, *Riesenzellen* — teils wie LANGHANSsche mit wohlgeordneter, teils wie
STERNBERGsche mit unregelmäßiger Kernverteilung — und meist reichlich
Fibroblasten.

Reparative Vorgänge. Fibröse Umwandlung der Granulome im Sinne von
sklerosierenden Prozessen, Bildung von kollagenen Fasern, teils Umwandlung
in Hyalin, teils Resorption der fibrinen Massen.

Bei Untersuchung der Granulome im *Gitterfaserpräparat* finden wir die Gitterfasern in der Randzone relativ vermehrt sowie auffallend dick und plump. Bei
der Methylpyroninfärbung erkennt man hier eine große Anzahl von typischen
Plasmazellen (LÖFFLER und v. ALBERTINI). Genannte Forscher haben 1927

erstmalig beim Menschen diese Veränderungen an Milz und Leber (Biopsie) gesehen (1930 publiziert, s. S. 107/108 und Abb. 32—38).

Differentialdiagnostisch ist in Erwägung zu ziehen: *atypische miliare Tuberkel.* Bakteriologische Prüfungen auf Tuberkel sowie entsprechende Tierversuche fallen negativ aus. Morphologische Unterschiede wie das Vorhandensein von eosinophilen Granulocyten, von Gefäß-capillaren sprechen ebenfalls gegen die tuberkulöse Natur des Granulationsgewebes.

Typhusknötchen. Die morphologische Unterscheidung ist noch schwieriger, zumal vereinzelt auch große Zellen mit Zelleinschlüssen in Analogie zur Rindfleischzelle gefunden werden.

Atypisches luisches Granulom. Kann in Erwägung gezogen werden, doch werden niemals die typischen Arterienveränderungen beobachtet.

Lymphogranuloma malignum. Die Ähnlichkeit wird besonders von den Amerikanern auf Grund eines großen bioptischen und autoptischen Materials von Lymphknoten hervorgehoben (BLOOMFIELD, PARSONS und POSTON u. a.). Letztere beschreiben: weite nekrotische Areale von homogenem eosinophilem Material ohne ursprüngliche Zellelemente, randständige große, fahle Zellen mit irregulären pyknotischen Kernen, bemerkenswerte reticuloendotheliale Proliferation mit Umwandlung in fibröses Gewebe, in einigen Arealen wohlausgebildete Riesenzellen, nicht unterscheidbar vom Typ der DOROTHY REEDschen (= STERNBERGschen).

Nach Ausschließung dieser verschiedenen differentialdiagnostischen histopathologischen Überlegungen blieb nur die Annahme eines neuen „spezifischen" infektiösen Granulationsgeschwulstes, nämlich nach Erkennung der Krankheit durch LÖFFLER in seinem Fall eines „*Brucelloms*", sei es ein BANG-Granulom (im LÖFFLER-Fall), sei es ein BRUCE- oder TRAUM-Granulom.

2. Tierbefunde. In den schon erwähnten Versuchen von THEOBALD SMITH im Jahre 1894 sowie TH. SMITH und FABYAN und SCHROEDER und COTTON im Jahre 1911 waren bei Injektion von roher Kuhmilch bei Meerschweinchen tuberkelähnliche Gebilde in Milz, Leber, Lymphdrüsen und anderen Organen beschrieben worden.

Weitere eingehende histologische Untersuchungen bei Impfung von Meerschweinchen mit Brucella capro-ovina et bovina liegen von JAFFÉ aus dem Jahre 1922 vor, unter Hervorhebung der prinzipiell gleichen anatomischen Veränderungen bei Infektion mit den verschiedenen Brucellentypen, abgesehen von quantitativen Unterschieden derartig, daß die proliferative Tendenz bei den BANG-infizierten Tieren stärker ausgebildet war, besonders bei Infektionsversuchen mit kleinen Mengen von Erregern über einen längeren Zeitraum. Bei kurzer Versuchsdauer mit hohen Keimdosen waren dagegen vorwiegend akute, exsudative Veränderungen mit starker leukocytärer Infiltration festzustellen.

Auch KRISTENSEN und HOLM haben bei ihren Impfversuchen an Meerschweinchen mit BANG-Brucellen ähnliche Bilder gesehen, wobei sie noch neben den infektiösen Granulationsgeschwülsten der Milz, Leber, Lymphdrüsen entzündliche Veränderungen von Hoden und Nebenhoden beschreiben. Hier seien auch die histologischen Befunde bei der Geflügelbrucellose erwähnt (s. S. 71, Lit. bei HUDDLESON und EMMEL).

Weitere Autoren: MORALES-OTERO (Maus, Meerschweinchen), FORBUS und GUNTER (Impfversuche an Meerschweinchen mit Brucellen aus HODGKIN-Drüsen), A. THOMSEN (Schweine), v. RIDALA (Kühe).

3. Befunde beim Menschen. Die vereinzelt mitgeteilten pathologisch-anatomischen Befunde über Veränderungen von Laboratoriumstieren bei Impfversuchen mit Brucellen waren wenig bekannt, ebenso das häufige Vorkommen der BANG-Infektion beim Menschen, als im Frühjahr 1927 ein 33jähriger Landwirt mit Hepatosplenomegalie und langdauerndem Fieber bei LÖFFLER zur Abklärung kam. Daß es sich um eine infektiöse Krankheit handelte, schien nach dem klinischen Verlauf wahrscheinlich, doch waren alle Kulturversuche und Serumreaktionen negativ ausgefallen. LÖFFLER diagnostizierte eine fieberhafte hepatolienale Erkrankung infektiöser Natur e causa ignota mit Hauptsitz in der Milz, mit Differentialdiagnose einer isolierten Tuberkulose oder eines isolierten Lymphogranuloms der Milz als Rarität.

Nachdem der Zustand des Patienten sich weiter verschlechterte und medikamentös nichts zu erreichen war, ließ LÖFFLER die Splenektomie ausführen zugleich mit einer kleinen Probeexcision aus der kleinknotigen Leber. Sofort angestellte Versuche, einen Erreger zu isolieren, ebenso wie Tierversuche bei Meerschweinchen verliefen negativ. Die histologische Untersuchung von Milz und Leber zeigte infektiöse Granulationsgeschwülste, wie schon auf S. 106 besprochen. Wiederholt vorgenommene Nachuntersuchungen des Patienten auf Typhus, Paratyphus, Lues, Malaria fielen jedesmal negativ aus. Dabei war bemerkenswert, daß sich der Patient nach der Splenektomie äußerst gut erholte. Der Beruf des Patienten und die nachträglich bekanntgewordene Tatsache, daß bei dem Landwirt Fälle von Verkalbern vorgekommen waren, veranlaßten LÖFFLER, den Patienten auf BANG-Agglutination zu prüfen, die $1^1/_2$ Jahre nach der Splenektomie noch einen sicher pathognomonischen Titer von 1:80 ergab (in der Originalarbeit durch Druckfehler 1:30).

1930 konnte dann LÖFFLER in Zusammenarbeit mit v. ALBERTINI seine Befunde veröffentlichen und damit erstmalig das Vorkommen von BANG-Granulomen beim Menschen beweisen. In der Folgezeit wurden diese LÖFFLERschen Befunde bei der Brucellose des Menschen in Übereinstimmung zu den plötzlich interessant und bekanntgewordenen histologischen Befunden bei den Tierbrucellosen an Hand von bioptischem und autoptischem Material durch zahlreiche weitere Autoren bestätigt. Die geschilderten typischen exsudativen und produktiven Gewebsreaktionen wurden im Laufe der Zeit in fast allen Organen gefunden wie Milz, Leber, Lymphknoten, Gallenblase, Niere, Herz, Lunge, Bewegungsapparat (Knochen, Knochenmark, Gelenkkapsel), Haut, inkretorische und sekretorische Drüsen (Parotis, Pankreas, Nebenniere, Hoden, Nebenhoden, Ovar mit Adnexe, Brustdrüse, Thyreoidea), Auge und Zentralnervensystem.

Nachfolgend seien die wichtigsten Arbeiten mit pathologisch-anatomischen Befunden in chronologischer Reihenfolge aufgezählt:

W. LÖFFLER und A. v. ALBERTINI sowie W. LÖFFLER (1930), FR. GREGERSEN und TAGE M. LUND (1931), R. SCALABRINO (1932), H. CURSCHMANN (1932), F. WOHLWILL (1932), R. RÖSSLE (1933), MATZDORF (1933), W. JADASSOHN (1934), S. R. METTIER und W. J. KERR (1934), A. v. ALBERTINI und W. LIEBERHERR (1937), S. M. RABSON (1939), W. BRUNNER (1939), K. M. SMITH und A. C. CURTIS (1939) [mit 9 weiteren Autopsiebefunden von Veränderungen des Endokards bzw. der Herzklappen bei gleichzeitigem Nachweis der Brucellen. Autoren: HUGHES (1897), SCOTT und SAPHIR (1928), RENNIE und YOUNG (1936), DE LA CHAPELLE (1929), LEVY und SINGERMANN (1938), GOUNELLE und WARTER (1935), CASANOVA und D'IGNAZZIO (1933), LAGRIFFOUL, ROGER und SARRADON (1938), GATE und RAVAULT (1929), KNIGHTON (1938)], PARSONS und POSTON (1939), F. CHASSOT (1940), A. BERTSCHINGER (1942), A. BLOOMFIELD (1942), W. LÖFFLER, S. MOESCHLIN und A. WILLA (1943), L. POPP (1944), H. P. WAGENER (1947) [mit ausführlicher Besprechung der histologischen Untersuchungen von FABYAN (1912) und ORLOFF (1928) über Augenerkrankungen der brucella-infizierten Meerschweinchen], A. PEDRO-PONS und P. FARRERAS VALENTI (1949), P. CAZAL (1949), W. W. SPINK, F. W. HOFFBAUER, W. W. WALKER und R. A. GREEN (1949), L. LOWBEER (1949), A. WERNER (1949) [mit Berücksichtigung der Sektionsbefunde bei Encephalomeningitis von HUGHES (1897), NOTO (1932), BERGMARK (1931), HANSMANN, SCHENKEN und SANDERS (1932), LEMAIRE, PORTIER und BERTRAND (1937), ROGER und POURSINNES (1938). MERSSEMANN, DECHAUME und POMME (1936), SCHEIDEGGER und STERN (1937)], H. R. STETTBACHER und T. WEGMANN (1949).

Von einer detaillierten Besprechung der speziellen Pathologie sei abgesehen im Hinblick auf die folgenden Abbildungen mit ausführlicher Legende.

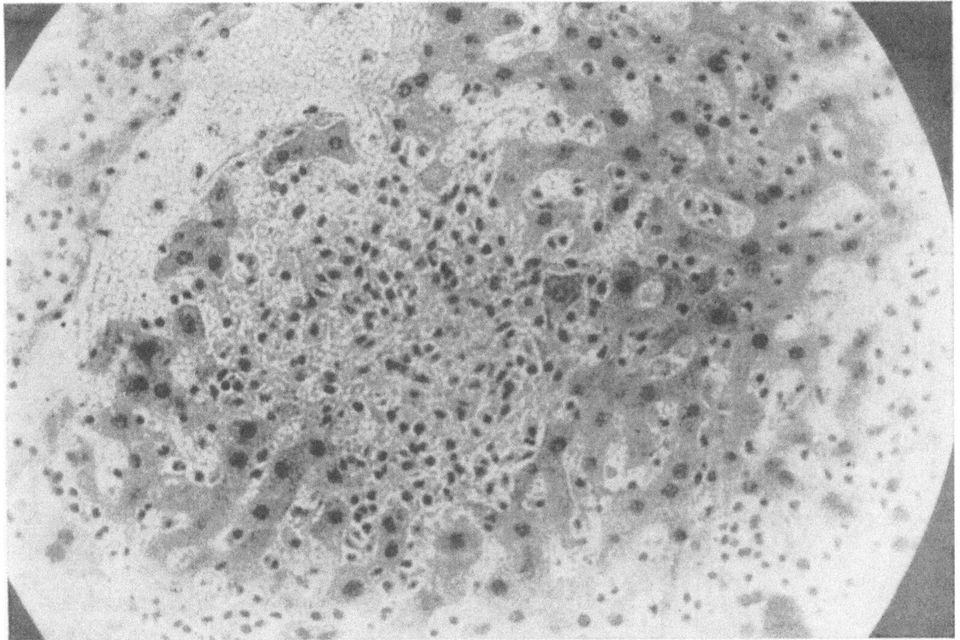

Abb. 29. Experimentelle Brucellosis der Maus. Nekrose in der Leber. (Aus MORALES-OTERO, 1930.)

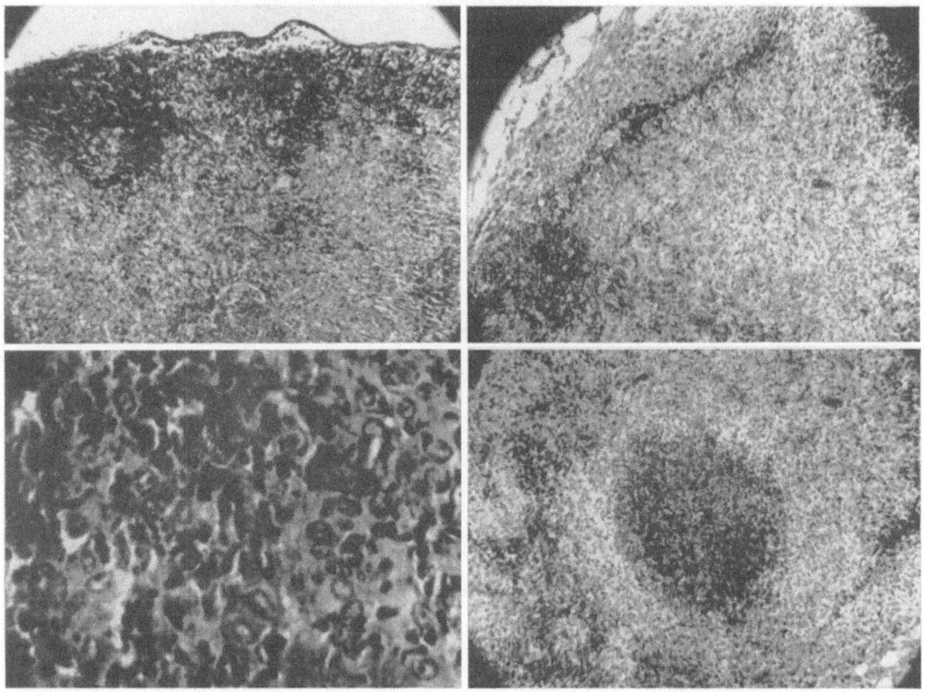

ab

Abb. 30 a u. b. a Experimentelle caprine Brucellosis (Meerschweinchen). Lymphknoten 3 Wochen nach Inoculation. Granulom aus Epitheloidzellen. (Schwache und starke Vergrößerung.) b Experimentelle Meerschweinchenbrucellose (anderes Tier) 4 Wochen nach intraperitonealer Inoculation (Stamm IV B suis). Diffuse reticuloendotheliale Reaktion (oben schwache, unten stärkere Vergrößerung). (Aus FORBUS und GUNTER.)

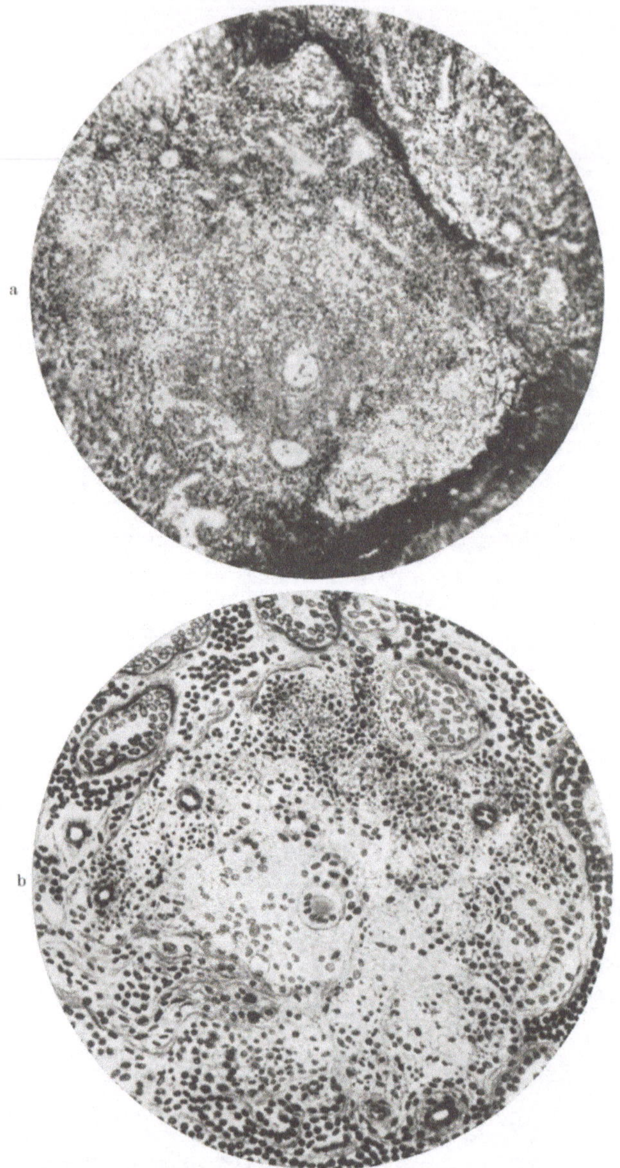

Abb. 31 a u. b. Kuh-Brucellosis. a) Euter mit Nekrose und Granulom (60fach); b) gleiches Bild. Vergrößerung 420fach mit Epitheloid- und Riesenzellen, Nekrose. (Aus RIDALA.)

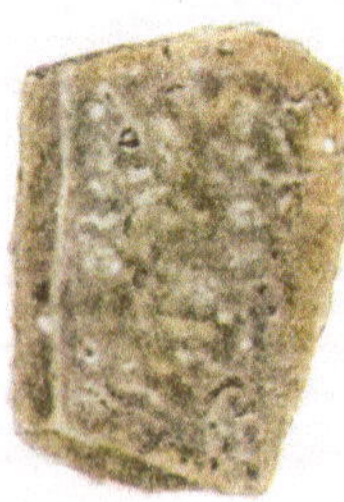

Abb. 32. Schnittfläche der in Formalin fixierten Milz. Zahlreiche vergrößerte Lymphfollikel, gelbliche Verfärbung der Pulpa. (Aus LÖFFLER und v. ALBERTINI.)

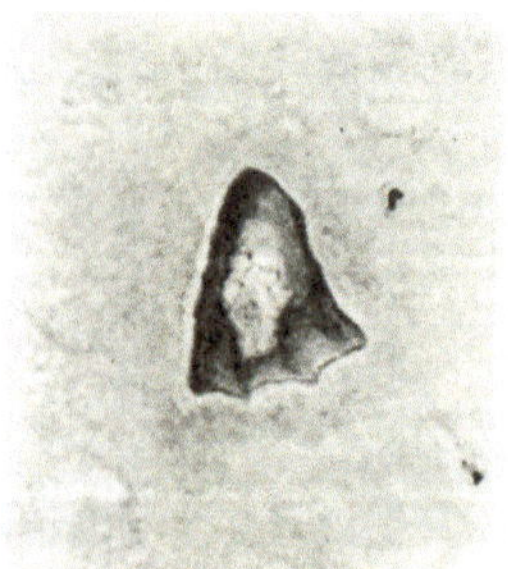

Abb. 33. Große Milzvene mit flottierendem Thrombus (im Zentrum). Venenwand glasig aussehend. (Aus LÖFFLER und v. ALBERTINI.)

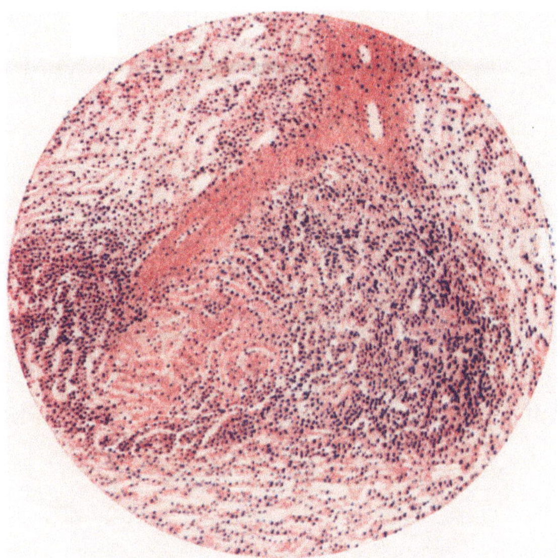

Abb. 34. Lymphfollikel der Milz mit Epitheloidzellknötchen. (Häm.-Eosin. Zeiß: Objektiv 16 mm, Komp. Okular 6.) (Aus LÖFFLER und v. ALBERTINI.)

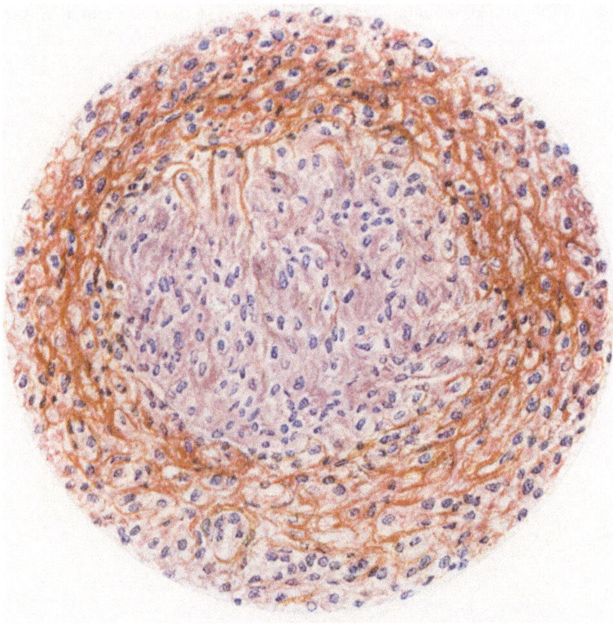

Abb. 35. Tuberkuloides Knötchen in der Milzpulpa, bestehend aus großen Fibroblasten. Die Umgebung des Knötchens wird von einem dichten Filz aus kollagenen (gelbrot) Retikulumfasern gebildet. (Färbung: Häm.-Erythrosin-Safran nach MASSON. Kollagen färbt sich gelbrot. Leitz: Objektiv 7a, Okular 4.) (Aus LÖFFLER und v. ALBERTINI.)

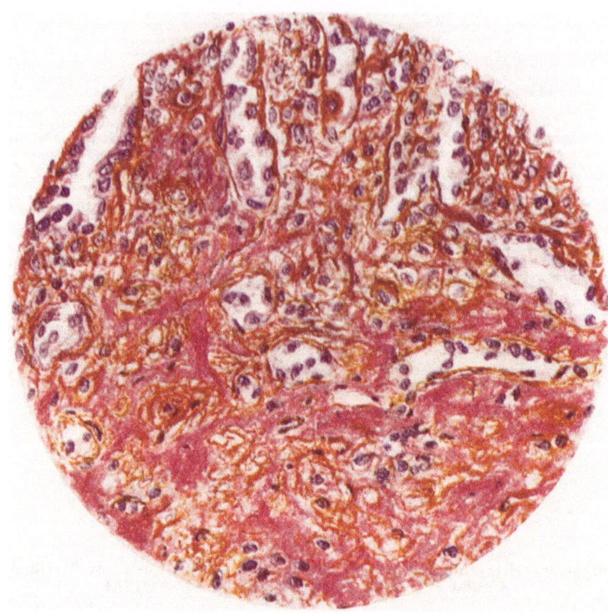

Abb. 36. Milzpulpa mit entzündlicher, fibrinöser Exsudation in den Pulpamaschen (breite, rote Bänder). Die deutlich erkennbaren Sinus sind durch das Fibrin auseinandergedrängt. (Färbung: Häm.-Erythrosin-Safran nach MASSON. Zeiß: Objektiv 3 mm, Komp.-Okular 4.) (Aus LÖFFLER und v. ALBERTINI.)

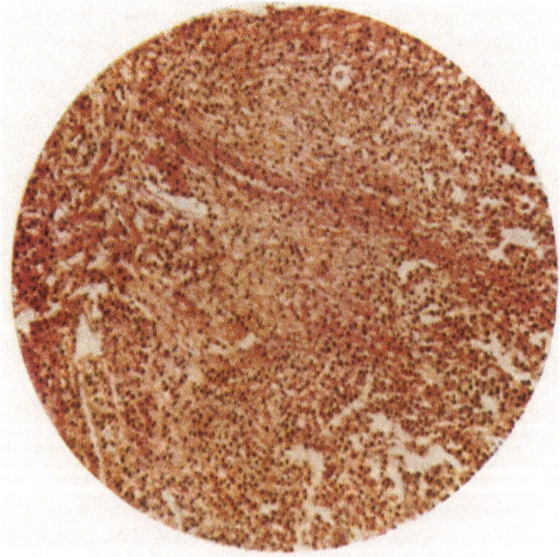

Abb. 37. Fibrosis der Milzpulpa. Das ganze Gewebe ist von zahlreichen zum Teil feinen, zum Teil plumpen, kollagenen Fasern durchzogen. (Mikrophoto, van Gieson-Präparat, 90fache Vergrößerung.) (Aus LÖFFLER und v. ALBERTINI.)

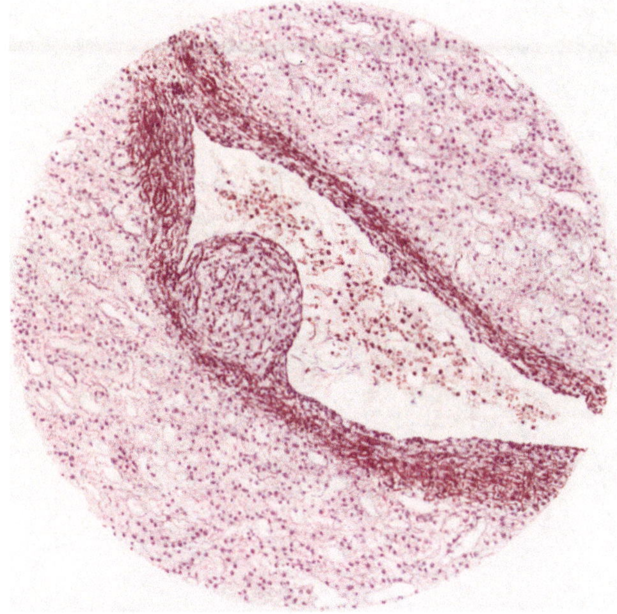

Abb. 38. Milzvene mit diffuser und granulombildender Phlebitis. Subendotheliales Granulom. (Romanowsky-Färbung Zeiß: Objektiv 16 mm, Komp.-Okular 6.) (Aus Löffler und v. Albertini.)

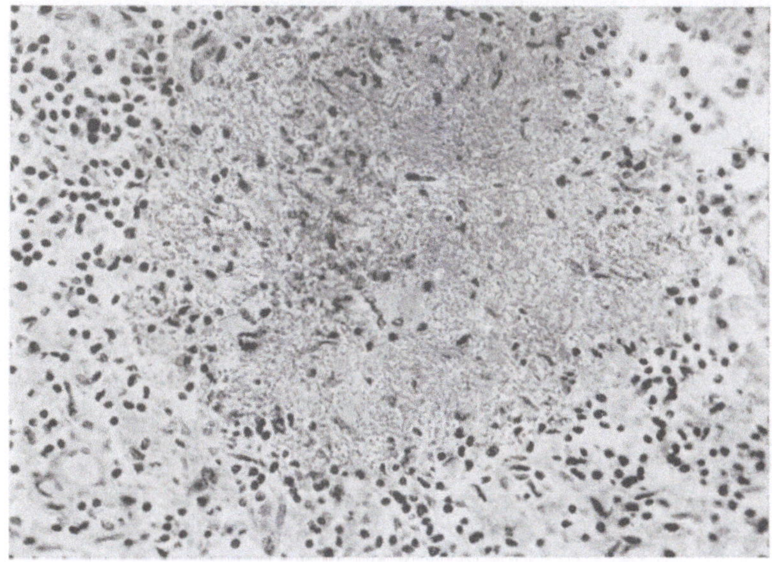

Abb. 39. Typhusähnliches Granulom in der Milzpulpa bei Morbus Bang. Das Knötchen zeigt fibrinoide Verquellungsnekrose. (Vergrößerung 290:1.) (Aus v. Albertini und Lieberherr.)

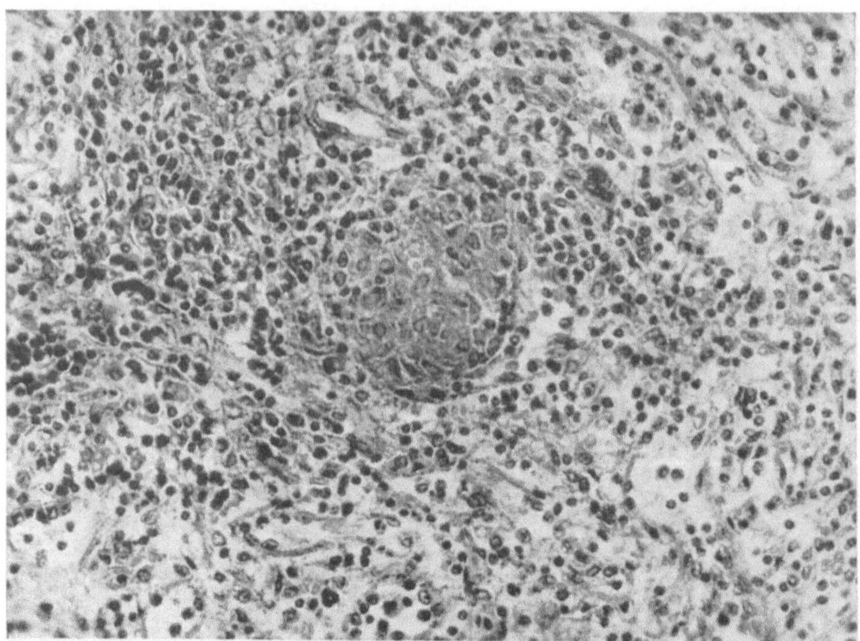

Abb. 40. Typisches kleines BANG-Granulom in der Milzpulpa. Zufällig entdeckte BANG-Granulomatose bei einer
fam. hämolytischen Anämie in der aus therapeutischen Gründen exstirpierten Milz. Klinisch war der Bang
latent verlaufen, Agglutination aber positiv bis 1:640 und Blutlymphocytose. (Gefrierschnitt, Färbung
Hämatoxylin-Eosin, Vergr. 1:250.) (Aus LÖFFLER, MOESCHLIN und WILLA.)

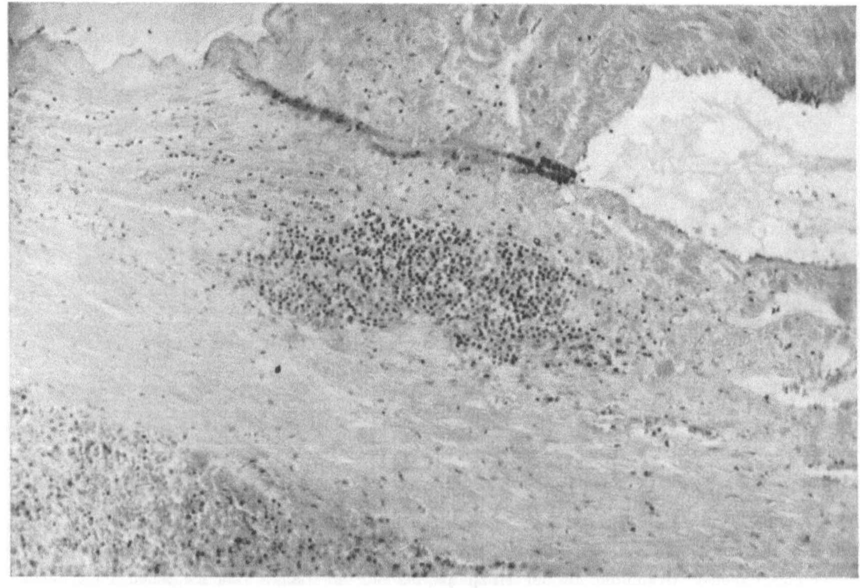

Abb. 41. Knötchenförmiges Lymphocyten- und Plasmazelleninfiltrat in der Wand einer größeren Milzvene des
Falles No. 40. Paraffinschnitt, Färbung Hämatoxylin-Eosin (Vergr. 1:150).
(Aus LÖFFLER, MOESCHLIN und WILLA.)

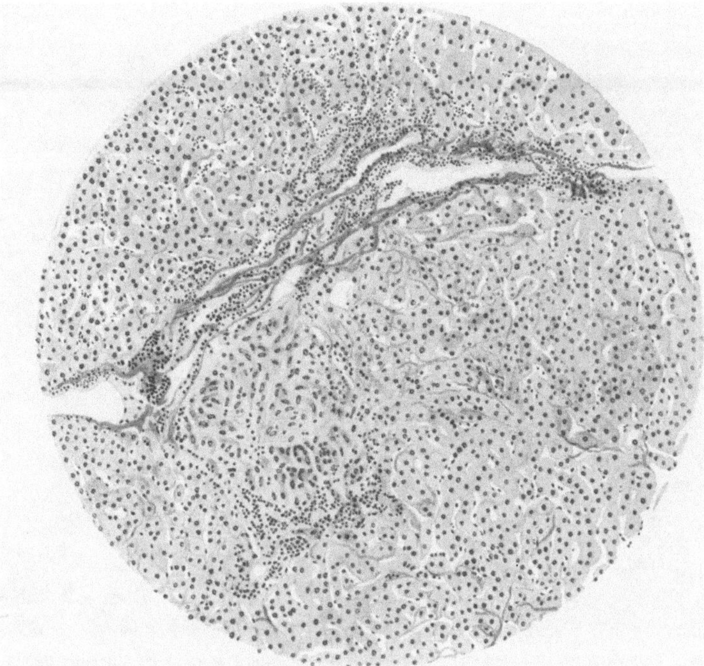

Abb. 42. Leberexcision. Lebervene mit chronischer Entzündung. Neben der Vene (linker, unterer Quadrant) ein tuberkuloides Knötchen. Kollagene Umwandlung der Gitterfasern in den entzündlich infiltrierten Leberbezirken. (VAN GIESON, Zeiß: Objektiv 16 mm, Okular 4.) (Aus LÖFFLER und V. ALBERTINI.)

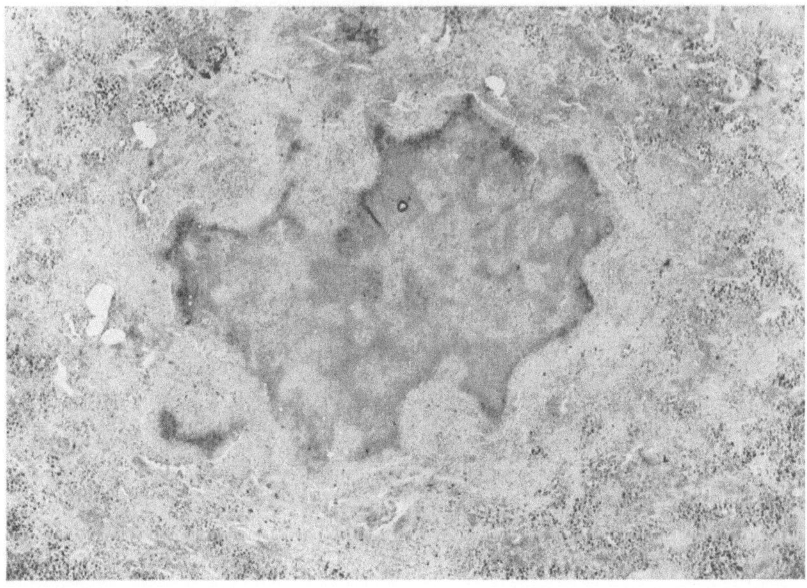

Abb. 43. Massiger Nekroseherd in der Leber bei Morbus Bang. (Vergrößerung 14:1.) (Aus V. ALBERTINI und LIEBERHERR.)

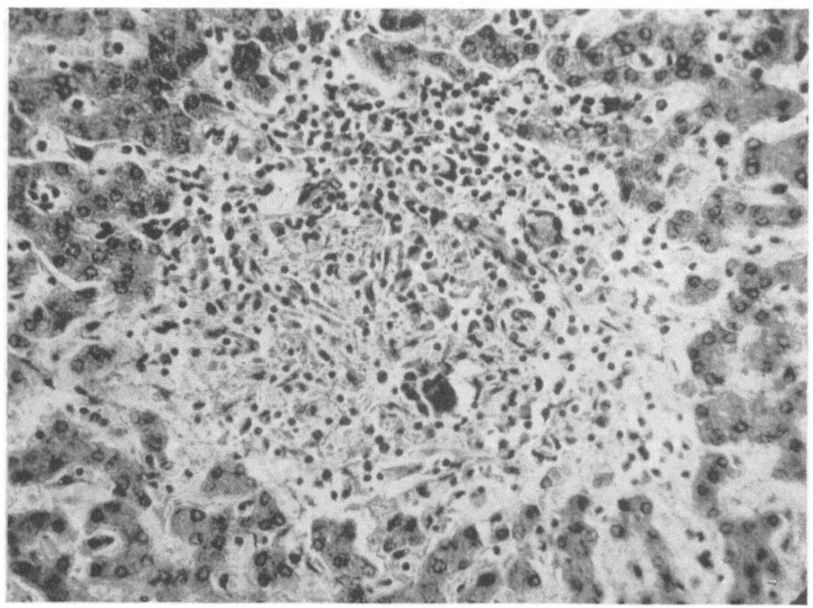

Abb. 44. Tuberkuloides Granulom in der Leber bei Morbus Bang. (Vergrößerung 280 : 1.)
(Aus v. ALBERTINI und LIEBERHERR.)

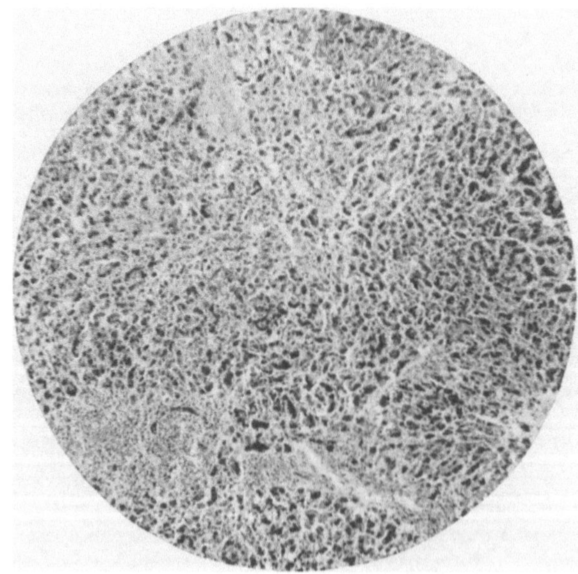

Abb. 45. Interstitielle BANG-Hepatitis und -Granulomatose mit Übergang in Lebercirrhose.
(Färbung Hämatoxylin-Eosin, Vergrößerung 1 : 45). Man erkennt deutlich die verbreiterten interlobulären Septen.
(Von Dr. VETTER, Aarau.) (Aus LÖFFLER, MOESCHLIN und WILLA.)

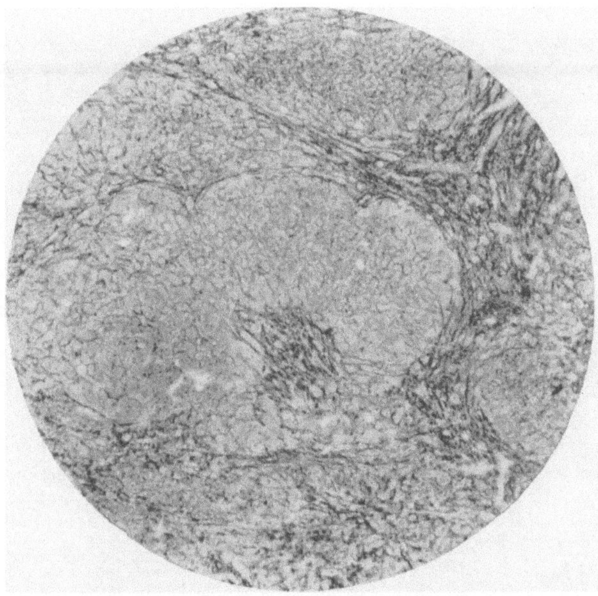

Abb. 46. Lebercirrhose infolge einer Hepatitis Bang. Präparat vom gleichen Fall wie Abb. 45 (VETTER), Silberimprägnation. Hier kommt die Cirrhose sehr schön zur Darstellung, die schwarz gefärbten intraacinösen Gitterfasern sind stark vermehrt und die normale Lappenstruktur ist verschwunden. (Vergrößerung 1:45.) (Aus LÖFFLER, MOESCHLIN und WILLA.)

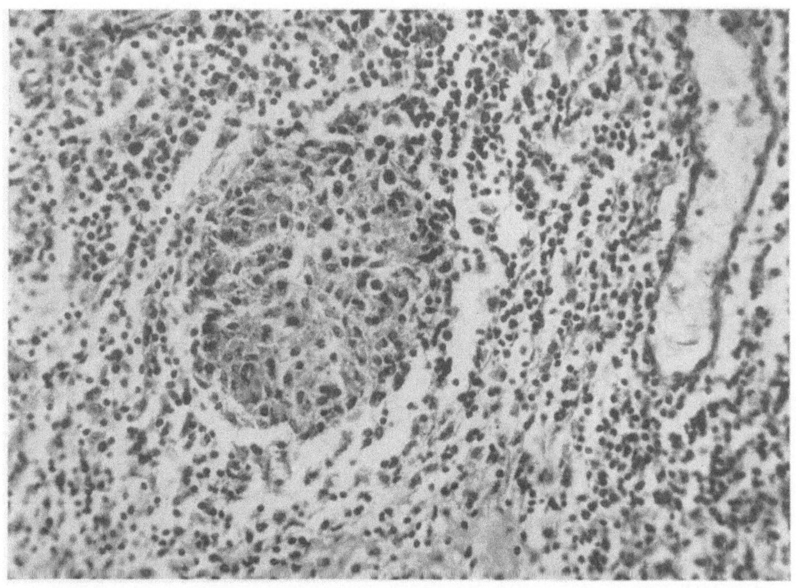

Abb. 47. Tuberkuloides Granulom in einem Lymphsinus bei Morbus Bang. Lymphknoten (Vergrößerung 220:1). (Aus v. ALBERTINI und LIEBERHERR.)

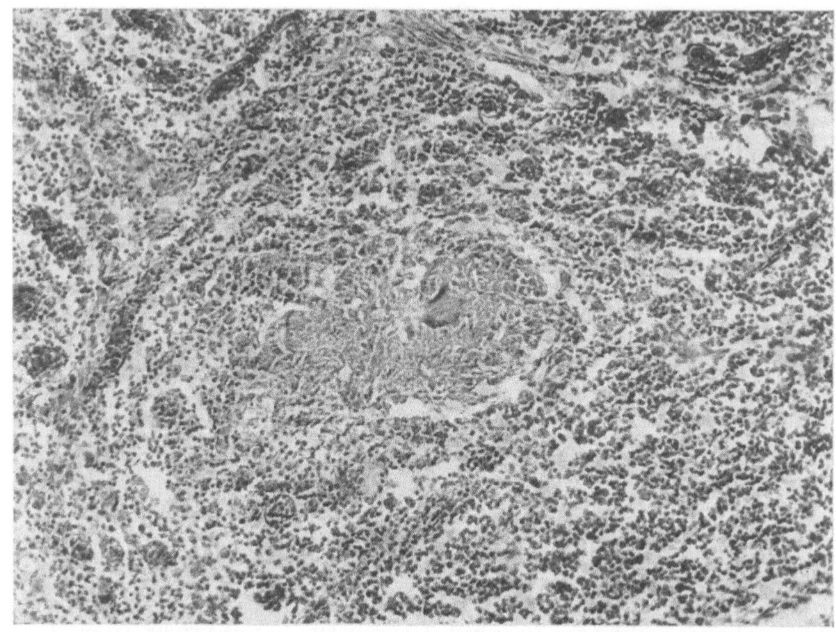

Abb. 48. BANG-Granulomatose in einem mesenterialen Lymphknoten. (Dr. VETTER, Aarau.) Epitheloidzell-knötchen aus dem Sinusbereich mit Riesenzellen (Vergr. 1:130). (Aus LÖFFLER, MOESCHLIN und WILLA.)

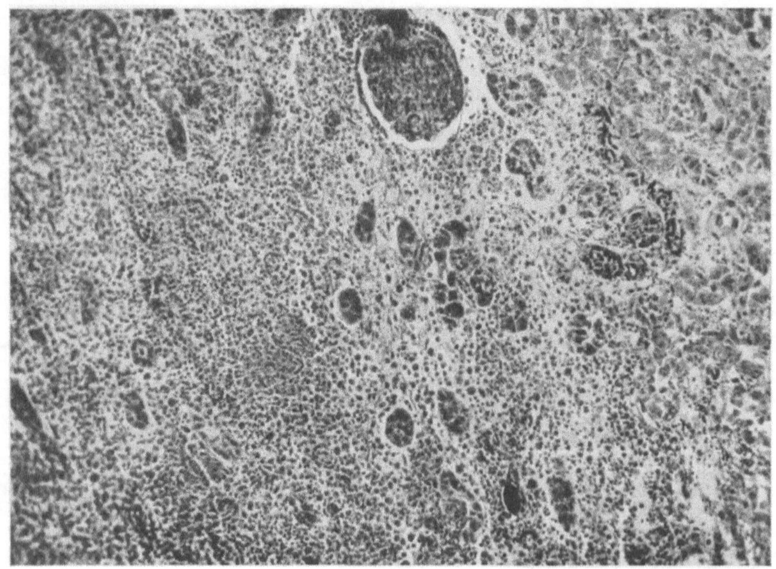

Abb. 49. Massiges Infiltrat in der Niere bei Morbus Bang. Interstitium umgewandelt in ein Granulationsgewebe mit zahlreichen, großen Phagocyten (Vergrößerung 86:1). (Aus v. ALBERTINI und LIEBERHERR.)

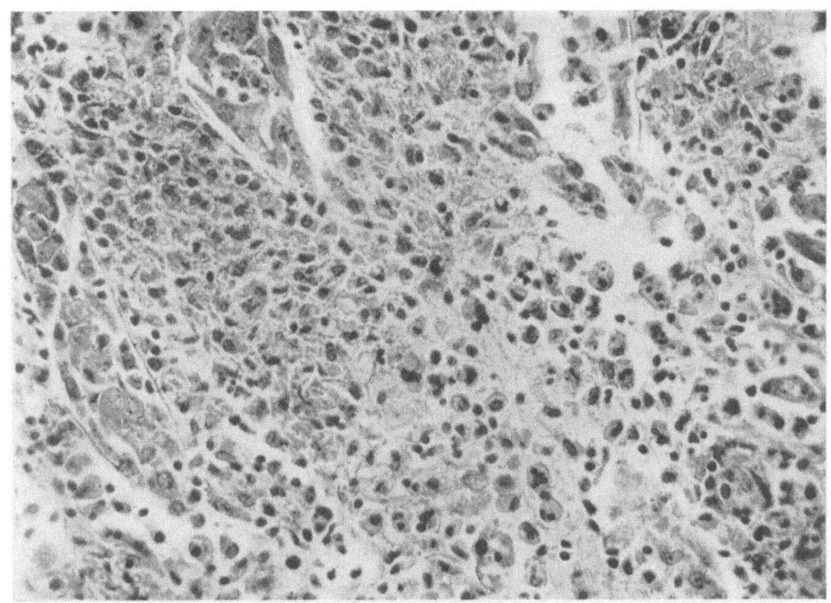

Abb. 50. Interstitielle Nephritis bei Morbus Bang. Gleicher Fall wie Abb. 49. Man erkennt das sehr zellreiche, phagocytierende Granulationsgewebe, welches das verbreiterte Interstitium völlig ausfüllt. (Färbung Hämatoxylin-Eosin, Vergr. 1:290.) (Aus v. ALBERTINI und LIEBERHERR.)

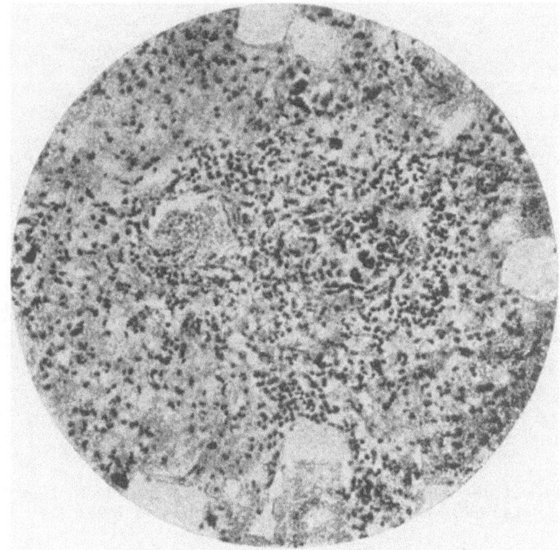

Abb. 51. Pulmonale Form des Morbus Bang. Schnitt: rechts miliares BANG-Knötchen, links Obliteration eines kleinen Bronchus. (Aus CHASSOT.)

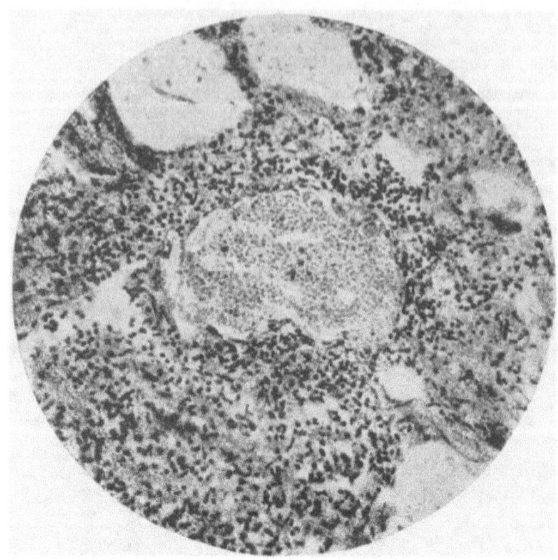

Abb. 52. Pulmonale Form des Morbus Bang. Schnitt: Perivenöses BANG-Knötchen. (Aus CHASSOT.)

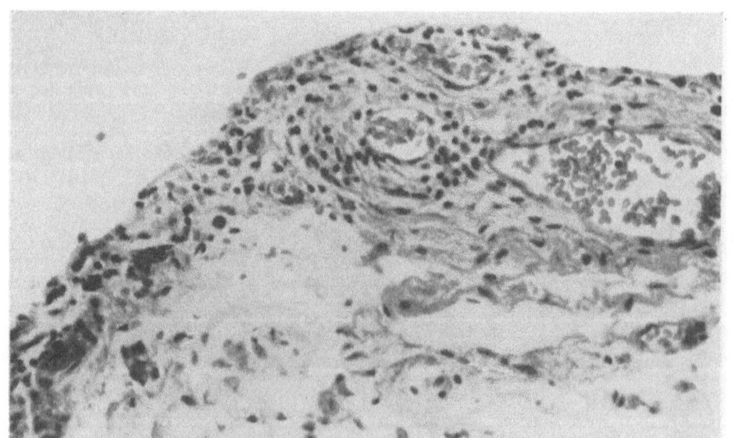

Abb. 53. Operationspräparat der Gallenblase bei F. u. Bruce mit Isolierung der Melitokokken.
Celluläre Infiltration. (Aus METTIER und KERR.)

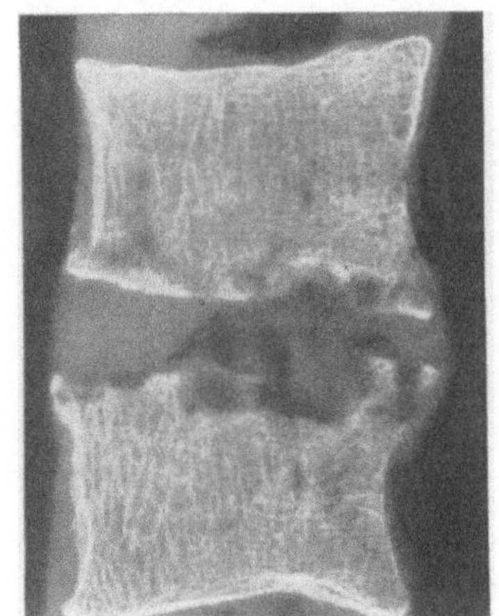

Abb. 54 a.

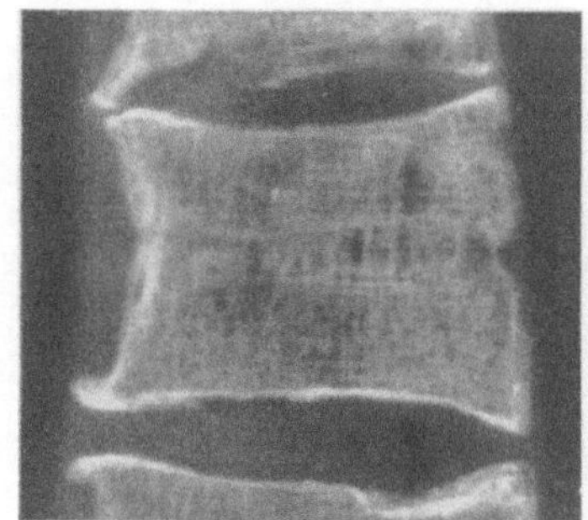

Abb. 54 b.

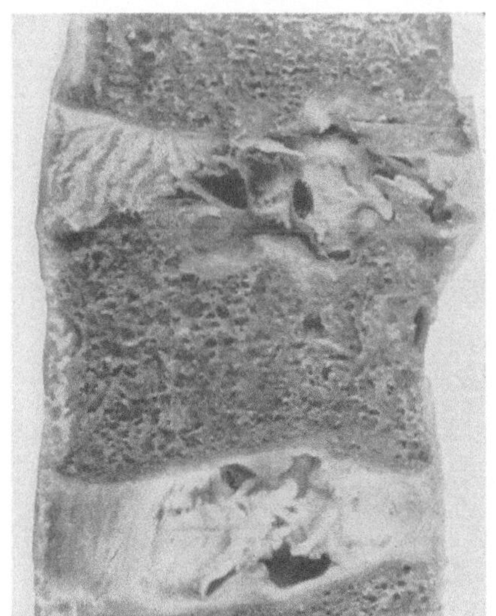

Abb. 54 c.

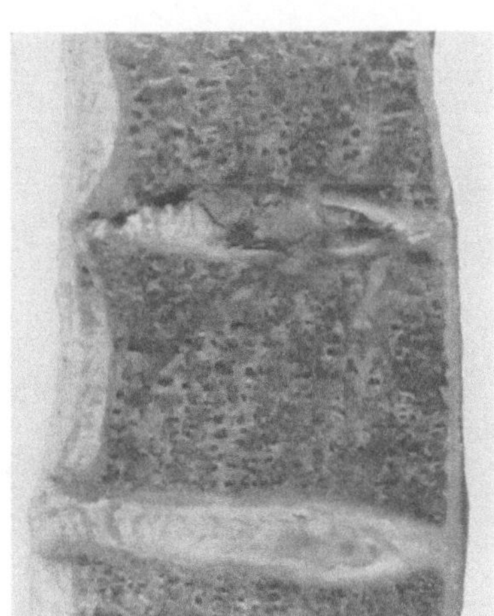

Abb. 54 d.

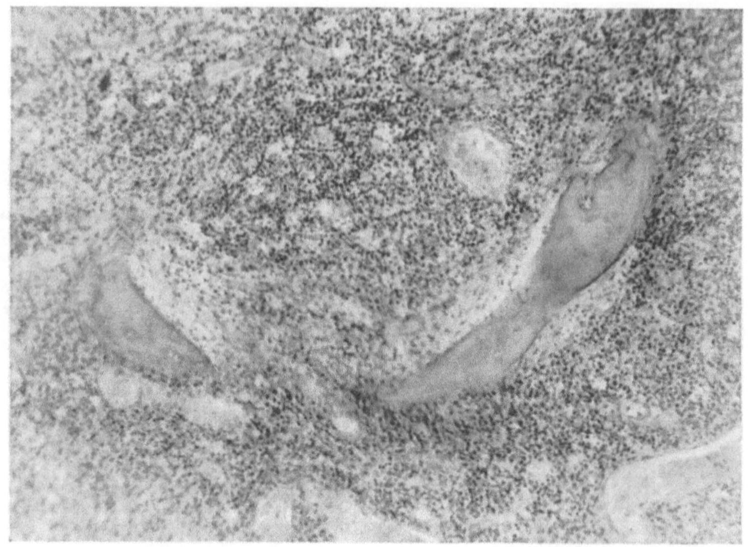

Abb. 54 e.

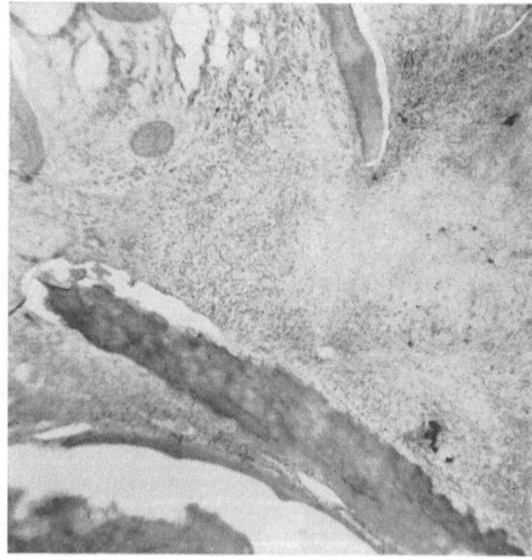

Abb. 54 f.

Abb. 54 a—f. Brucella Melitensis-Spondylitis. Autopsiefall. a Zerstörung vom Th 8-Discus; b Röntgenogramm von Fig. a; c Zerstörung von L 2; d Röntgenogramm von Fig. c: e BRUCE-Granulom (150fach) mit Zerstörung des Knochens; f Osteomyelitische Zerstörung der vertebralen Endplatten, partielle Destruktion und Dislokation des Intervertebraldiscus. (Aus LOWBEER.)

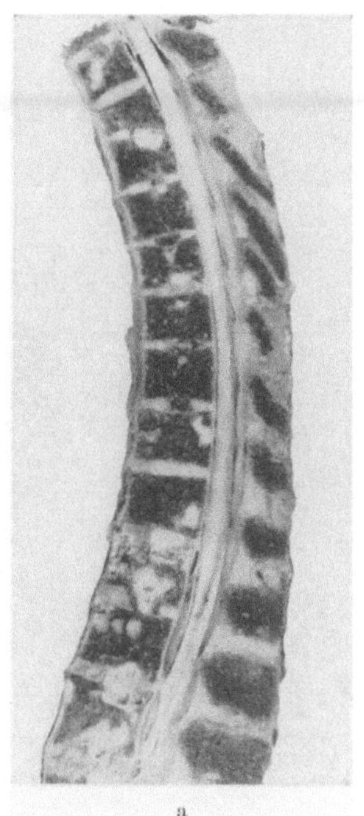
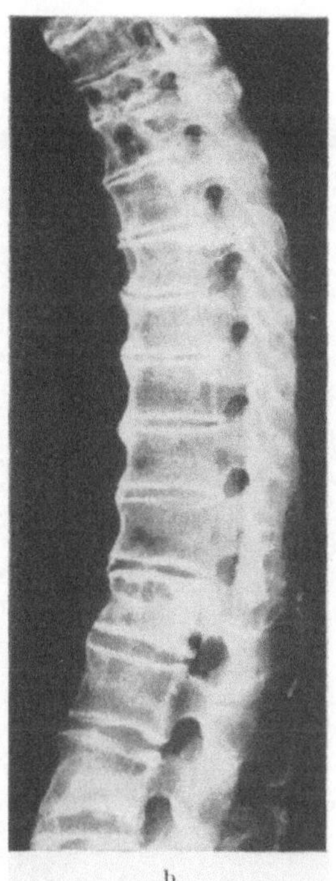

a
b

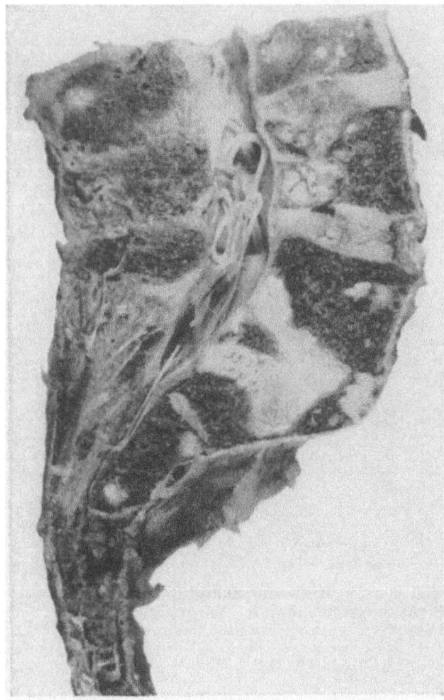
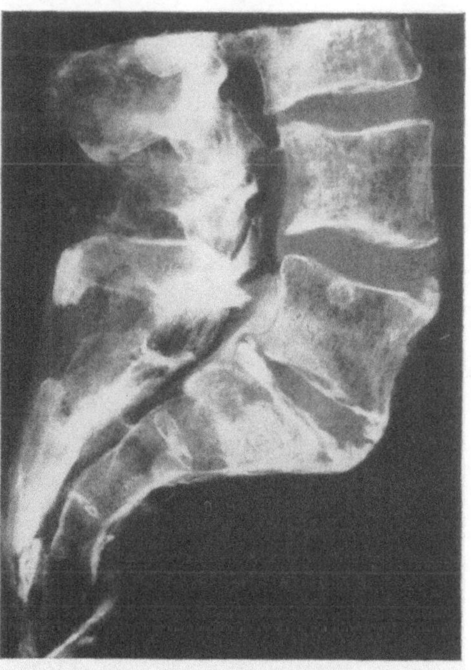

c
d

Abb. 55 a—d. Brucella suis-Spondylitis mit paravertebralen Abscessen. Kulturnachweis. a zahlreiche inter- und intravertebrale nekrotische Herde; b Röntgenogramm von Fig. a; c massive käsige Nekrosen im Lumbal- und Sacralbereich; d Röntgenogramm von Fig. c. (Aus Lowbeer.)

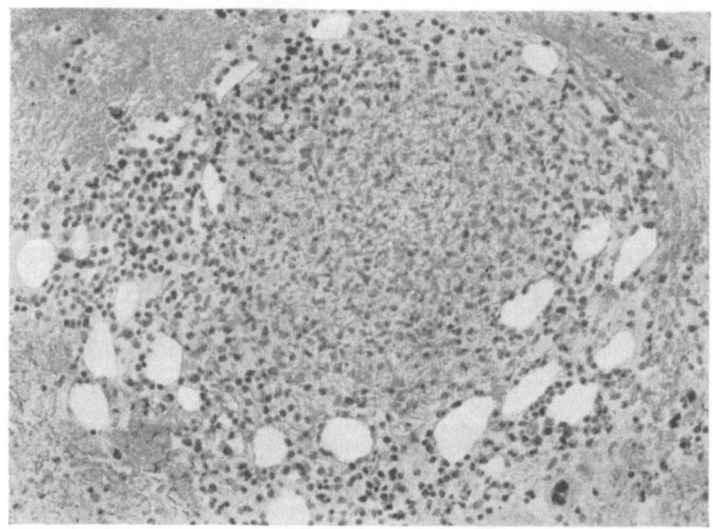

Abb. 56. Histologischer Schnitt aus Sternalpunktion mit BRUCE-Granulom. Melitokokken aus dem Blut isoliert.
(Aus STETTBACHER und WEGMANN.)

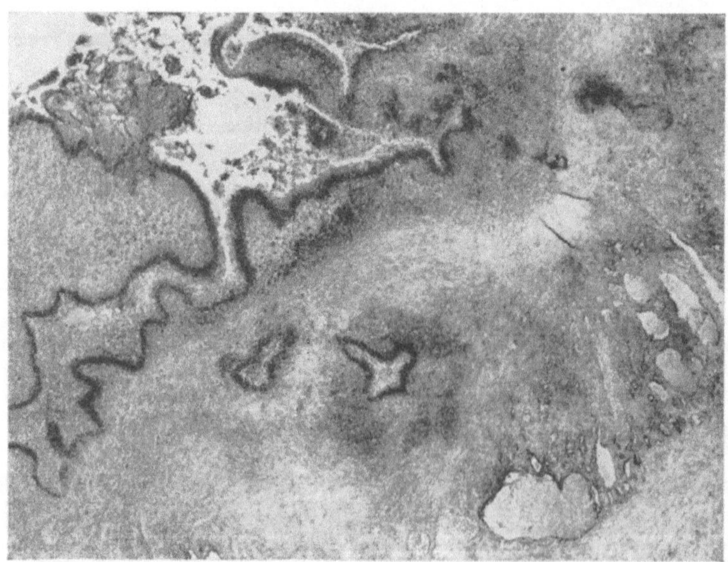

Abb. 57. Strumitis abscedens Bang. Links oben Absceßhöhle, rechts unten Reste des Schilddrüsengewebes.
Dazwischen Granulationsgewebe mit einigen kleinen Einschmelzungsherden. Vergr. 10:1.
(Aus W. BRUNNER.)

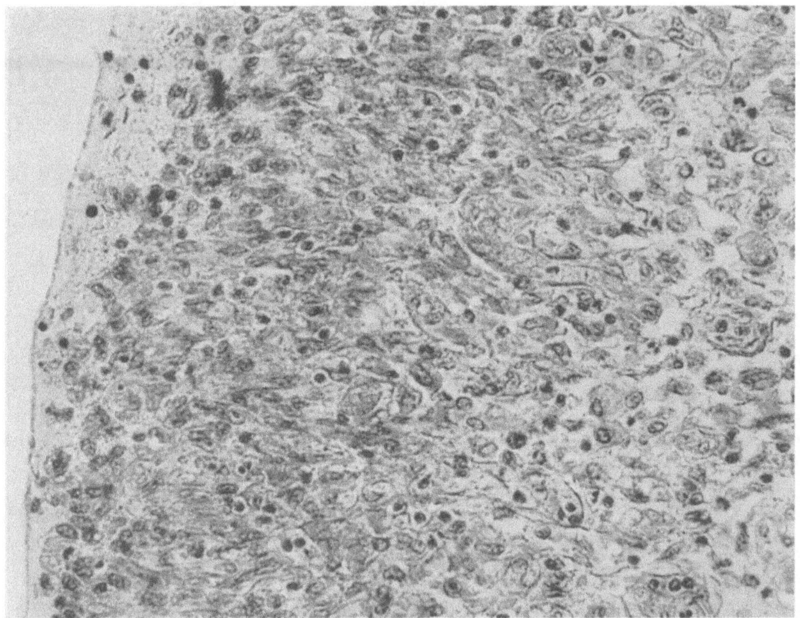

Abb. 58. Strumitis abscedens bei Bang (wie Abb. 57). Wandung der Absceßhöhle mit einem Granulationsgewebe von epitheloiden und Rundzellen, die Schilddrüsenstruktur ist vollkommen verwischt. (Färbung Hämalaun-Eosin, Vergr. 1:510.) (Aus W. BRUNNER.)

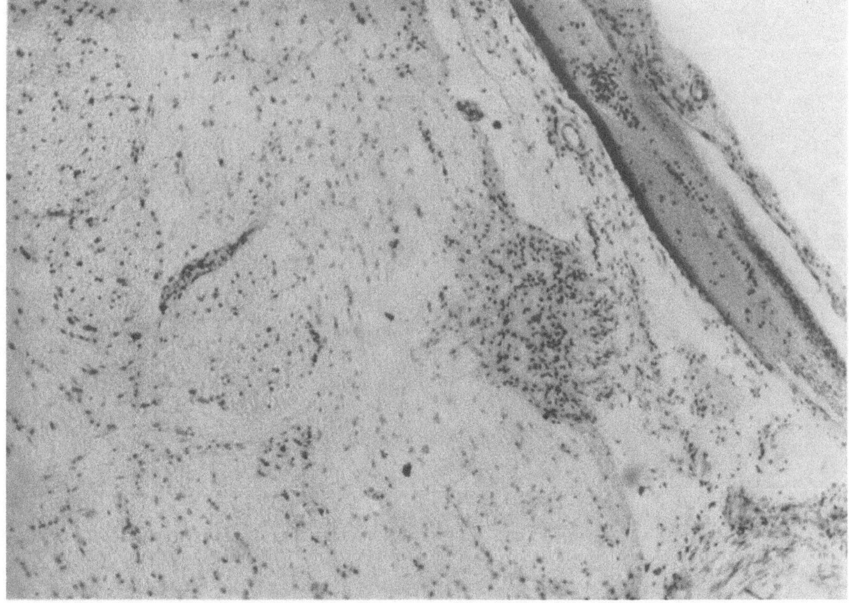

Abb. 59. BANG-Encephalitis. Gewucherte Gliazellen und Rundzelleninfiltrate in der Gegend der rechten Olive in Form von Gliaknötchen (gleicher Fall wie Abb. 60). (Aus LÖFFLER, MOESCHLIN und WILLA.)

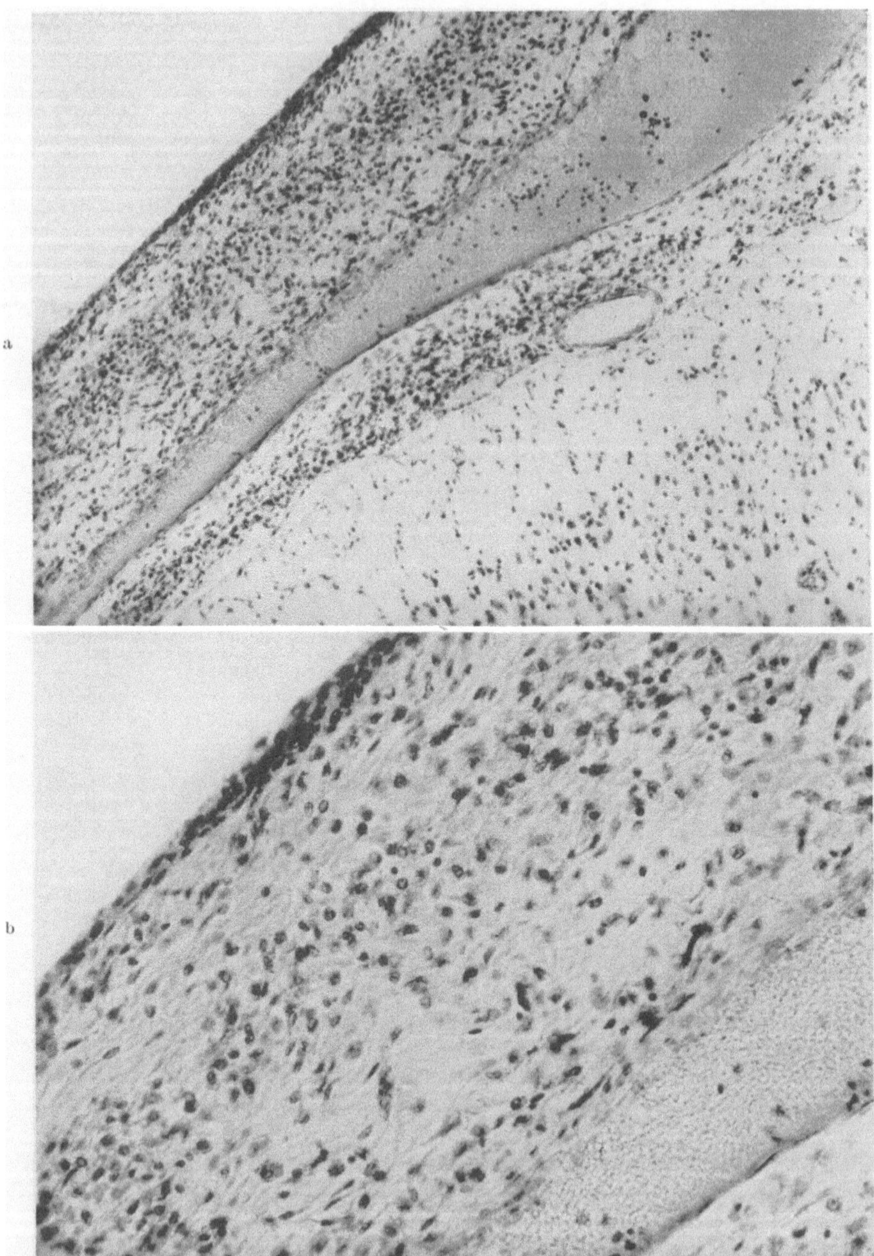

Abb. 60 a u. b. Meningo-Encephalitis Bang (22jähriger Mann). a (oben): Übersichtsaufnahme. Man beachte die dichte Rundzelleninfiltration von Pia mater und Arachnoidea, ferner die prall mit Blut gefüllten, weiten Gefäße als Zeichen der maximalen Hyperämie. (Vergr. 1:100.) b (unten): Detailaufnahme der gleichen Stelle (Vergr. 1:250). Die Rundzellen bestehen vorwiegend aus Lymphocyten, Plasmazellen und epitheloiden Zellen, nur wenig polynucleäre Leukocyten. (Aus LÖFFLER, MOESCHLIN und WILLA.)

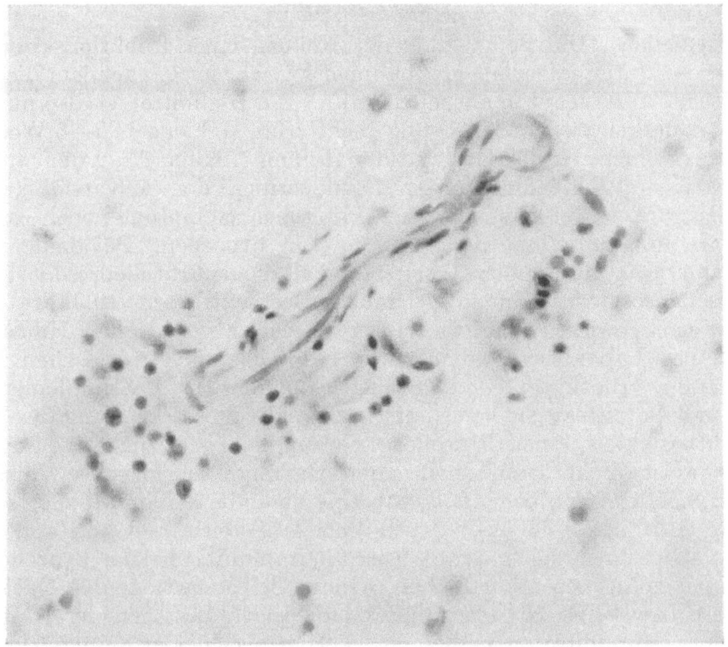

Abb. 61. BANG-Encephalitis (gleicher Fall wie Abb. 59/60). Perivasculäres Rundzelleninfiltrat aus dem Hirnstamm (Vergr. 1:450). (Aus LÖFFLER, MOESCHLIN und WILLA.)

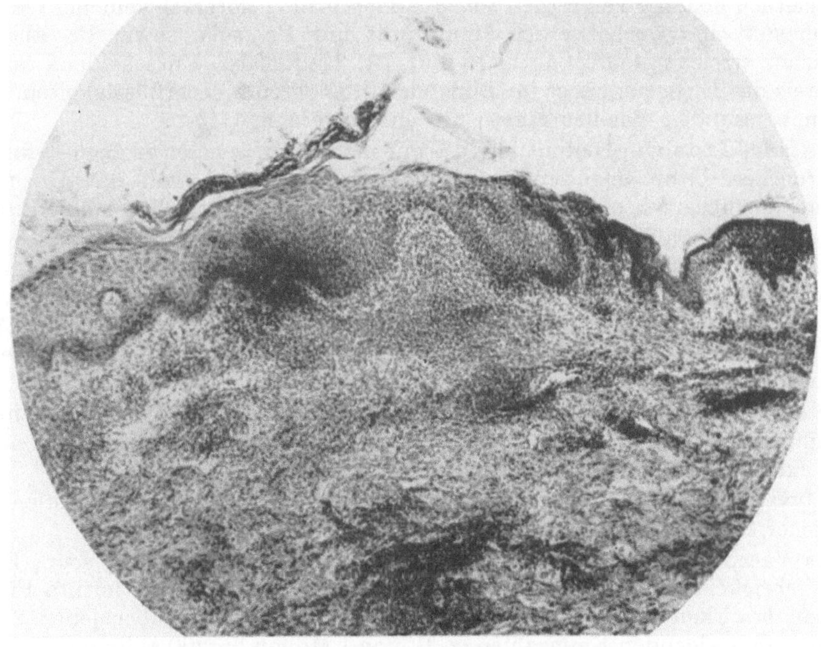

Abb. 62. Histologie des „Brucella-Ausschlages".
(Aus W. JADASSOHN, Handbuch der Haut- und Geschlechtskrankheiten, Bd. 9, Teil 2, S. 472. 1934.)

IX. Therapie.

1. Allgemeines. Die Beurteilung der Heilung einer Infektionskrankheit wie die Brucellose durch iatrogene Maßnahmen ist schwierig, nachdem diese Krankheit in vielen Fällen spontan ausheilen kann. Ein Heilmittel ist also nur dann als wirksam anzusehen, wenn der Erfolg recht früh, d. h. nach 2—3 Wochen, eintritt. Wie erkennen wir den Zustand der Heilung? Klinisch an dem subjektiven und objektiven Wohlbefinden, der Entfieberung, der Arbeitsfähigkeit usw., doch bedeutet das Verschwinden der klinischen Symptome noch lange nicht wirkliche Heilung im Sinne des Freiseins von Brucellen. Bei den ambulanten Formen von F. u. mit voller Arbeitsfähigkeit sind Brucellen isoliert aus dem Duodenalsaft von anscheinend gesunden Bacillenträgern 10 Jahre nach der Krankheit nachgewiesen worden, analoge Verhältnisse bei den Haustieren.

Die in der Laboratoriumsdiagnostik besprochenen serologischen Methoden (Agglutination, Blocking- und Brucella-Coombs-Test, Komplementfixation, Opsonic- und Cutantest) sind nur cum grano salis zur Erkennung des Bestehens oder Nichtbestehens einer Brucellose verwendbar, der negative serologische Befund beweist nicht Gesundheit oder Heilung, der positive Ausfall nicht Krankheit, sondern gegebenenfalls nur eine veränderte immunbiologische Lage.

Gerade HUDDLESON (1942) weist in einer größeren Arbeit an Hand eines umfangreichen Untersuchungsmaterials über die Immunität bei der Brucellose darauf hin, daß bei völlig gesunden Kühen, ebenso bei Menschen, der Nachweis von Antikörpern bzw. einer Hautsensibilität lange nach Bestehen der Krankheit als Zeichen einer Immunität anzusehen ist. Verf. unterscheidet die *natürliche Immunität* (bei Kälbern bis zum Ovulationsbeginn dauernd) von der *erworbenen Immunität* — letztere durch Infektion mit lebenden Brucellen oder künstlich durch Impfung mit lebenden (volle oder abgeschwächte Virulenz) oder abgetöteten Erregern —, welche bei Kühen bis zu 5 Jahren bestehen bleibt, bei Menschen nicht zeitlich genau abzugrenzen ist. Im Tierversuch (Meerschweinchen) konnte HUDDLESON eine wechselseitige Immunität mit Br. suis- sowie Br. abortus-Antigenen erreichen, offenbar nicht mit Br. Melitensis. Entscheidend ist der Nachweis des Erregers, sei es im Blut oder in anderen Körperflüssigkeiten, doch muß mit gesunden Bacillenträgern gerechnet werden.

Die lange Liste von Heilmitteln, die mit mehr oder weniger großem Erfolg bei der Brucellose bisher angewendet wurden, zeigt am besten wohl ihre Unzulänglichkeit; möglicherweise besitzen wir in den neuen Antibiotica wirksamere Waffen.

2. Immuntherapie. Vaccinetherapie: Bei der Vaccinetherapie ist zu beachten: *Art* der verwendeten Antigene (abgetötete oder nur beim Tier anzuwendende lebende Kulturen der einzelnen Brucellatypen oder aller 3 Typen, daneben die Autovaccine sowie die mit chemischen Methoden dargestellten Antigene wie die oxydierten Foshay-Brucella-Antigene) und Applikation derselben (intravenös, subcutan, intramuskulär, intralumbal und per os).

In der Tierheilkunde wird ein durch Züchtung abgeschwächter, jedoch in der Erzeugung von Antikörpern hochwirksamer Stamm Buck 19 verwendet, neuerdings ein Brucella-M-Vaccin (s. Kapitel II).

Polyvalente BANG-Vaccine (in 1 cm³ 10 Millionen abgetötete Bakterien verschiedener Stämme) werden als POPEsche Vaccine N angewendet.

Die Vaccinetherapie kann in den Händen Erfahrener wirksam sein. Es ist von Wichtigkeit, mit kleinen Dosen anzufangen, die jedoch eine leichte Fieberreaktion bewirken müssen. Die Therapie ist kontinuierlich über jeden 2. Tag mit langsam steigenden Keimzahlen (z. B. von 1 Million bis 200 Millionen Keimen) fortzusetzen. Trotzdem besteht die Gefahr der Sensibilisierung und damit

der Unmöglichkeit der weiteren Anwendung der Vaccine neben Schädigungen
seitens Niere, Leber, Herz. Die Vaccinetherapie ist keine Therapie ersten Ranges.

Autoren: DI GUGLIELMO, SONNENSCHEIN, GRIGGS, SIMPSON, PEGORARO,
SCHILLING, MAGEE und LEITCH, CARONIA, LIPPELT, HUDDLESON, BENNING,
PARADA, URSCHEL, DEBENEDETTI, CARDINA, POPE (bei CURSCHMANN), LIEBER-
HERR, MESSINI, CASTANEDA und CARDENAS u. a.

Antiserumtherapie. Der Versuch einer passiven Immunisierung hat zu keinem Erfolg
geführt, desgleichen nicht mit „Antitoxinen". Bakteriophagen von Brucellen sowie entsprechende Therapieversuche sind unbekannt.

3. Unspezifische Reizkörpertherapie. An erster Stelle ist hier das von LÖFFLER
und zahlreichen Nachuntersuchern in größerem Ausmaß angewendete *Collar-*
gol zu nennen als das bis vor kurzem
ohne Zweifel erfolgreichste Therapeuticum der Brucellose.

Technik. Eine 3%ige sterile Lösung von Collargol (nach den Vorschriften der Pharmacopoea Helvetica
hergestellt) wird in steigenden Dosen
intravenös injiziert. Je nach Körpergewicht und Konstitution des Patienten wird mit 0,3—0,5 cm³ begonnen.
In Abständen von zweimal 24 Std
folgen *steigende Dosen* (je nach Reaktion und Allgemeinbefinden) von 0,6
bis 1,0—1,5—2,0—2,5 bis max. 10 cm³
Collargol. In den meisten Fällen ist
schon nach der 6. Injektion dauernde
Fieberfreiheit erreicht, doch müssen
noch zur Sicherung des Erfolges und

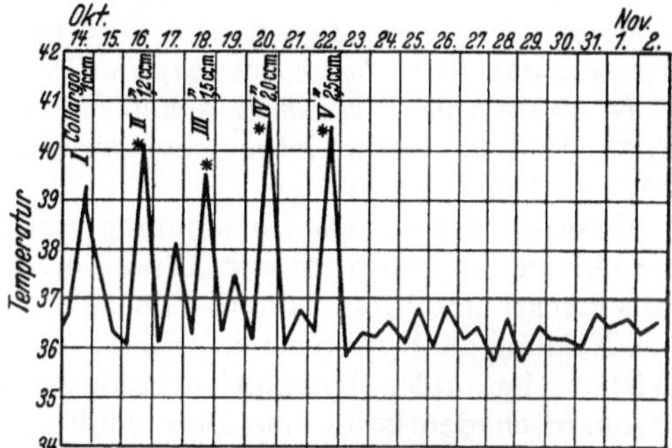

Abb. 63. Collargolkurve (27jähriger Mann). Fünf Col-
largoleinspritzungen mit hohem Temperaturanstieg und
stufenförmigem Absinken der Temperatur an den ein-
spritzungsfreien Tagen. Nach der 4. Injektion afebril.
Es wird noch eine weitere Injektion gegeben, darauf
dauernde Heilung. Zwei Monate krank. * Schüttelfrost.
(Aus LÖFFLER, MOESCHLIN und WILLA.)

Verhütung von Rezidiven weitere 2—3 Injektionen gegeben werden, d. h. daß man
mit 8 Injektionen durchwegs auskommt. Bei den zahlreichen behandelten Fällen
von F. u. Bang in Zürich sind etwa 80% Dauererfolge erzielt worden. Kontraindikationen: hohes Alter der Patienten, Herz- und Kreislaufstörungen. Die auftretenden *Schüttelfröste* sind unangenehm, jedoch erträglich (Eigenversuche von
LÖFFLER) und für den Erfolg unbedingt erforderlich.

Wie spätere Literaturstudien ergaben, ist die Collargoltherapie bei Mittelmeerfieber 1911
von SICARD und 1921 von ZIEMANN empfohlen worden, allerdings ohne daß die Autoren
über eigene Erfahrungen an einem größeren Krankengut verfügten.

Es handelt sich um unspezifische Reizkörpertherapie ersten Ranges.

Andere Kolloidalsilberverbindungen (Argosol), ohne Erzeugung von Fieber,
waren *wirkungslos*, die Erfolge mit Solganal oder anderen Goldpräparaten unsicher.

Proteinschocks durch parenterale Applikation mit Pyrifer, Milch, Casein
(DE CARRASCO) können wirksam sein, fielen aber meist unbefriedigend aus, ebenso
mit Mielosanil als Pentanucleotidpräparat (REGLI), Meerwasser (COTTI, SPOSITO),
Detoxin (Glutathion in Verbindung mit Polypeptiden) [NEMECEK], Omnadin,
Eigenblut, Bluttransfusionen (BLUMBERGER).

4. Symptomatische Therapie. *Causyth* (eine Kombination von Pyrazolon und
Oxychinolinsulfosäure) hat sich beim F. u. Bang in der Dosis von 3—4 g pro die
(Tabletten à 0,5 g) über einen Zeitraum von 14 Tagen (Gesamtdosis bis 50,0 g)
in vielen Fällen bewährt — brüsker Fieberabfall, eine „fast spezifische" Wirkung,
doch waren die Versager nicht weniger zahlreich. Gefahren: Schädigung des

hämatopoetischen Systems mit Agranulocytose nicht selten (Rohr, Naegeli, Löffler, Hadorn).

Salicylsäure-, Amidopyrinpyrazolon-, Phenacitinverbindungen sind zur Schmerzbekämpfung bei den rheumatoiden Brucellosen von gewissem Nutzen, die Agranulocytosegefahr bei den Pyrazolonverbindungen zu beachten.

Physikalische Maßnahmen: Erfolge mit *Diathermie, Röntgenbestrahlung* der Milz, *Bäderbehandlung* bei den chronischen Brucellosen des Bewegungsapparates werden mitgeteilt (Tinker u. a.), die Anwendung von *Ultraschall* mit leistungsfähigen Apparaten dürfte bei chronischen neuromuskulären Brucellosen von Nutzen sein.

Roborantien und Vitamine. Bei den mit Asthenie, Anorexie, Depressionen usw. einhergehenden Formen der chronischen Brucellose mag ihre Anwendung indiziert sein, besonders die Polyvitaminpräparate, eventuell auch Einzelvitamine, wie B_1 bei Neuritiden, K bei hämorrhagischer Diathese, E bei Abortneigung. Aus Versuchen in der Veterinärmedizin ist bekannt, *daß Vitamin-E-frei ernährte Tiere besonders empfindlich gegen die Brucellainfektion sind: durch große Gaben von Vitamin E konnte die Resistenz der Tiere gehoben werden* (W. Frei, Joller). Eine intensivere Anwendung von Vitamin E beim Menschen wäre zu befürworten.

Kreislaufmittel. Die Verwendung von Analeptica wie Coramin, Cardiazol und peripheren Vasomotorica wie Adrenalin, Veritol, Ephedrin usw. sind gegebenenfalls von großem Wert, besonders bei Patienten im akuten Stadium der Brucellose mit Neigung zu Hypotension. Veritol sei wegen seiner anhaltenden und sicheren Wirkung bei oraler Applikation besonders empfohlen. Bei älteren Patienten mit Myokardschaden kann eine Digitalistherapie indiziert sein.

5. Chirurgische Maßnahmen. Ein seltenes therapeutisches Unternehmen bei Brucellosen, doch in gewissen Fällen erfolgreich. Im Bang-Fall von Löffler mit der anfänglich unklaren Diagnose ,,fieberhafte Hepatosplenomegalie e causa ignota" (s. S. 107) führte die Splenektomie zur raschen Heilung und Entdeckung der Bang-Brucellome. Von Interesse ist auch der von Introzzi mitgeteilte Fall eines 19jährigen mit Maltafieber: trotz Vaccin- und Arsenobenzolbehandlung keine Heilung, enorme Milzvergrößerung, mäßiger Ascites, Leukopenie, hämolytische Anämie mit Einwirkungen auf Leber und Pfortaderkreislauf im Sinne einer mechanischen Störung (Banti-ähnliches Syndrom). Erst die *Milzentfernung* brachte Heilung, im Fall von W. Brunner (abszedierende Bang-Strumitis, siehe Abb. 57 und 58) die *Strumektomie.*

Varia: Guérin teilte 4 verblüffende Heilungen mit bei menschlicher Brucellose durch Verabreichung von Absud aus 10—20 g frischer oder 5—10 g getrockneter *Piloselle.* Der Absud wurde 4 Tage lang in 3 Portionen verteilt eingenommen. Bei weiteren 8 Kranken hat diese Therapie versagt.

Ausgehend von der Hypothese, daß durch Mangel an gewissen Spurenelementen (Mangan, Kupfer, Kobalt, Magnesium, Zink) die Ansiedlung der Brucellen bei Tieren und Menschen begünstigt würde, haben Pottenger, Allison und Albrecht 1800 Patienten täglich Tabletten gegeben von 2 g Mangan, 2 mg Kupfer, 2 mg Kobalt, 60 mg Magnesium, 15 mg Zink. Genaue Angaben über die Dauer und die Erfolge der Therapie fehlen. Die Verfasser versprechen sich von einer systematischen Düngung des Bodens mit Spurenelementen eine Verbesserung der Widerstandskraft seitens Vieh und Mensch gegenüber Brucellose.

6. Chemotherapeutica und Antibiotica. Organische Arsenverbindungen wie die Arsenobenzole (Salvarsan usw.), Kakodylverbindungen wurden in der üblichen Dosierung mit unsicherem Erfolg verwendet, dazu ist noch die Kontraindikation seitens der Leber bei der polyvisceralen Brucellose zu beachten. Wechselnde, meist negative Resultate mit: intramuskuläre Injektionen von Jodbismol, Oleum Bismut, oralen Gaben von Thionin, Methylviolett, Colchicin, Trypaflavin (vgl. Nierenschädigung — Kartagener und Ramel), Acridin sowie Kongorot.

Autoren: Berger und Schnetz, Andrén, Harsting, le Chuiton und Négrié, Leavell, Poston, Amoss u. a.

Antibiotica. Prontosil rubrum und später Prontosil album (SAPINSKI, BICKEL und BANDELIER, AHRINGSMANN, RICHARDSON) waren die ersten bei F. u. verwendeten Antibiotica, gefolgt von den modernen Sulfonamiden wie Sulfanilpyridin, (Dagénan, Eubasin), Sulfanilthiazol (Cibazol, Ultraseptyl), Sulfanilpyrimidin (Diazil, Elkosil, Sulfadiazin) sowie Septazin, Sulfamerazin usw.

Die Dosierung ist die übliche, d. h. 0,1—0,15 g je Kilogramm Körpergewicht, also Tagesdosen von 6—10 g in 2—4stündigen Abständen. Die Behandlung wurde 10—14 Tage in der hohen Dosierung durchgeführt, über rasche Entfieberung und dauernde Heilung wurde vielerorts berichtet, *doch waren die Erfolge nach Überblicken eines größeren Materials enttäuschend* (BETHOUX, GOURDON und ROCHEDIX, HALL und SPINK, DAVIS, LAURENTIUS, KING und LUCAS, CHINN, SAPINSKI, A. L. PUNCH u. a.).

Die Wirkung der Sulfonamide wurde dann in vitro und in vivo (Tierversuche bei Brucellainfizierten Meerschweinchen, Mäusen) studiert (DE FRANCISCIS, WILSON und MAIER, KING und LUCAS).

In vitro wurde eine bactericide und bakteriostatische Wirkung auf Brucellen bei korrespondierender Konzentration der Keime und der Sulfonamide festgestellt; desgleichen fielen die Tierversuche positiv aus, allerdings mußten die Sulfonamide in sehr hohen Dosen gegeben werden, um einen Erfolg zu erzielen.

Besonders zu erwähnen sind hier noch die Versuche von HUDDLESON (1948), die in vitro und in vivo (Meerschweinchen) eine bemerkenswerte Steigerung des Bakteriostase- und Bakteriocidievermögens der Sulfonamide durch Zusatz von Complement (frisches Kaninchenserum) oder spezifischem Antikörper bei Verwendung von capro-ovinen, porcinen und bovinen Brucellen erkennen ließen. Am wirksamsten erwies sich eine Dreierkombination von Sulfonamid, spezifischem Antikörper und Komplement[1].

Trotzdem ist die Behandlung der Menschenbrucellosen mittels der verschiedenen Sulfonamide allein nicht als genügend anzusehen (B. WISE).

Penicillin: Penicillin (Penicillium glaucum) bzw. Penatin = Penicillin B (Penicillium notatum) wurden mit völlig negativem Erfolg bei Brucellosen angewendet. Daraufhin durchgeführte Tierversuche ergaben: bei Injektionen (i. p.) von minimalen bis mehrfach tödlichen Dosen von Brucellakeimen (Meerschweinchen) zeigten Penicillin und Penatin keine Schutzwirkung, dabei erwies sich letzteres als sehr toxisch (STUBBS, LIVE, SPERLING und KOCHOLATY, SPINK und HALL, KEEFER u. a.). FLEMING (bei BEAL) hatte bereits in seinen ersten Versuchen mit Penicillium glaucum-Kulturen die Unwirksamkeit gegen die Brucellagruppe erkannt.

Späterhin wurden noch verschiedene Penicillium- und Aspergillusarten auf ihre Wirkung gegen die Brucellagruppe getestet derartig, daß Brucellakulturaufschwemmungen mit einem bestimmten Keimgehalt auf ihr Wachstum nach Zusatz von Suspensionen dieser Pilze kontrolliert wurden. Einige Penicillium- und besonders die Aspergillusarten erwiesen sich als wirksam gegen Brucellen, am stärksten der Aspergillus terreus (G. A. BEAL, WAKSMAN zitiert).

Streptomycin (Actinomycetes griseus). Die große Empfindlichkeit der Brucellen gegenüber Streptomycin konnte in vitro nachgewiesen werden (HERRELL, NICHOLS, WAKSMAN — bei HALL und SPINK). An den Versuchen von HALL und SPINK war bemerkenswert, daß die verwendeten 40 Stämme von Brucella bovina,

---

[1] Laut mündlicher Mitteilung spanischer Kollegen wird die Sulfonamidwirkung beim Maltafieber durch gleichzeitige subcutane Injektionen von 1 mg Adrenalin (2mal täglich) bis zum Heilerfolg gesteigert. Möglicherweise handelt es sich hierbei um einen „stress-effect" mit Auslösen immunbiologischer Reaktionen im Sinne der oben erwähnten Versuche von HUDDLESON. Nach neueren Anschauungen soll Adrenalin via Hypophyse das A.C.T.H. (adrenocorticotrope Hormon) mobilisieren und so die verschiedenen Abwehrmechanismen in Funktion setzen können. Erwähnen wir hier noch, daß bei chronisch latenten Brucellosen ohne ausgeprägte klinische Symptome mit einer oder mehreren Adrenalininjektionen (analog der Adrenalin- bzw. Veritolprovokation bei latenter Malaria) nicht selten ein Fieberschub (rein mechanisches Ausschwemmen der Brucella-Depots oder Anregung der Antikörperbildung durch den Adrenalineffekt?) zu erzielen ist. Daß bei der Adrenalinprovokation die Kontraindikationen seitens Herz und Gefäßen zu beachten sind, sei nebenbei bemerkt. Man beachte auch die Ausführungen auf S. 139.

porcina und caprina nicht gleich empfindlich gegen Streptomycin waren; ein
Stamm von Br. abortus (von einem Patienten mit bruc. Endokarditis ohne vor-
herige Streptomycintherapie) besaß eine bemerkenswerte Resistenz gegen Streptomycin.

Leider besitzt dieses Antibioticum in hohem Maße die unerfreuliche Eigen-
schaft, recht schnell eine Resistenz der Erreger hervorzurufen — im Gegensatz
beispielsweise zum Penicillin.

Versuche mit Streptomycin bei 80 Meerschweinchen führten LIVE, SPER-
LING und STUBBS durch. Die Tiere wurden subcutan mit 20000 Brucella bovina-
Keimen infiziert; jedes Tier erhielt eine Tagesgesamtdosis von 5000 E Streptomycin
in 5 gleichen Teilen über einen Zeitraum von 20 Tagen (1. Gruppe) bzw. 27 Tagen

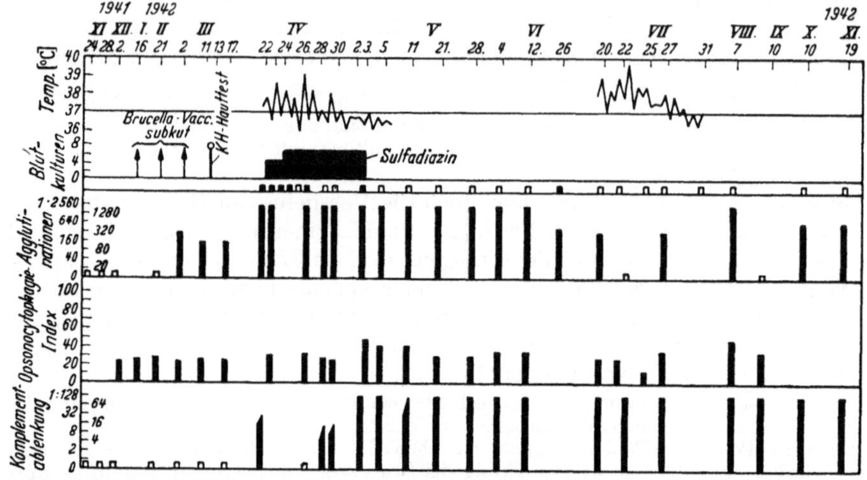

Abb. 64. 25jähriger Angestellter aus einem Brucelloselaboratorium (USA.) mit Brucella suis-Blutkultur.
Trotz massiver Dosen von Sulfadiazin keine Heilung. (Aus WISE.)

(2. Gruppe), wobei einmal die Behandlung sofort, das andere Mal nach 7 Tagen
begann. Die mit Streptomycin behandelten und die nicht behandelten Kontroll-
tiere wurden regelmäßig hinsichtlich Blutkultur und Agglutination sowie am
Schluß der Versuche histologisch untersucht. Eine weitere Gruppe bekam täglich 20000 E Streptomycin subcutan in 6 gleichen Portionen. Bei der großen
Dosierung ging in keinem Fall die Infektion an (Blutkultur immer negativ),
bei der kleinen Dosierung das gleiche Resultat, sofern die Behandlung am Tage
der Infektion begonnen hatte, während nur $^1/_3$ der Tiere mit Einsetzen der Strep-
tomycinbehandlung nach einer Woche geschützt waren.

*Die Therapie der Brucellose mit Streptomycin beim Menschen erfolgte in der
üblichen Dosierung (2 g pro die subcutan), die Erfolge und die Versager hielten sich
ungefähr die Waage,* wohl zu erklären durch Streptomycin-resistente Stämme.

Durch *Kombination von Streptomycin und Sulfonamide* (Sulfanilpyrimidine)
konnten die Erfolge stark verbessert werden (bis 80% Heilung bei akuten Brucellosen). Dosierung: 20—25 Tage lang per os 6—9 g Sulfadiazil pro die in
6 gleichen Dosen, sowie in der 1. Woche 3 g, danach subcutan 2 g Streptomycin
pro die in 2—4 Einzeldosen[1]. Rascher Fieberabfall nach 8—15 Tagen (EISELE,
McCULLOUGH u. a.).

---

[1] Nach unseren jetzigen Erfahrungen sind diese Dosen als zu hoch anzusehen, auch im
Hinblick auf Nebenwirkungen. Tagesdosen von 1—1,5 g Dihydro- bzw. Streptomycin
subcutan über 10—14 Tage verabreicht sind als genügend wirksam zu betrachten, besonders
in Kombinationen mit anderen Antibiotica.

Als *Nebenwirkungen* von Streptomycin werden erwähnt, neben den bekannten Nebenwirkungen der Sulfonamide, von McCullough Norman B. und C. Wesley Eisele (1949): Bei hochdosiertem Streptomycin 3—4 g, später 2 g pro die + 6 g Sulfadiazin schwere nervöse Erscheinungen, Kopfschmerzen, Halbstupor, leichte Desorientiertheit, bilaterale Ptosis, Augenmuskelschwäche mit Doppeltsehen, Parästhesien und Hypalgesien, Mundzittern, Ohrensausen. Bei Absetzen der Medikation Verschwinden der Symptome und Wiedererscheinen bei Wiederaufnahme der Streptomycintherapie mit 4 g (!)

Ähnliche Symptome mit Meningismus und steilem Temperaturanstieg bei chronischer Brucellose (Bang) mit 6 g Sulfadiazin + 2 g Streptomycin.

Chloromycetin (Chloramphenicol) aus Kulturen von Streptomyces venezuelae. Chemisch wohl definierte Substanz, deren Synthese gelungen ist. Handelsform: Kapseln von 0,25 g Substanzinhalt zur peroralen Applikation.

Aureomycin (Duomycin) aus Kulturen von Streptomyces aureofaciens. Ein gelbliches, wasserlösliches Pulver. Handelsformen: Kapseln zu 0,25 g, Ampullen mit 0,03 und 0,05 g Substanz.

Versuche in vitro und in vivo (Mäuse, Meerschweinchen) haben die hohe Wirksamkeit beider Körper gegen Brucellen gezeigt (Spink und Mitarbeiter, Long, Smadel, Smith und Mitarbeiter, Harris, Woodward, Parker und Hall).

Dosierung von Chloromycetin: in akuten Fällen von Maltafieber und Bang alle 3 Std per os eine Kapsel zu 0,25 g = 2 g Chloromycetin in 8 gleichen Dosen pro die. Bereits am 3.—7. Tag Entfieberung. Absetzung des Präparates nach etwa 14 Tagen. *Die Wirkung bei akuter und noch mehr bei chronischer Brucellose ist unsicher.*

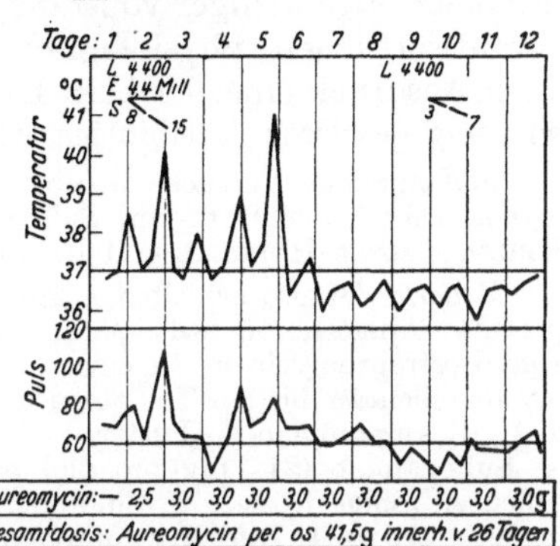

Abb. 65. 39jähriger Mann M. E. mit Febris undulans Bang. Leukopenie mit Lymphocytose, Anämie, erhöhter Senkung (1- u. 2-Std-Wert). Quick 90%, Cadmium und Kephalin positiv, Agglutination 1:1600 positiv. Nach 5 Tagesdosen von 3 g Aureomycin per os fieberfrei. Gesamtbehandlung: 26 Tage mit fallendem Agglutinationstiter. (Aus der Med. Universitätsklinik Zürich.)

Dosierung von Aureomycin: bei akuten Brucellosen alle 3 Std eine (max. zwei) Kapseln = 2 (max. 4) g Aureomycin in 8 gleichen Portionen pro die. Die intramuskuläre Injektion ist schmerzhaft und wenig üblich, die intravenöse Dauertropfinfusion (0,2—0,5 g in 1000 cm³ physiologischer Kochsalzlösung) nur in dringenden Fällen (Thrombophlebitisgefahr) anzuraten. Bereits am 3. bis 7. Tag Entfieberung. Gesamtbehandlung bei akuter Brucellose durchwegs 14 Tage mit klinischer Heilung in etwa 70% der Fälle (s. Abb. 65). Die Erfolge bei chronischer Brucellose sind therapeutisch nicht sicher zu beurteilen, doch scheint die *monotrope antibiotische Therapie* in der überwiegenden Zahl der Fälle *hier* zu versagen.

Resorption und Exkretion der Präparate: Einzeldosen von Aureomycin und Chloramphenicol per os (0,5—1,0—2,0 g) entsprechen einem durchschnittlichen *Blutserumspiegel* (Maximalwert nach 3—4 Std) von etwa 0,2—0,5—0,7 mg-% Aureomycin bzw. etwa 0,4—0,9 bis 1,5 mg-% Chloramphenicol; es beträgt dabei die mittlere *Urinkonzentration* (Maximum nach 5 Std) etwa 5—10—20 mg-%, die *Totalausscheidung im Urin* 24 Std nach Einnahme der Medikamente etwa 50—100—200 mg-% (höhere Werte bei Chloramphenicol), die durchschnittliche *Konzentration in den feuchten Faeces* etwa 10—50—80 mg/Gew.-% (höhere Werte bei Aureomycin)[1]. Näheres über Resorption und Exkretion von Aureomycin, Chloramphenicol und Terramycin (Mensch) bei H. Welch. Der Übertritt der Antibiotica in den fetalen

---

[1] Die Angaben über die Höhe der verschiedenen Antibiotica-Spiegel sind im Original in MCG/ML = Mikrogramm/Milliliter angegeben, von uns wegen der Ungebräuchlichkeit im deutschen Sprachgebiet in mg-% umgerechnet worden.

Blutkreislauf ist gut, dagegen die Liquorpassage gering. Ein bakteriostatischer Titer wird nicht erreicht, doch ist mit einer Erniedrigung der Blutliquorschranke bei Meningititiden zu rechnen.

Nebenwirkungen beider Präparate: Brechreiz, Brechen, Hautmanifestationen, Stomatitis, epigastrische Schmerzen, manchmal Diarrhoe, weshalb nötigenfalls bei empfindlichen Patienten am 1. Tag die halbe Tagesdosis zwecks Gewöhnung zu geben ist. Ähnlich wie nach Streptomycin und Penicillin sahen wir auch bei Aureomycin eosinophile Leukocytenreaktionen[1]. Hohe, über längere Zeit verabfolgte Gaben von Aureomycin und der anderen auf die Darmflora wirkenden Antibiotica führen zu einer zeitweise geringen Abnahme der Prothrombinkonzentration im Blute (bis auf 70% in unseren Fällen), wahrscheinlich eine Folge der mehr oder weniger vollständigen Vernichtung der für die Vitamin K-Bildung verantwortlichen, physiologisch vorkommenden Darmbakterien, möglicherweise auch Ausdruck einer leichten Leberschädigung. Diese antithrombotische Nebenwirkung gewisser Antibiotica wird in vielen Fällen ohne Zweifel nützlich sein.

Umfangreiche Versuche in vivo (Maus) über die Wirkung von Chloromycetin, Aureomycin, Dihydrostreptomycin, Sulfonamide im einzelnen und in Kombination wurden von HEILMAN sowie HERRELL und BARBER in der Mayo-Klinik durchgeführt.

Methode. Mäuse erhielten intraperitoneal etwa 5 Millionen Keime von Br. bovina bzw. porcina injiziert, 65 Std später Beginn der Behandlung mit: a) Streptomycin bzw. Dihydrostreptomycin in 3 gleichen Dosen von 300 mg subcutan (900 mg täglich); b) Aureomycin subcutan bis zur Toleranzdosis; c) Chloromycetin vermischt mit Futter (11,5 mg pro die); d) Aureomycin im Futter + Streptomycin subcutan in obigen Dosen; e) Aureomycin + Sulfonamide (24,5 mg pro die) per os; f) Sulfonamide per os + Dihydrostreptomycin subcutan (obige Dosis); g) Chloromycetin + Sulfonamide per os (obige Dosen); h) Chloromycetin per os + Dihydrostreptomycin subcutan (obige Dosis); i) Chloromycetin + Aureomycin per os (obige Dosis).

22 Std nach Beendigung der Behandlung Töten der Tiere und Untersuchung der Gesamtmilz auf Brucellen (Einlegen der steril entnommenen Milz in Bouillonkolben für einige Tage, Anlegung von Plattenkulturen zur Auszählung der Keime).

Die verwendeten Präparate bzw. Kombinationen in der Reihenfolge der steigenden Wirksamkeit aufgezählt:

Tabelle 7. *Wirkung der Antibiotica auf Brucellen im Tierversuch.*
± Wert = errechnete Fehlerbreite (aus HEILMAN zusammengestellt).

Präparate	Keimzahl	Fehlergrenze
Sulfonamide + Dihydrostreptomycin	402 000 ±	69 000
Chloromycetin + Aureomycin	265 000 ±	95 000
Chloromycetin	258 000 ±	91 000
Chloromycetin + Sulfonamid	220 000 ±	56 000
Aureomycin	182 000 ±	95 000
Aureomycin + Dihydrostreptomycin	5 000 ±	1 000
Aureomycin + Dihydrostreptomycin + Sulfonamid	3 000 ±	2 000

Die antibiotische „Polypragmasie" findet durch diese Versuche ihre Berechtigung, da tatsächlich eine *Wirkungssteigerung mit den Kombinationen zu erzielen ist.*

Genannte Autoren verwendeten in der Mayoklinik eine Kombination von Aureomycin und Dihydrostreptomycin nach folgendem Schema: 1. Tag der Behandlung 1,5 g, dann laufend 3 g Aureomycin per os täglich in 3stündigen Gaben, sowie am 1. Tag 1 g, dann 2 g Dihydrostreptomycin intramuskulär in 2 oder auch mehr Portionen pro die. Abfall des Fiebers am 3. oder 4. Tag der

---

[1] Wir verweisen in diesem Zusammenhang auf eine Arbeit aus unserer Klinik: A. F. ESSELLIER, B. J. KOSZCEWSKI und G. DE MEYER. Die Bluteosinophilie nach Penicillin- und Ölverabreichung, ihre klinische Bedeutung (klinische und tierexperimentelle Untersuchung). Z. klin. Med. **147**, 537 (1951).

Behandlung, danach Weiterbehandlung von etwa 8 Tagen. Kur insgesamt nach 15 Tagen beendet. Ergebnis bei akuter Brucellose: Heilung, d. h. Verschwinden der klinischen Krankheitszeichen in 14 Tagen. Bei Brucellosen mit lokalen Manifestationen und sonstigen Komplikationen soll mit obiger Kur über 20 bis 30 Tage klinische Heilung zu erzielen sein.

Die erfolgreiche Behandlung der akuten Brucellose mit Kombinationen von Chloromycetin, Aureomycin, Streptomycin, Sulfonamiden sind auch von anderen Autoren bestätigt worden (SPINK, BRAUDE, CASTANEDA und GOYTIA, DEBONO. HARRIS und JETT, PULASKI und AMSBACHER, SCARLTET, EISELE und McCULLOUGH, SPINK, HALL, SHAFFER und BRAUDE; OLTRAMARE, WEERNER und KNIGHT).

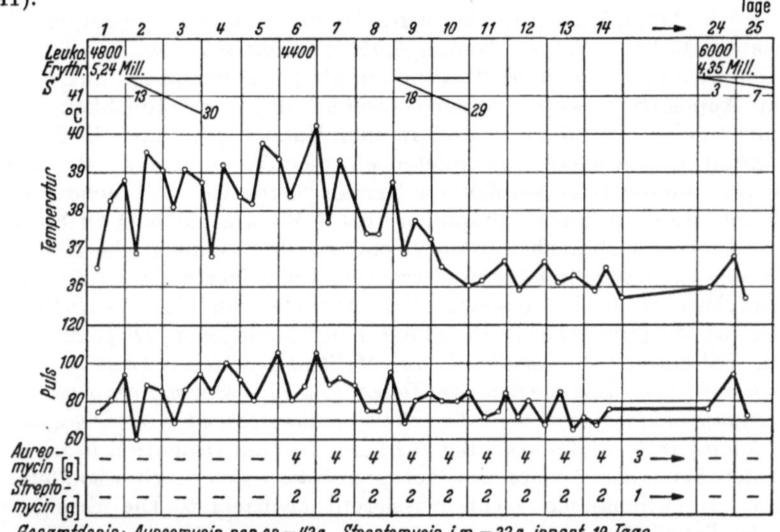

Abb. 66. 24jähriger Mann C. L. mit Febris undulans Bang. Leukopenie mit Lymphocytose, erhöhter Senkung (1- und 2-Std-Wert), Quick 50% (auf 1 mg Vitamin K kein Anstieg der Prothrombinkonzentration), Cadmium und Kephalin positiv, Agglutination bis 1:2000 positiv. Nach 4 Tagen kombinierter Behandlung mit Aureomycin per os und Streptomycin intramuskulär afebril. Nach 19 Tagen Gesamtbehandlung Senkung und Leukocytenwerte normal, die anfänglich deutlich vergrößerte Milz und Leber nicht mehr palpabel. Agglutination und Komplementfixation weiter positiv, jedoch mit fallenden Titerwerten. (Aus der Med. Universitätsklinik Zürich.)

Terramycin aus Kulturen von Streptomyces rimosus. Krystallinische Substanz von amphoterischem Charakter mit Bildung von sauren und basischen, gut wasserlöslichen Salzen.

Handelsform: Kapsel von 0,25 g. Substanzinhalt zur peroralen Applikation. Ampullen mit 0,25 und 0,5 g Substanz zur intravenösen Injektion.

Dosierung von Terramycin: 2—4 g (etwa 0,03—0,06 g/kg Körpergewicht) je Tag in 3stündlichen Einzeldosen von 1 bzw. 2 Kapseln Terramycin. Rasche Entfieberung (2.—3. Tag) bei einer Gesamtbehandlung von etwa 10—14 Tagen und einer Gesamtdosis von 25—40 g.

Resorption und Exkretion. Der Terramycin-*Blutserumspiegel* (0,2—0,5—0,7 mg-%, die *inhibitorische* Konzentration auf Brucella-Kulturen *in vitro* 0,04—0,16 mg-%, siehe bei H. WELCH[1]) ist bei obiger Dosierung ähnlich hoch wie bei Aureomycin, jedoch sind die Werte niedriger als bei Chloromycetin bzw. Choramphenicol, dagegen die mittlere *Urinkonzentration,* ebenso die *Totalausscheidung im 24-Std-Urin,* sowie die mittlere *Konzentration in den feuchten Faeces* bei Terramycin am höchsten im Vergleich mit Chloramphenicol und Aureomycin bei gleichen enteralen Dosen.

---

[1] Im Original alle Werte in MCG/ML angegeben, von uns in mg-% umgerechnet.

Bei in vitro-Versuchen (Brucella caprina, Br. bovina, Br. porcina) erwies sich Terramycin wirksamer als Aureomycin und Chloramphenicol, bei in vivo-Versuchen (Maus) zeigte dagegen Aureomycin die stärkste Wirkung, jedoch war unzweifelhaft die *Kombination der genannten Antibiotica mit Streptomycin weitaus am wirksamsten* bei der tierexperimentellen Brucellose; an der Spitze stand wiederum die Kombination Aureomycin und Streptomycin (s. auch Tabelle 7). Klinische Versuche mit Terramycin bei der Brucellose verliefen erfolgreich bei Beobachtung der gleichen Nebenwirkungen wie bei Aureomycin (V. KNIGHT).

Wir verweisen auf die umfassende Polygraphie mit 32 experimentellen und klinischen Einzelarbeiten über Terramycin[1].

Amphoteres unlösliches Terramycin als subcutanes Depot.

Während das salzsaure Salz von Terramycin gut wasserlöslich ist und für die Kapseln sowie Ampullen verwendet wird, ist die *amphotere* (bildet mit Säuren und Alkalien lösliche Salze) *Terramycinbase* praktisch *wasserunlöslich*. Seit einiger Zeit wird das amphotere Terramycin als Dragées und als Suspension zur peroralen Applikation wegen seiner besseren Magenverträglichkeit (weil im Magen nicht gelöst) verabreicht und in den Handel gebracht. R. CASTANEDA und C. CARRILLO-CARDENAS verwendeten ein aus Terramycinkapseln und -ampullen selbst präcipitiertes amphoteres Terramycinpulver in Teilchengröße von $3—10\,\mu$, das steril in Trockenampullen (bis 3 Monate haltbar) zu 800 mg abgefaßt wurde. Vor Gebrauch wurden 20 cm^3 sterile physiologische NaCl-Lösung (1 cm^3 Lösung = 40 mg amphoteres Terramycin) plus Merthiolat „Lilly" 1:10000 als Konservierungsmittel zugesetzt. Vor Aufziehen in eine 5 cm^3-Injektionsspritze ist die Ampulle zwecks Erzielung einer homogenen Dispersion gut zu schütteln. Patienten mit *Febris undulans Melitensis erhielten 1mal in der Woche tief subcutan in der Glutäalregion ein Depot von 150—200 mg amphoteres unlösliches Terramycin, insgesamt 6—7 Injektionen, entsprechend einer Totalmenge von 800 bis 1200 mg in 6—7 Wochen.* Bei richtiger Technik (Injektion in die Gegend der stärksten Fettpolster) wurden weder Gewebsnekrosen, noch besonders starke Schmerzen (Injektionsstelle leicht massieren) beobachtet. Die Erfolge waren glänzend (s. Tabelle 8).

Patientenmaterial: akute und chronische Fälle von Febris undulans Melitensis mit *positiver Blutkultur* in stationärer und ambulanter Behandlung.

Die Autoren gingen von der *Arbeitshypothese* aus, daß die im RES (Lymphknoten, Knochenmark, Leber, Milz) intracellulär lebenden Brucellen (s. S. 48) als parasitäre Symbionten des Cytoplasmas von den Antibiotica nicht erreicht werden. Von diesen Brucella-Depots würden immer wieder Brucellen ausgeschieden, somit die Krankheit nicht zum Ausheilen kommen. Das amphotere Terramycin soll von den RES-Zellen teilweise als ungelöster Partikel phagocytiert und so intracellulär wirksam werden.

Wie dem auch sei, die in Tabelle 8 wiedergegebenen Ergebnisse sind überzeugend. Eine Nachprüfung auf breiter Basis — nicht nur beim Maltafieber, sondern auch beim Morbus Bang — ist unbedingt notwendig, auch im Hinblick auf die ökonomische Seite in Anbetracht der verwendeten, außergewöhnlich geringen Dosen von amphoterem Terramycin. *Damit würde auch die Einführung der antibiotischen Therapie der Brucellose bei Großtieren in großem Ausmaße wirtschaftlich möglich werden.*

Achromycin[2]. Es handelt sich um ein *hydriertes Aureomycin*, von letzterem nur unterschieden durch Fehlen des Cl-Atoms in 7er Stellung. Die kristallinische amphotere Achromycinbase bildet mit Säuren und Alkalien leicht wasserlösliche Salze.

---

[1] Terramycin: Ann. New York Acad. Sci. **53**, 221 (1950).
[2] Preliminary Pharmacology Report of Lederle Laboratories Division, New York. Als Tetracyclin auch von Pfizer, New York hergestellt.

Tabelle 8.

Patienten mit F. u. Melitensis sowie positiver Blutkultur unter der Behandlung mit unlöslichem amphoterem Terramycin als subcutanes glutäales Depot in einer Wochendosis von 150—200 mg und einer Gesamtdosis von 800—1200 mg, entsprechend 6—7 Injektionen. Bei den behandelten Fällen verschwinden die positiven Blutkulturen rasch, bleiben dagegen bei den unbehandelten Kontrollen positiv. (Aus CASTANEDA und CARRILLO-CARDENAS, modifiziert.)

Blutkulturen Brucella capro-ovina	Stationäre Fälle						Ambulante Fälle					
	Gruppe 1 (behandelt)			Gruppe 3 (Kontrollen			Gruppe 2 (behandelt)			Gruppe 4 (Kontrollen)		
	Total-fälle	positive Fälle	%	Total-fälle	positive Fälle	%	Total-fälle	positive Fälle	%	Total-fälle	positive Fälle	%
1. Kultur (Beginn) . . .	44	44	100	44	44	100	24	24	100	27	27	100
2. Kultur (2 Wochen) . .	44	8	18	44	41	93	24	4	17	27	26	96
3. Kultur (4 Wochen) . .	44	3	7	44	38	86	24	0	0	27	19	70
4. Kultur (6 Wochen) . .	37*	0	0	44	32	73	—	—	—	—	—	—
5. Kultur (8 Wochen) . .	31*	1	3	44	27	61	—	—	—	—	—	—
6. Kultur (10 Wochen) .	28*	0	0	38*	21	55	—	—	—	—	—	—

* Differenz entspricht der Zahl der Patienten, die das Spital vorzeitig verließen.

Pharmakologie. An Mäusen, Ratten und Hunden wurde die *akute* und *chronische Toxicität* von *Achromycin* und vergleichsweise von *Aureomycin* bei enteraler und parenteraler Applikation bestimmt. Die Toxicität von Achromycin ist im Tierversuch etwas geringer als die von Aureomycin. Untersuchungen des Blutbildes (leichte Leukocytose bei beiden), der Leber, der Nieren und Kontrollen des Gewichtes verschiedener blutchemischer Werte (Blutzucker, Rest-N usw.) zeigten keinerlei Hinweise auf Organschädigungen. Ebenso wurden Kreislauf und Atmung nicht beeinflußt.

Resorption und Exkretion: bei gleicher Dosis (intravenös und per os als Einzeldosis und bei kontinuierlicher Dosierung) ist der *Blutspiegel* von Achromycin eher höher als der von Aureomycin, die *Ausscheidungsdauer* ungefähr bei beiden gleich groß.

Nachdem das *bakterielle Wirkungsspektrum* von Achromycin weitgehend mit dem von Aureomycin sich deckt, dürfte das neue Antibioticum auch klinisch von Interesse sein. Zur Zeit werden von uns Versuche auf breiter klinischer Basis mit Achromycin durchgeführt.

Oxytetracycline. Sehr reizvoll ist es, die chemischen Strukturformeln von *Aureomycin, Achromycin* und *Tetramycin* zu betrachten, die zweckmäßigerweise als *Oxytetracycline* zusammengefaßt werden. Die nahe chemische Verwandtschaft dieser Körper ist aus der nachfolgenden Abbildung der Strukturformeln ersichtlich.

Daß durch die neue Therapie mit Chloromycetin, Aureomycin und Terramycin Brucellastämme entstehen, die gegen diese Antibiotica resistent oder sogar dependent (Wachstum bei Anwesenheit des betreffenden Stoffes) geworden sind — streptomycinresistente Stämme von Brucellen wurden bereits S. 132 erwähnt —, wissen wir heute sicher. Die synergistische Therapie mit den verschiedenen chemischen (Sulfonamide) und biologischen (Streptomycin, Aureomycin, Chloromycetin, Terramycin, Achromycin) Antibiotica ist nicht nur wirkungsvoller

(s. Tabelle 7), sondern dürfte auch mit dazu beitragen, die Entstehung von antibiotisch resistenten Stämmen zu verhindern, sowie die Zahl der Rezidivfälle weiter zu vermindern. *Ganz allgemein möchten wir deshalb bei den Antibiotica eine allerdings durch den Tierversuch untermauerte „Polypragmasie" (zur Auffindung einer optimalen Kombination) empfehlen.*

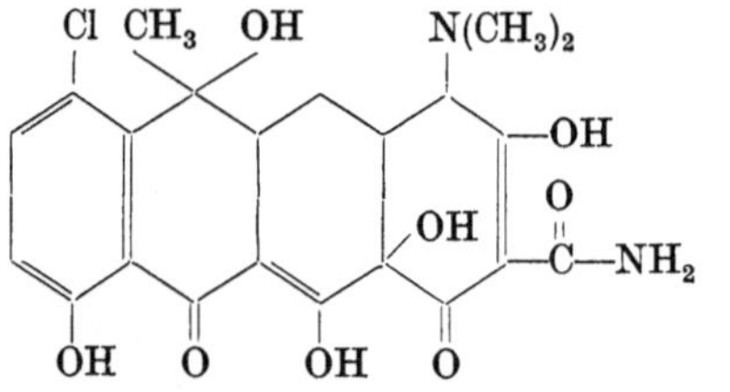

Aureomycin (Monochlor-Pentaoxy-Tetracyclin)

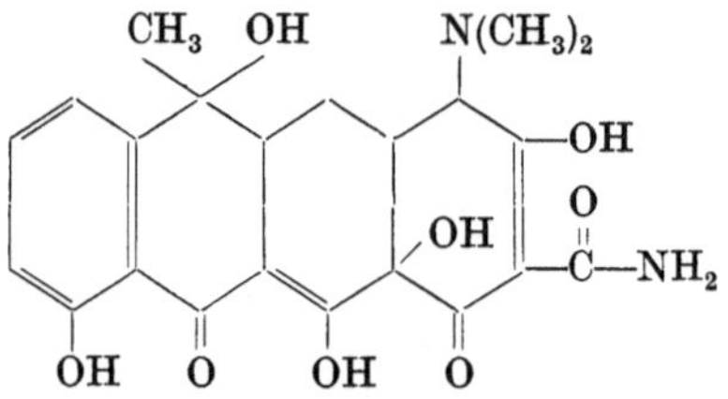

Achromycin (Pentaoxy-Tetracyclin)

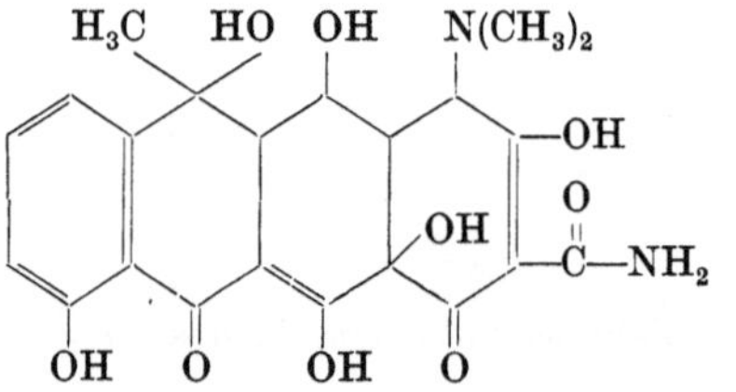

Terramycin (Hexaoxy-Tetracyclin)

Abb. 67. Die chemischen Strukturformeln von Aureomycin, Achromycin und Terramycin, deren nahe chemische Verwandtschaft ihre biologische Wirkungsgleichheit verstehen läßt.

Wir dürfen hoffen, in den modernen Antibiotica (Streptomycin, Chloromycetin, Aureomycin und Terramycin) nun eine wirksame Waffe gegen die Brucellosen zu besitzen[1].

Vor einem antibiotischen Enthusiasmus, besonders bei den chronischen Brucellosen mit Besiedlung der Erreger im hepatogenen (brucelläre Cholangie) und pankreatogenen Ausführungssystem, sei allerdings gewarnt, was auszusprechen auf Grund jüngster therapeutischer Erfahrungen in 2 Fällen von F. u. Bang wir für notwendig erachten, womit jedoch nicht die unbestreitbaren großen Fortschritte der antibiotischen Kombinationstherapie der Brucellose geleugnet werden sollen.

Ohne näher auf die genannten, noch nicht abgeschlossenen und für eine spätere, ausführliche Publikation vorgesehenen Fälle eingehen zu wollen, sei soviel nur mitgeteilt: ein 30jähriger Auslandskorrespondent mit vor 2 Jahren durchgeführter Cholecystektomie erkrankt vor 4 Monaten an Fieber, das vom auswärts behandelnden Arzt nach 4 Wochen auf Grund der Agglutination als Bang erkannt und mit Causyth (etwa 40 g total) plus Chloromycetin (27 g total) behandelt wurde. Wegen Unbeeinflußbarkeit des Krankheitsbildes Einweisung des Patienten in unsere Klinik. Trotz energischster antibiotischer Kombinationstherapie (Aureomycin 56,25 g, Dihydrostreptomycin 15 g; Terramycin 36 g total in der bereits ausführlich mitgeteilten Weise) steigt der spezifische Agglutinintiter am Schluß der 6wöchigen Behandlung bis auf 1:32000, die SR bleibt um 30/45 herum, Weltmann verkürzt auf 0,4, Kephalin und Cadmium stark positiv, dabei Afebrilität bei Leukopenie mit Lymphocytose, dagegen rascher Rückgang der bei der Einweisung sehr stark vergrößerten Leber und Milz. Wiederholte Blutkulturen negativ, doch zweimaliger Nachweis von Bruc. abortus Bang aus dem Duodenalsaft im Tierversuch (nicht in der direkten Kultur) während dieser massiven antibiotischen Therapie. Der 2. Fall verlief ähnlich, nur konnte noch eine Beteiligung des Pankreas mit extrem hohen Diastasewerten in Blut und Urin festgestellt werden.

---

[1] PAS (Para-aminosalicylsäure) und PABA erwiesen sich im Tierversuch (Mäuse, Meerschweinchen) gegen Brucellen als wirkungslos (LEBÓN und HALL, siehe Literatur-Nachtrag).

Im Sinne des alten NAUNYNschen Cholangiebegriffes möchten wir hier von einer *brucellären Cholangie* sprechen, die offenbar selbst mit den Antibiotica schwer beeinflußbar bleibt (Analogie zum Typhusbacillenausscheider), wobei in einem unserer Fälle die Gallenblase als Brucellendepot wegen der vorangegangenen Cholecystektomie auszuschalten ist.

Polytrope antibiotische Protein-Schocktherapie der chronischen Brucellose. Die chronischen Brucellosen, sowohl ˈdie nicht behandelten als auch die nicht ausreichend energisch behandelten, sind sehr therapieresistent, ganz besonders bei Vorhandensein einer brucellären Cholangie mit Nachweis von Brucellen im Duodenalsaft. Oben sind 2 dieser Fälle im einzelnen erwähnt worden.

Bei diesen chronischen Brucellosen ist es zweckmäßig, die antiobiotische Kombinationstherapie noch zu ergänzen: 1. durch eine Veritol-Provokation; 2. durch eine Collargol-Schocktherapie oder durch eine intravenöse spezifische Vaccinetherapie. Wir nennen dies die *polytrope antibiotische Protein-Schocktherapie* der chronischen Brucellose.

Kombinierte Veritoltherapie und Veritol-Provokation. Während der kombinierten antibiotischen Therapie werden täglich 2mal 20 mg = 1 Ampulle Veritol sulf. subcutan (bei Erwachsenen) zur Steigerung der Wirkung der Antibiotica verabreicht (s. auch Bemerkung unter dem Strich auf S. 131).

Die Wirkungsweise von Veritol ist hierbei nicht eindeutig abgeklärt. Bekanntlich provozieren die adrenergischen Pharmaka einen Stress-Effekt mit Mobilisierung von ACTH. Hinzu kommt die Wirkung der Adrenergica aus der Phenyl-Alkyl-Amin-Reihe auf die Milz im Sinne einer Kontraktion (bei Veritol im Tierversuch am stärksten ausgeprägt), wodurch die Brucellen aus diesem Depotorgan vermehrt ausgeschwemmt werden. Hierdurch werden einerseits die ruhenden Depotbrucellen vermehrt in das strömende Blut geworfen (damit auch stärker dem Angriff der Antibiotica ausgesetzt und in der Blutkultur auch leichter nachgewiesen), andererseits gewisse immunbiologische Vorgänge (Erhöhung des Komplementes und der Antikörper) ausgelöst, was zu einer Steigerung der Wirkung der Antibiotica führt. Es sei in diesem Zusammenhang auf die Versuche von J. F. HUDDLESON (S. 131) hingewiesen, der in vitro und in vivo (Meerschweinchen) eine Steigerung der Bakteriostase und der Bakteriocidie der Sulfonamide gegen Brucellen durch Zugabe von Komplement und spezifischem Antikörper nachweisen konnte.

Sicherlich handelt es sich hier noch um ein sehr interessantes Forschungsgebiet, nämlich, ob wir ganz allgemein mit Adrenergica die antibiotische Wirkung verbessern können. Nach unseren bisherigen noch geringen Erfahrungen möchten wir diese Frage bejahen. Die Verwendung von Veritol oder von Adrenalin als Stress-Pharmaka hat übrigens noch den Vorteil, daß man gleichzeitig das bei der Brucellose nicht selten gestörte hämodynamische Gleichgewicht (Hypotonie) verbessert.

Kombinierter Collargolschock. Neben der kombinierten antiobiotischen Therapie wird in steigenden Dosen und in Abständen von 48 Std intravenös Collargol (s. S. 129) injiziert. Je nach Körpergewicht und Konstitution des Patienten wird mit 0,3—0,5 cm³ begonnen, um dann auf 1—1,5, dann 2—2,5 bis maximal 10 cm³ zu steigern. Durchwegs kommt man mit 6—8 Injektionen aus, entsprechend einer 12—16tägigen Kur. Wichtig ist, daß nach jeder Injektion Schüttelfröste auftreten; sie sind unangenehm, jedoch erträglich und für den Erfolg unbedingt erforderlich.

Kontraindikationen. Hohes Alter des Patienten, Herz- und Kreislaufstörungen schweren Grades.

Kombinierte Vaccinetherapie. Die kombinierte antibiotische Therapie wird ergänzt durch intravenöse Injektionen von polyvalenten Brucellavaccinen in Abständen von 2 Tagen. Auch hier ist es sehr wichtig, mit kleinen Dosen (z. B. mit einer Million Keime) anzufangen und langsam die Keimzahl zu steigern. Wiederum muß darauf gesehen werden, daß nach jeder Injektion eine deutliche Fieberreaktion mit Schüttelfrost auftritt. Allerdings besteht die Gefahr der Sensibilisierung und damit der Unmöglichkeit, die Vaccinetherapie fortzusetzen.

In diesem Zusammenhang sei besonders auf das neue von J. F. Huddleson (s. S. 30) entwickelte und beim Rind bereits erprobte Brucella-M-Vaccine (dissoziierte Mucoidform von Brucella suis mit Immunität gegen alle 3 Typen von Brucellen) hingewiesen. Möglicherweise ist dieses polytrope Brucella-Vaccin auch bei Menschen brauchbar. Eigene Erfahrungen hierüber besitzen wir zur Zeit noch nicht.

Die italienischen und auch die spanischen Kliniker haben mit der Kombinationstherapie Antibiotica + Vaccine beim chronischen Maltafieber sehr gute Resultate erzielt. Wir glauben allerdings, daß die unspezifische Reizkörpertherapie mit Collargol der spezifischen Immunotherapie mit Vaccinen in Kombination mit Antibiotica nicht nachsteht, bestimmt jedoch ungefährlich ist.

X. Bedeutung der Brucellose als Unfall und Berufskrankheit.

Wie bei allen infektiösen Erkrankungen, die unter diesem Gesichtspunkt betrachtet werden, ist es von Wichtigkeit, einerseits die *Eintrittspforte* der Bakterien, andererseits den *Hergang* der Infizierung genauestens zu kennen, um zwischen *Berufskrankheit* und *allgemeiner Infektionskrankheit sowie Unfall unterscheiden zu können.*

Die Infektion mit Brucellen durch kontaminierte Nahrungsmittel, z. B. durch Genuß von Milch seitens der Großstadtbevölkerung, ist als eine gewöhnliche Erkrankung anzusehen, ähnlich wie man einen Typhus akquiriert. Allerdings ist zu berücksichtigen, daß die orale Infektion mit „Bangbakterien-Kuhmilch" viel seltener ist als die mit „Melitokokken-Ziegenmilch". Wir können daher den Morbus Bang leichter als Berufskrankheit und Unfall abgrenzen als das endemische Maltafieber.

Unfall. Zum Unfallbegriff gehört das einmalige, ungewöhnliche Ereignis mit einer Verletzung als Folge. Sehr schwer sind naturgemäß die Verhältnisse zu überblicken, wenn es sich um die Anerkennung einer Infektionskrankheit wie die Brucellose als Unfall handelt, zumal die Verletzungen sehr klein und vom Unfallträger selbst übersehen werden können, so daß oft die scharfe örtliche und zeitliche Begrenzung des Mikrotraumas unmöglich ist.

Nach den vorliegenden Erfahrungen bei Brucellosen von Tierärzten, Personen aus landwirtschaftlichen Betrieben, Laboranten sowie den Infektionsversuchen (man denke an den Nachweis von Brucellen in Erde, Wasser noch nach Monaten, s. S. 51) ist mit hoher Wahrscheinlichkeit anzunehmen, daß die Brucellen nur durch die lädierte Haut eindringen und die typische Krankheit hervorrufen. Die Beurteilung, ob die Haut verletzt oder unverletzt ist, dürfte manchmal auf Schwierigkeiten stoßen, doch sollte im Zweifelsfalle berücksichtigt werden, daß eine makroskopisch intakte Haut mikroskopisch sehr wohl verletzt sein kann. Daneben wäre noch auf brucelläre Hautmanifestationen, Schwellung der regionären Lymphdrüsen usw. zu achten als Hinweis auf die cutanen Eintrittswege der Brucellen. Ob möglicherweise ein stark positiver Cutantest im initialen Stadium einer Brucellose als Beweis für den exogenen Infektionsmodus herangezogen werden kann, wagen wir nicht zu entscheiden. Der Nachweis von Brucellen in excidierten Lymphdrüsen ist möglich (BLOOMFIELD, POSTON und PARSONS), was gegebenenfalls diagnostisch zu verwerten wäre.

Nachstehend ein von LÖFFLER begutachteter und publizierter Fall eines Morbus Bang, der von dem Eidg. Versicherungsgericht als Unfall anerkannt und von der *Schweiz. Unfallversicherungsanstalt übernommen* wurde.

Fall 1. 31jähriger Maurer, der nie rohe Milch getrunken hat und keinen Kontakt mit Vieh hatte, verletzte sich bei Maurerarbeiten in einem Stall am 12. 3. 30 am linken Zeigefinger (stark blutende Wunde) und am linken Handrücken (Schürfwunde). Der Wunde, die von Laienseite versorgt worden war, ist keine weitere Bedeutung zugemessen worden. Eine im Stall untergebrachte Kuh war an der Verwerfungsseuche erkrankt gewesen. Patient klagt seit Anfang Juni über Müdigkeit und Kopfschmerzen, zunächst abends, allmählich auch schon morgens. Ende Juni bei einmaliger Temperaturmessung 38,7°. Die klinische Untersuchung ergibt am 4. 8. eine typische F. u. Bang mit 40,3° Temperatur bei freiem Sensorium und ordentlichem Allgemeinbefinden, Agglutination 1:1280, 6200 Weiße, davon 46% Lympho, 1% Eosino, kein Milztumor, Senkung 51 mm, Blutkulturen negativ. *Heilung durch Collargol.*

Ein zweiter, etwas anders gelagerter Fall von F. u. Bang wurde von derselben Instanz nicht als Unfall anerkannt, da das *Unfallereignis* nicht hinreichend scharf charakterisiert war.

Auch in der amerikanischen Judikatur liegen Entscheide mit Anerkennung einer traumatischen Brucellainfektion vor (K. F. MEYER, bei GRUMBACH).

Fall 2. Ein Milchwirtschaftslehrer hat sich im Umgang mit infiziertem Vieh eine Brucellose geholt. Der „Supreme Court of Idaho" entschied als Unfall.

Klarer sind die Verhältnisse bei Laboratoriumsinfektionen, in denen das traumatische Ereignis (Läsion der Haut durch Glaswaren, Pipettieren von lebenden Kulturen usw.) und das Infektionsmaterial meist genau bekannt sind.

Gefahren der Cellulartherapie. Es mag vielleicht verblüffen, im Abschnitt „Unfall" etwas über die Therapie mit *lebendem Frischgewebe* zu bringen. Zur Zubereitung dieser *frischen Gewebsbreie* werden nicht selten fetale oder auch postnatale *Placenten* (ebenso Feten) von Kühen, Schweinen, Ziegen usw. genommen, was selbstverständlich im Hinblick auf die häufige *Brucellose* in unseren Viehbeständen nicht ungefährlich ist, denn:

1. in den Placenten von Tieren mit akuter Brucellose können massenhaft Brucellen sein;

2. selbst bei gründlichstem Auswaschen dieser Placenten werden bestenfalls die extracellulären Brucellen entfernt, nicht jedoch die intracellulären;

3. selbst ein klinisch und serologisch anscheinend gesundes Tier kann ruhende Brucellen (in den euter-nahen Lymphknoten) beherbergen. Bei diesen Tieren kommt es dann nach mehreren normalen Geburten zu einem Spätabort. Diese Rezidivaborte der Kühe werden bis zu 8 Jahren nach der Erstinfektion mit Brucella abortus Bang beobachtet.

Sogenannte *lebende Placenta-Breie* (oder sonstige Gewebsbreie) von Kühen, Schweinen und Ziegen im besonderen, jedoch auch von anderen Tieren, zur parenteralen Applikation beim Menschen im Rahmen der Cellulartherapie dürfen nur *nach sorgfältiger bakteriologisch-serologischer Kontrolle verwendet werden*, wobei vor allem die *Brucellose* zu berücksichtigen ist.

Folgendes Vorgehen muß hierbei gefordert werden:

1. serologische Prüfung des Muttertieres auf Brucellose;

2. mikroskopische Prüfung des Nachgeburtsmaterials auf Brucellen;

3. Tierversuch mit dem Placentamaterial zum Kulturnachweis der Brucellen;

4. serologische Untersuchung durch Antigenreaktion mit Kochextrakt vom Kotyledonengewebe im Kaninchenversuch (Blutserumtiter nach intravenöser Vorbehandlung mit sog. Kochextrakt).

Diese Frage hat tatsächlich *große praktische Bedeutung*, wie folgender Fall zeigt [1].

Nach einer Injektionskur mit lebendem Placenta-Brei unbekannter Provenienz in der Nähe von Genf leidet der betreffende Patient über Monate an unklaren fieberhaften Zuständen, bis die richtige Diagnose *Febris undulans Melitensis* gestellt wird. Durch die übliche antibiotische Kombinationstherapie kann prompte Heilung erzielt werden.

Epidemiologisch ist der Fall noch recht lehrreich. Der Patient kommt als Nordeuropäer aus einer Gegend, in der die Febris undulans Melitensis nicht vorkommt, geht nach Genf als dem nördlichsten Punkt, durch den der europäische „Maltafieber-Breitegrad" läuft (s. Abb. 14), d. h., wo die *Brucella capro-ovina* endemisch beim Tier (sehr selten beim Menschen) vorkommt, um dort eine *iatrogene Brucellose* zu akquirieren.

Ohne Zweifel müssen die sog. lebenden tierischen Zell- und Gewebsextrakte für Injektionszwecke beim Menschen genau so sorgfältig hinsichtlich Sterilität angefertigt werden, wie dies bei allen anderen Injektionslösungen gefordert wird.

Selbstverständlich kann auch die *Inunktionstherapie mit Frischhormonen* bei Verwendung von brucella-infizierten Organen eine *Brucellose* hervorrufen, da bekanntlich die Brucellen die lädierte (mikrolädierte) Haut passieren (s. S. 66 und 73).

Bluttransfusion und Brucellose. In diesem Kapitel sei noch darauf hingewiesen, daß in der Schweiz und auch in anderen Ländern (z. B. Frankreich, Italien, Spanien, Portugal) nach den Bestimmungen des Blutspendedienstes des Roten Kreuzes der betreffenden Länder nicht nur eine *bestehende*, sondern auch eine *durchgemachte Brucellose* (wie Malaria, Lues, Hepatitis epidemica) den Betreffenden als *Blutspender ausschließt*.

Die Ausschließung dieser Personen als Blutspender ist sicherlich berechtigt, wenn man sich gewisser Charakteristika der Brucellose gegenwärtig ist: 1. der septikämische und chronische Charakter der Krankheit; 2. die Neigung zu Rezidiven; 3. das Vorhandensein von Brucellendepots über Jahre hinaus ohne klinische Krankheitsmanifestation; 4. das Vorkommen von intracellulär lebenden Brucellen in den RES-Zellen der Milz, Lymphknoten usw.; 5. das Fehlen einer 100%ig wirksamen Therapie.

Bei der heute häufig angewendeten Bluttransfusion ist demnach wegen der möglichen Ausschließung der Blutspender die Brucellose zu berücksichtigen und sorgfältig durch klinische sowie laboratoriumsmäßige Untersuchungen auszuschließen.

Berufskrankheit. Die Forderung, daß der Betreffende der dauernden Einwirkung der Schädlichkeit ausgesetzt ist, wodurch in einem großen Prozentsatz bestimmte, dem Beruf eigentümliche Krankheiten ausgelöst werden, trifft auf die Brucellose sicherlich zu. Es seien genannt: Tierärzte, Melker, Käser, Molkereiarbeiter, Stallinspektoren, Angestellte von milchwirtschaftlichen Laboratorien, Metzger usw. Möglich ist der enterale und cutane Infektionsweg durch beruflich bedingten Kontakt mit kontaminierten Nahrungsmitteln (Milch und Milchprodukte) sowie mit infizierten tierischen Geweben und Exkreten.

Sehr interessant sind zwei von KLOSE und MASSEN mitgeteilte Fälle, wobei es sich das eine Mal um eine 5 Jahre lang nicht erkannte *Febris undulans Bang* eines Melkers und das andere Mal um eine lange Zeit *serodiagnostisch als Morbus Bang* gehende *Tularämie* einer Wirtschafterin eines landwirtschaftlichen Betriebes (Abgrenzung durch epidemiologische Beobachtungen und letzten Endes

---

[1] Kurze briefliche Mitteilung von Herrn Prof. H. BENNHOLD, Direktor der Med. Universitätsklinik und Poliklinik in Tübingen.

durch den Absättigungsversuch nach Castellani mittels *Brucella bovina Bang* und *Bact. Tularense*) handelte. Beide Fälle wurden von den Gutachtern als *Berufskrankheit* im Sinne des Gesetzes (Deutschland) aufgefaßt und anerkannt.

Löffler hält die Aufnahme der Brucellosen unserer Gegenden (ab 46. Breitegrad) in die Liste der entschädigungspflichtigen Berufskrankheiten — eventuell nur unter Berücksichtigung bestimmter Berufsklassen — für eine vernünftige Lösung. In diesem Sinne äußern sich auch Oltramare und Després, Schmidt und Winter sowie andere Autoren.

Literatur.

I. Brucellose des Menschen.

A. Lehrbücher und Monographien.

Bing, R.: Lehrbuch der Nervenkrankheiten, 6. Aufl. Berlin: Urban & Schwarzenberg 1940.

Dahmen, H.: Veterinär-Mikrobiologie, 4. Aufl. Berlin: Paul Parcy 1949.

Henricsson, E.: Epizootischer Abortus und Undulantfieber. Eine epizootologisch-epidemiologische Studie. Stockholm: Isaac Marcus 1932. — Huddleson, I. F.: Brucellosis in Man and Animals. New York: The Commonwealth Fund, 1. Aufl. 1934; 2. Aufl. 1943. — Hull, Th. G.: Diseases transmitted from animals to man. Chapt. IV.: Malta fever and contagious abortion, p. 62—85. London: Baillière, Tindall & Cox 1930.

Jadassohn, W.: Bang-Infektion und Haut. In Handbuch der Haut- und Geschlechtskrankheiten, Bd. IX/2, S. 466—476. 1934.

Klimmer, M.: Der neueste Stand der Forschung über das Bangsche Bacterium. Erg. Hyg. 13, 327 (1932). — Kolle u. Hetsch: Bakteriologie und Infektionskrankheiten, 9. Aufl. Berlin u. Wien: Urban & Schwarzenberg 1942.

Löffler, W.: Febris undulans Bang des Menschen. Würzburg. Abh. 26, 365—429 (1930).

Pedro-Pons, A., und P. Farreras-Valenti: La Brucelosis humana (Fiebre de Malta — Enfermedad de Bang). Barcelona-Buenos Aires: Salvat Editores 1944. — Poppe, K.: Der infektiöse Abortus des Rindes (Bang-Infektion). In Handbuch der pathogenen Mikroorganismen, 3. Aufl., Bd. VI/2, S. 693. 1929.

Ridala, V.: Inquiries into the pathogenic effects produced by Brucella abortus in the Udder and certain other organs of the cow. Tartu (Estonia) 1936. (Vet.-Med. Diss. Tartu 1933). — Roger, H., et Y. Poursinnes: Les méningoneurobrucelloses, 1 Vol. Paris: Masson & Co. 1938. — Ruge-Mühlens-Zur Verth: Krankheiten und Hygiene der warmen Länder, 3. Aufl. Leipzig: Georg Thieme 1930.

Schilling, C.: Maltafieber. In Handbuch der inneren Medizin, Bd. 1, S. 916—920. Berlin: Springer 1911. ~ Maltafieber. In Handbuch der inneren Medizin, 2. Aufl., Bd. I/2, S. 1285—1289. Berlin: Springer 1925. — Schittenhelm, A.: Febris undulans. Maltafieber und Bangsche Krankheit. In Handbuch der inneren Medizin, 3. Aufl., Bd. I, S. 943—964. Berlin: Springer 1934. — Signorelli, S.: L'nfezione brucellare nell'uomo. Napoli: Idelson 1941, 2. Aufl. 1949. — Staehelin, R.: Febris undulans. In Lehrbuch der inneren Medizin, Bd. I, S. 231. Berlin: Springer 1934.

Thomsen, A.: Brucella infection in swine. Studies from an epizootic in Denmark 1929 bis 1932. Acta path. scand. (København) Suppl. 21, 1 (1934).

Urbach, E., and Ph. M. Gottlieb: Allergy. Undulant fever (Brucellosis), S. 454—456. New York: Grune & Stratton 1946.

Wirth, D., u. K. Diernhofer: Lehrbuch der inneren Krankheiten der Haustiere einschließlich der Hautkrankheiten sowie der klinischen Seuchenlehre. Stuttgart: Ferdinand Enke 1943.

B. Experimentelle Arbeiten aus Bakteriologie, Serologie, Laboratoriumsdiagnostik, Experimentelle Pathologie, Epidemiologie.

Aichelburg, U. di: Agglutination aspécifique avec la fuchsine basique dans les microbes du groupe Brucella. Boll. sez. ital. 6, 30 (1934). — Alessandrini, A.: La diffusione della Brucellosis in Italia. Ann. Igiene 48, 205 (1938). (Siehe Pedro-Pons/Farreras-Valenti). — Amoss, H. L., and M. A. Poston: Undulant fever; isolation of the Brucella organism from the stools. J. Amer. Med. Assoc. 93, 170 (1929). — Amsler, M., et F. Verrey: De l'utilité pratique de la ponction de la chambre antérieure. Ophthalmologica (Basel) 105, 144 (1943). — *Archives internationales des Brucelloses.* 1 ère année No. 1 janv. 1938 et avril 1938.

BADOUX, V.: Quelques considérations sur la fièvre ondulante et son séro-diagnostic. Avantages de la fixation du complément. Schweiz. med. Wschr. 1942, 920. — BANG, B.: Die Ätiologie des seuchenhaften (infektiösen) Verwerfens. Z. Tiermed., N. F. 1, 241 (1897). — BANG, B., u. V. STRIBOLT: Den infektiose Kastning hos Kvaeget. Mskr. Dyrlaeger 8, 146 (1896); 10, 321 (1898). — BANG, O.: Schutzimpfung gegen den infektiösen Abortus. In Handbuch der Serumtherapie und Serumdiagnostik in der Veterinär-Medizin, S. 211, herausgeg. von KLIMMER und WOLFF-EISNER. Leipzig 1911. ~ Brucella abortus bei der Kuh und ihre pathogene Rolle beim Menschen in Dänemark. Vortr. 1. Internat. Mikrobiol.-Kongr. Paris 1930. Ref. Zbl. Hyg. 23, 83 (1931). — BECKER, O.: Anteil des Bullen an der Verbreitung des Abortus Bang. Vet.-med. Diss. Berlin 1924. — BIELING, K.: Untersuchungen über die Erreger des undulierenden Fiebers. Z. Hyg. 111, 728 (1930). — BINDER, L., u. E. FAUSZT: Zur Frage der latenten BANG-Infektion. Klin. Wschr. 1937 I, 496. — BIRCH, R. R., and H. L. GILMAN: An experimental study of Bang abortion disease in cattle. Cornell Veterinarian 14, 101 (1924). ~ The agglutination test as an aid in handling abortion disease. Cornell Veterinarian 16, 127 (1926). — BISCHOFBERGER, W.: Febris undulans Bang des Menschen, übertragen durch Schweine. Schweiz. med. Wschr. 1931, 978. Inaug.-Diss. Zürich 1931. — BLOCH, BR., A. LABOUCHÈRE u. F. SCHAAF: Arch. f. Dermat. 148, 413 (1925). (Siehe JADASSOHN, RIEDMÜLLER u. SCHAAF.) — BLUMER, GEORGE: Undulant fever in the United States. Ann. Int. Med. 3, 122 (1929). — BOSSA, G.: Ricerche sulla reazione emoclasica del d'Amato nelle infezione sperimentali da micrococco melitense e da bacillo di Bang. Policlinico, Sez. prat. 1929 II, 1619. — BRÄUER: Seuchenhaftes Verkalben. Bericht über das Veterinärwesen im Königreich Sachsen für das Jahr 1873, S. 85. (Siehe KLIMMER). ~ Über das epizootische Verkalben der Kühe, nebst neuer, durch viele Versuche erprobter Behandlungsweise. Dtsch. Z. Tiermed. 14, 95 (1889). (Siehe LÖFFLER.) — BRUCE, D.: Note on the discovery of a microorganism in Malta fever. Practitioner 39, 161 (1887). ~ The micrococcus of Malta fever. Practitioner 40, 241 (1888). — BRUMPT, L.-CH.: Une nouvelle méthode d'hémoagglutination permettant au lit du malade le diagnostic rapide des brucelloses. Bull. Soc. méd. Hôp. Paris, III. s. 56, 253 (1940). ~ L'hémodiagnostic rapide des affections typhoparatyphiques, du typhus exanthématique, des brucelloses et des dysenteries bacillaires. Presse méd. 1941 II, 765. — BUCK, J. M., G. T. CREECH and H. H. LADSON: Bacterium abortus infection of bulls. J. Agricult. Res. 1919. (Siehe POPPE.) — Bulletin des Eidgenössischen Gesundheitsamtes Nr 52, Dez. 1949. — BURKY, E. L., R. R. THOMPSON and H. M. ZEPP: Amer. J. Ophthalm. 22, 1210 (1939). (Siehe WAGENER.) — BURNET, ET.: Diagnostic de la fiévre mediterranne par intradermoréaction. Arch. Inst. Pasteur Tunis 1922. ~ La thermoagglutination et l'évolution de l'espèce Brucella. Arch. Inst. Pasteur Tunis 17, 128 (1928). ~ Sur le pouvoir pathogène du M. melitensis et du B. abortus pour le singe et l'homme. C. r. Acad. Sci. Paris 187, 545 (1928). — BURNET, ET., et E. CONSEIL: Brucella melitensis et Brucella abortus; leur pouvoir pathogène pour l'homme et le singe. Arch. Inst. Pasteur Tunis 18, 31 (1929). — BUSER-PLÜSS, E.: Morbus Bang bei einer Frühgeburt. Schweiz. med. Wschr. 1940, 208.

CALDER, R. M.: Brucella, Pasteurella tularensis and Proteus-agglutinins in chronic Brucellosis. J. Bacter. 41, 593 (1941). — CANTANI, A.: Ulteriore contributo sul valore della reazione agglutinante per la diagnosi della febbre di Malta. Malaria e Malat. Paesi caldi 5, 65 (1914). (Siehe GABBI.) — CANTANI, F.: Sulla differenziazione del micrococco melitense e del bacillo di Bang. Giorn. Clin. Med. 10, 547 (1929). — CARPENTER, CH. M., and R. A. BOAK: Undulant fever. Sources modes of infection and prophylaxis. Amer J. Med. Sci. 185, 97 (1933). — CASTANEDA: Brucelosis. Méjico 1943. (Siehe PEDRO-PONS/FARRERAS VALENTI.) — CASTANEDA, M. R.: A practical Method for routine blood cultures in Brucellosis. Proc. Soc. Exper. Biol. a. Med. 64, 114 (1947). — CASTELLANI and CHALMERS: Siehe HULL. — CERESOLI, A.: Sulla febbre ondulante da bacillus abortus (BANG) nell'uomo. Clin. med. ital. 60, 219 (1929). — COTTON, W. E.: The persistence of the bacillus of infectious abortion in tissues of animals. Amer. Vet. Rev. 44, 307 (1913).

D'AMATO, L.: Su di una nuova emodiagnosi delle infezioni tifoide e della infezione melitense mediante la reazione emoclasica. Riforma med. 44, 32 (1928). — DESAGES et PELLERIN: Siehe PEDRO-PONS/FARRERAS VALENTI. — DIEHL, E., u. F. ROTH: Diagnose der BANG-Infektion mit BANG-Vaccinesalbe. Münch. med. Wschr. 1935 I, 838. — DOERR, R.: Die Infektion als Gast-Wirt-Beziehung mit besonderer Berücksichtigung der tierpathogenen Virusarten. Arch. Virusforsch. 2, 87 (1941). — DUBOIS, M.: Malta Fever in Fowls. Rev. vét. 67, 490 (1910). — DUNCAN, J. T.: The role of the domestic cow in the epidemiology of undulant fever. Trans. Roy. Soc. Trop. Med., Lond. 18, 318 (1924).

ECKER and SIMON: J. Inf. Dis. 44, 62 (1929). (Siehe GRUMBACH und GRILICHESS.) — EISELE, C. W., N. B. McCULLOUGH and G. A. BEAL: Brucella antibodies following cholera vaccination. Ann. Int. Med. 28, 833 (1948). — EISELE, C. W., N. B. McCULLOUGH, G. A. BEAL and W. ROTTSCHAEFER: Brucella agglutination tests and vaccination against cholera.

J. Amer. Med. Assoc. **135**, 983 (1947). — ELKELES, G.: Zur Diagnose und Epidemiologie der BANG-Infektion des Menschen. Z. Fleisch- u. Milchhyg. **4**, 322 (1931). — ELKINGTON, G. W., G. S. WILSON, J. TAYLOR and F. FULTON: A mild epidemic of undulant fever in a boy's school due to drinking raw milk. Brit. Med. J. **1940**, No 4133, 477. — EVANS, A. C.: Further studies on Bact. abortus and related bacterial. The pathogenicity of Bact. lipolyticus for Guinea-pigs. J. Inf. Dis. **22**, 576 (1918). ~ Further studies on Bact. abortus and related bacterial. II. A comparison of bact. abortus with bact. bronchisepticus and with the organism which causes Malta fever. J. Inf. Dis. **22**, 580 (1918). ~ Experimental abortion in a v cow produced by inoculation with bacterium melitensis. Publ. Health Rep. **38**, 825 (1923). ~ Studies on Brucella (Alcaligenes) melitensis. Hyg. Lab. Bull. **143**, 1 (1925). ~ Brucellosis in the United States. Amer. J. Publ. Health **37**, 139 (1947). — EYRE, J. W. H., J. G. Mc NAUGHT, J. C. KENNEDY and T. ZAMMIT: Report of the Commision on Mediterranean Fever, Teil VI, S. 73—99. London: Harrison a. Sons 1907.

FAUCONNET, CH.: Sur la fréquence de la fièvre ondulante (maladie de Bang) en Suisse. Zyma-J. **4**, 176 (1947). — FAVILLI, G.: Untersuchungen über die Fähigkeit der Bakterien der Brucella melitensis-Gruppe, H_2S zu produzieren. Die Produktion von H_2S als Kriterium für die Differenzierungen der verschiedenen Varietäten der Brucellagruppe. Zbl. Bakter. I Orig. **120**, 24 (1931). — FICAI, G., e A. ALESSANDRINI: La setticemia da „Bacillus abortus" (BANG) nell'uomo. Ann. Igiene **35**, 1 (1925). — FLEISCHHAUER, G.: Die Abortus-Bang-Ringprobe (ABR.) zur Feststellung von bangverdächtigen Vollmilchproben. Berl. tierärztl. Wschr. **1937**, 527. — FLEISCHNER, E. C., and K. F. MEYER: Observations on presence of the Bacillus abortus bovinus in certified milk. Amer. J. Dis. Childr. **14**, 157 (1917). ~ The Bearing of cutaneous hypersensitivness on the pathogenicity of the Bacillus abortus bovinus. Amer. J. Dis. Childr. **16**, 268 (1918). ~ Preliminary observations on the pathogenicity for monkeys of Bacillus abortus bovinus. Amer. Ped. Soc. **32**, 141 (1920). — FLEISCHNER, E. C., M. VECKI, E. B. SHAW and K. F. MEYER: The pathogenicity of B. abortus and B. melitensis for monkeys. J. Inf. Dis. **29**, 663 (1921). — FLIESS and JORDAN: J. of Pediatr. **3**, 502 (1933). (Siehe BUSER-PLÜSS.) — FLIPPIN, H. F.: Treatment of undulant fever; report of five cases treated with specific polyvant serum. Ann. Int. Med. **12**, 232 (1938). — FLÜCKIGER, G.: Neuzeitliches über die staatliche Bekämpfung des Rinderabortus Bang. Schweiz. Arch. Tierheilk. **87**, 181 (1925). — FOSHAY, L., and T. J. LEBLANC: The derivation of an index number for opsonocytophagic test. J. Labor. a. Clin. Med. **22**, 1297 (1937). (Siehe MENEFEE and POSTON.) — FREI, W.: Übergang des Bacillus abortus Bang von Haustieren auf den Menschen. Schweiz. med. Wschr. **1929**, 334. ~ Abortusbacillen in der Milch. Zürcher Bauer, Nr 95 vom 14. Okt. 1932. ~ Beziehungen zwischen Mastitis und Banginfektion beim Rind. Schweiz. Arch. Tierheilk. **76**, 497 (1934). ~ Standardisation des méthodes d'agglutination et fixation d'un titre unique d'agglutination dans le diagnostic des brucelloses animales. Office internat. des Epizooties 1937, R 80. ~ Die Pathogenität der Bakterien als biochemisches Problem. Schweiz. Arch. Tierheilk. **86**, 171, 224 (1944). ~ Empfänglichkeit und Widerstandsfähigkeit gegenüber Infektion. Verh. schweiz. naturforsch. Ges. Sils **1944**, 49. — FRENDZEL, J., u. Z. SZYMANOWSKI: Zur Differenzierung der S- und R-Stämme des Bac. Bang. Zbl. Bakter. I Orig. **119**, 455 (1931). ~ Paraagglutination des Bac. Bang mit Typhusserum. Zbl. Bakter. I Orig. **121**, 448 (1931). — FUST, B., H. LÖFFLER, W. MOSIMANN u. M. A. SCHOCH: Cutanreaktionen mit einem Polysaccharidallergen aus Brucella abortus Bang. Schweiz. Z. Path. u. Bakter. **12**, 484 (1949).

GABBI, U.: Sul potere patogeno nell'uomo del bacillo di Bang. Giorn. Clin. med. **1928** (Suppl. al Fasc. 16) 3. ~ Sul potere patogeno del bacillo die Bang nell'uomo. Giorn. Clin. med. **1929**, 541. — GOULD, S. E., and I. F. HUDDLESON: Diagnostic methods in undulant fever (brucellosis) with results of a survey of 8124 persons. J. Amer. Med. Assoc. **109**, 1971 (1937). — GRIGGS, J. F.: Indiana State M.A.J. **37**, 241 (1944). (Siehe URBACH and GOTTLIEB.) GRUMBACH, A.: Aus der Bakteriologie. VIII. Brucella abortus Bang. Schweiz. med. Wschr. **1932**, 678. — GRUMBACH, A., u. R. K. GRILICHESS: Zur Bakteriologie der Febris undulans. Zbl. Bakter. I Orig. **126**, 321 (1932). ~ Zur Epidemiologie der Febris undulans. Arch. Hyg. u. Bakter. **109**, 147 (1932).

HAAGEN, E.: Die Übertragung der BANGschen Krankheit und die Frage von Zweiterkrankungen. Dtsch. med. Wschr. **1943**, 521. — HABS, H.: Bacterium abortus Bang als Erreger septischer Erkrankungen beim Menschen. Z. klin. Med. **108**, 445 (1928). ~ Febris undulans (Bact. abortus Bang) in Deutschland. Erg. inn. Med. **34**, 567 (1928). ~ Zur Epidemiologie der menschlichen Infektionen mit Bact. abortus Bang. Arch. Hyg. u. Bakter. **102**, 315 (1929). ~ Über die Einwirkung von Melitensis- und Abortusbakterien auf Farbstoffe. Zbl. Bakter. I Orig. **116**, 89 (1930). ~ Tierseuchen und menschliche Epidemien. Ein Beitrag zur allgemeinen Epidemiologie. Klin. Wschr. **1931 I**, 554, 604. ~ Brucellosis Infektionen durch Br. melitensis und Br. abortus Bang. Die ansteckenden Krankheiten, 2. Aufl., S. 183—194. Leipzig: Georg Thieme 1942. — HADLEY, F. B., and H. LOTH: The bull as a dissaminator of contagious abortion. J. Amer. Vet. Med. Assoc. **1916**. — HANSEN:

(Siehe Dahmen). — Hayes, F. M., and J. Traum: Annual report of the Chief Bureau o Animal Industry. U.S. Department of Agriculture **30** (1914). ～ Preliminary report on abortion in swine caused by Bacillus abortus (Bang). N. Amer. Veterinarian **1**, 58 (1920). — Hieronymi, E.: Die Brucella-Bang-Infektion des Pferdes und ihre Beziehung zu chirurgischen Leiden in der Widerrist- und Genickgegend. Dtsch. tierärztl. Wschr. **1932 II**, 593. — Hoeden, J. van der: Atropin-reaction for the diagnostic of brucellosis. Leeuwenhoek **7**, 211 (1941). — Hofmann, P., u. E. Bartsch: Studien über die Differenzierung von Abortus-Bang- und Melitensebakterien. Zbl. Bakter. I Orig. **129**, 449 (1933). — Howe, C., E. S. Miller, E. H. Kelly, H. L. Bookwalter and H. V. Ellingson: Acute Brucellosis among Laboratory workers. New England J. Med. **236**, 741 (1947). — Huddleson, I. F.: The differentiation of the species of the genus Brucella. Amer. Publ. Health J. **1931**. ～ The Diagnosis of Brucella infection in Animals and Man by rapid macroscopic agglutination. Techn. Bull. 123, Agric. Exper. Stat. Michigan **1932**. ～ Brucella infections in animals and man. New York: Commonwealth Fund **1934**. (Siehe Gould and Huddleson.) ～ Immunity in Brucellosis. Bacter. Rev. **6**, 111 (1942). ～ The immunization of guinea pigs with mucoid phases of Brucella. Amer. J. Vet. Res. **8**, 374 (1947). ～ The potentiating action of sulfonamides on the Brucella antibody-complement system. Amer. J. Vet. Res. **9**, 277 (1948). ～ Further observations on the immunizing value of Brucella M vaccine against Brucellosis. J. Amer. Vet. Med. Assoc. **116**, 50 (1950). — Huddleson, I. F., and E. Abell: Rapid macroscopic Method for the Serum diagnosis of Bang's abortion disease. J. Inf. Dis. **42**, 242 (1928). — Huddleson, I. F., B. Baltzer and G. M. Trout: The viability of Brucella abortus in milk and cream during heat treatment in electrically operated home pasteuriziers. J. Dairy Sci. **32**, 29 (1949). — Huddleson, I. F., and G. R. Bennett: The vaccinal immunizing value of a mucoid-growth phase of Brucella suis against Brucellosis in cattle. Quart. Bull. Agric. Exper. Stat. Michigan **31**, 139 (1948). — Huddleson, I. F., and E. R. Carlson: A rapid method for performing the agglutination test in the serum diagnosis of Bang's abortion disease in cattle. J. Amer. Vet. Med. Assoc. **70**, 229 (1926). — Huddleson, I. F., and C. Carrillo: The milk ring test for detecting Brucella agglutinins in cow's milk. Vet. Med. Chicago 44, No 6 (1949). — Huddleson, I. F., and M. W. Emmel: The pathogenicity of the species of the genus Brucella for the Fowl. Techn. Bull. 103, Agric. Exper. Stat. Michigan **1929**. — Huddleson, I. F., H. W. Johnson and E. E. Haman: A study of the opsonocytophagic power of the blood and allergic skin reaction in Brucella infection and immunity in man. Amer. J. Publ. Health **23**, 917 (1933). — Huddleson, I. F., J. W. Scales and O. J. Sorenson: Non-specific agglutination in the Brucellagroup. Techn. Bull. 149, Agric. Exper. Stat. Michigan **1936**. — Huddleson, I. F.: The susceptibility of swine to contagious abortion B. abortus (Bang). Michigan Agric. College Exper. Stat. Quart. Bull. **4**, 43 (1921). ～ Further studies on the susceptibility of swine to bovine infectious abortion. Michigan Agric. College Exper. Stat. Quart. Bull. **6**, 25 (1923). — Huddleson, J. F., and H. W. Johnson: Brucellosis. I. The significance of Brucella agglutinins in the blood of veterinarians. J. Amer. Med. Assoc. **94**, 1905 (1930). — Huston, R. C., I. F. Huddleson and A. D. Hershey: The chemical separation of some cellular constituents of the brucella group of microorganism. Techn. Bull. Agric. Exper. Stat. Michigan **1934**, 137. (Siehe Fust, Löffler, Mosimann und Schoch.)

Jadassohn, W., L. Riedmüller u. F. Schaaf: Die Unterscheidung nahe verwandter Mikroorganismen durch den Schultz-Daleschen Versuch (Untersuchungen bei Br. abortus Bang und Br. melitensis Bruce). Klin. Wschr. **1934 I**, 879. — Joos, I.: Über Banginfektionen beim Menschen. Zbl. Bakter. I Orig. **141**, 149 (1938). — Jordan: Siehe Hull. — Jordan, C. F.: Infection in the epidemiology of undulant fever in the general population and inselected groups in Jowa. J. Inf. Dis. **48**, 526 (1931). — Julien, P. L.: La fièvre ondulante «maladie professionelle». Quelques réflexions au sujet de son étiologie et da sa prophylaxie. Rev. d'Hyg. **52**, 195 (1930). — Jullien, J., et P. Laurent: Diagnostic biologique des brucelloses humaines et animales par la floculation des sérums en présence d'un antigène spécifique. Presse méd. **1936 I**, 718.

Kästli: Questions relatives à la transmission de germes pathogènes à l'homme par la consommation du lait et des produits laitiers. Praxis **1950**, 20. — Keefer, Ch. S.: Report of a case of Malta fever originating in Baltimore, Maryland. Bull. Hopkins Hosp. **35**, 6 (1924). Killham, B. J., G. W. Reed and C. F. Clark: Field experiences with Brucella M vaccine. Quart. Bull. Agric. Exper. Stat. Michigan **32**, 240 (1949). — Koegel, A.: Beiträge zur Abortusforschung. Münch. tierärztl. Wschr. **1923**, 617. — Köster: Siehe Dahmen. — Kolmer, J. A., and A. Bondi: Studies in active immunization against undulant fever. I. Antibody production by rabbits immunized with heat-killed Brucella abortus alone and simultaneously with heat-killed Bacillus typhosus. J. of Immun. **37**, 489 (1939). — Kretz, R.: Ein Fall von Maltafieber durch Agglutination des Micrococcus Melitensis nachträglich diagnostiziert. Wien. klin. Wschr. **1897**, 1076. — Kristensen, M.: Untersuchungen über die Rolle des Bangschen Bacillus als menschenpathogenen Mikroben. Zbl. Bakter. I Orig. **108**, 78 (1928). ～ Klassifikation dänischer und anderer Brucellastämme. Zbl. Bakter. I Orig. **120**, 179 (1931). ～

La fièvre ondulante d'origine bovine principalement d'après les expériences faites au Danemark. 2ième Congrès internat. de Path. comparée 1931, S. 68—94. — KRUIF DE: Siehe GRUMBACH und GRILICHESS. — KRISTENSEN, M., u. P. HOLM: Bakteriologische und sta-tistische Unter-suchungen über Febris undulans in Dänemark. Zbl. Bakter. I Orig. 112, 281 (1929).
LANDSTEINER, K., and M. W. CHASE: Proc. Soc. Exper. Biol. a. Med. 49, 688 (1942). (Siehe METAXAS-BÜHLER). — LANGE, F.: Beitrag zur Frage der Übertragung der BANGschen Krankheit. Dtsch. med. Wschr. 1936 I, 887. — LANGEN, C. D. DE: Het kweken van de Brucella Bang uit het duodenumvocht en het vraagstuk der bacillendraegers. Nederl. Tijdschr. Geneesk. 6, 377 (1950). — LEHNERT: Verkalben der Kühe. Bericht über das Veterinär-wesen im Königreich Sachsen für das Jahr 1878, 95 S. (Siehe KLIMMER.) — LEMAIRE et PORTIER: Siehe PEDRO-PONS/FARRERAS-VALENTI. — LENTZE, F. A.: Epidemiologische Untersuchungen über die latente Banginfektion des Menschen. Zbl. Bakter. I Orig. 118, 359 (1930). — LEUTHOLD, A.: Syrgotral zur Bekämpfung des seuchenhaften BANGschen Verwerfens beim Rinde. Schweiz. Arch. Tierheilk. 71, 457, 520 (1929). ∼ Inaug.-Diss. Zürich 1929. — LIDDO, S.: Le brucellosi in Puglia. Riv. ital. Igiene 2, 889 (1942). — LIGNIÈRES, J.: Sur les qualités pathogènes de «Brucella melitensis» et de «Brucella abortus». Bull. Acad. Méd. Paris, III. s. 107, 910 (1932). — LISBONNE, M.: L'identification bactériologique des Brucella son intérêt dans l'épidemiologie de la fièvre ondulante. J. Méd. franç. 25, 74 (1936). ∼ L'hémoculture dans les brucelloses. J. Méd. franç. 25, 101 (1936). — LÖFFLER, W., u. H. MOOSER: Zum Übertragungsmodus des Fleckfiebers. Beobachtungen anläßlich einer Laboratoriums-Gruppeninfektion. Schweiz. med. Wschr. 1942, 755. — LOWBEER, L.: Brucellotic osteo-myelitis of man and animal. Proc. Staff Meet. Hillcrest Memorial Hosp. 6, 1 (1949). — LUSTIG, A., u. G. VERNONI: Maltafieber. In Handbuch der pathogenen Mikroorganismen, 3. Aufl., Bd. IV, S. 511. Wien u. Berlin: Urban & Schwarzenberg.
MAGNUSSON, H.: Über Abortusinfektion beim Stier. Berlin T. W. 1926. (Siehe HEN-RICSSON.) — MAILLART: Fièvre de Malte contractée à Genève. (Communication à la Société médicale de Genève, le 12 novembre 1913.) Rev. méd. Suisse rom. 33, 921 (1913). — MARSTON: Mediterranean remittent or gastric remittend fever. Army Med. Rep. 1863. (Siehe PEDRO-PONS/FARRERAS VALENTI.) — MARTIN, J. W., and J. T. MYERS: Brucella antibodies in human serum. J. Prevent. Med. 5, 243 (1931). — MASSION-VERNIORY, L., L. COFFE et P. PREVOST: Meningite brucellosique à bacille de Bang. J. belge Neur. 40, 367 (1940). — McALPINE, J. G., and F. L. MICKLE: Bacterium abortus infection in man. Amer. J. Publ. Health 18, 609 (1928). Mc ALPINE, J. G., and C. A. SLANETZ: 16th. Annual report of the internat. Association of dairy and Milkinspectors. 1927. ∼ J. Inf. Dis. 42, 73 (1928). (Siehe GRUMBACH und GRILICHES.) Mc FADYEAN, J., A. L. SHEATER and F. C. MINETT: Researches regarding epizootic abortion of cattle. J. Comp. Path. a. Ther. 1913. — McFADYEAN, J., and S. STOCKMAN: Report of the Department committee appointed by the Board of Agricult. and Fisheries ti inquire into epizootic abortion. Part I. Epizootic abortion in cattle and appendix to part I. London 1909. MENEFEE jr., E. E., and M. A. POSTON: Significance of standard laboratory procedures in the diagnosis of brucellosis. Amer. J. Med. Sci. 197, 646 (1939). — METAXAS-BÜHLER, M.: Passive Übertragung der Allergie bei der Infektion des Meerschweinchens mit Brucella abortus. Inaug.-Diss. Zürich 1950. — MEYER, K. F., and B. EDDIE: Further studies on the pathogeni-city of Brucella abortus and Brucella melitensis for monkeys. Proc. Soc. Exper. Biol. a. Med. 27, 222 (1929). — MEYER, K. F., and E. B. SHAW: A comparison of the morphologic, cultural and biochemical characteristics of B. abortus and B. melitensis. J. Inf. Dis. 27, 173 (1920).— MEYER, K. F., E. B. SHAW and E. C. FLEISCHNER: The pathogenicity of Bacillus melitensis and Bacillus abortus for guinea pigs. J. Inf. Dis. 31, 159 (1922). — MEYER, K. F., and C. E. ZOBELL: Metabolism studies on the Brucella group. IV. The bacteriostatic action of dyes. J. Inf. Dis. 51, 72 (1932). — MILES, A. A., and N. N. PIRIE: Brit. J. Exper. Path. 20, 83, 109, 278 (1939). — Biochemic. J. 33, 1709, 1716 (1939). (Siehe MOSIMANN.) — MOHLER, J. R.: Report of the Chief of the Bureau of Animal Industry 1912. (Siehe HUDDLESON and EMMEL.) MOLINELLI, E. A.: Die berufliche Brucellainfektion in einigen städtischen und ländlichen Erwerbszweigen Argentiniens. Semana méd. 1934 II, 1248 [Spanisch]. Ref. Jber. Veterinär-med. 57, H. 1/2 (1935). — MORALES-OTERO, P.: Experimental infection of Brucella abortus in man. Preliminary report. Puerto Rico J. Publ. Health 5, 144 (1929). ∼ Brucella abortus in Puerto Rico. Puerto Rico J. Publ. Health 6, 3 (1930). ∼ Some observations on variations of Brucella abortus. Puerto Rico J. Publ. Health 7, 233 (1931). ∼ Further attempts at experimental infection of man with a bovinne strai of Brucella abortus. J. Inf. Dis. 52, 54 (1933). — MORALES-OTERO, P., and L. M. GONZALES: Studies on a purified antigen from Brucella. Amer. J. Med. Sci. 199, 810 (1940). MORALES OTERO, P., and G. MONGE: Alexin fixation and agglutination test in Brucella infection Puerto Rico J. Publ. Health 8, 193 (1932). — MOSIMANN, W.: Allergene aus Brucella abortus Bang. Schweiz. Z. Path. u. Bakter. 12, 362 (1949). ∼ Inaug.-Diss. Bern 1948. — MUNGER, M., and I. F. HUDDLESON: The detection of antigenic variants of Brucella by means of an opsonocytophagic test. J. Bacter. 35, 255 (1938).

NAGEL, W.: Übertragung der BANG-Infektion vom Schwein auf den Menschen. Schweiz. med. Wschr. **1931**, 970, 974. ~ Inaug.-Diss. Zürich 1931. — NICOLLE, CH., ET. BURNET et E. CONSEIL: Le microbe du avortement épizootique se distingue de la fièvre méditerranéenne par l'absence du pouvoir pathogène pour l'homme. C. r. Acad. Sci. Paris 176, 1034 (1923). — NICOLLE, CH., et E. CONSEIL: Ann. Inst. Pasteur **1922**, 579. (Siehe PEDRO-PONS/FARRERAS VALENTI.) — NINNI, C.: Il differente potere batterizida siero normale umano per le brucelle. Pathologica (Genova) **21**, 58 (1929). (Siehe KLIMMER.) — NINNI, C., et T. DE SANCTIS MONALDI: Allure d'infection à bacille de Bang et de l'intoxication diphthérique chez les cobayes traités par le BCG. C. r. Soc. Biol. Paris **109**, 1091 (1932). — NOCARD: Recherches sur l'avortement épizootique des vaches. Rapport à M. le ministre de l'agriculture. Rec. Méd. vét. **1886**, 689. (Siehe KLIMMER.) — NORTON, J. F., and L. R. PLESS: Agglutinins for Brucella abortus in the blood and milk of cows. Amer. J. Publ. Health **21**, 499 (1931).

OLITZKI, L., u. J. GUREVITSCH: Das Wachstum der Brucellen auf halbfesten Nährböden. Zbl. Bakter. I Orig. **125**, 171 (1932). — O'REILLY, T. J.: Undulant fever in a sanatorium. Lancet 1938 II, 430.

PAGNINI, U.: Sulla patogenesi delle infezione brucellare. Giorn. Batter. **1939**. (Siehe PEDRO-PONS/FARRERAS VALENTI.) — PENELL, R. B., and I. F. HUDDLESON: Chemical constitution and biological properties of the endo-antigen of the Brucella group of microorganisms. Techn. Bull. 156, Agric. Exper. Stat. Michigan 1937. — Study of cross skin sensibilization between Pasteurella tularensis and Brucella melitensis. Techn. Bull. 177, Agric. Exper. Stat. Michigan 1941. — PETRAGNANI: Siehe PEDRO-PONS/FARRERAS VALENTI. — PFENNINGER, W.: Zur Diagnose der Bacillenausscheider in der Milch beim durch Bac. Bang verursachten infektiösen Verwerfen des Rindes. Schweiz. Arch. Tierheilk. **65**, 600 (1923). ~ Bekämpfung des seuchenhaften Abortus des Rindes durch Impfung. Schweiz. Arch. Tierheilk. **68**, 303 (1926). — PFENNINGER, W., u. A. KRUPSKI: Über die Verbreitung des infektiösen Abortus des Rindes in der Schweiz. Schweiz. Arch. Tierheilk. **65**, 343 (1923). — PLASTRIDGE, W. N., and J. G. MCALPINE: Types of Brucella in on hundred twenty-nine cases of undulant fever. J. Inf. Dis. **47**, 478 (1930). ~ Brucella abortus of bovine porcine and equine origin. J. Inf. Dis. **49**, 127 (1931). — POHL, G.: Wird das Corynebacterium abortus Bang mit dem Harn infizierter Kühe ausgeschieden? Vet.-med. Diss. Leipzig 1924. — POLLACI e CERAULO: Siehe PEDRO-PONS/FARRERAS VALENTI. — POPPE, K.: BANGsche Krankheit (Febris undulans). TH. BRUGSCHS Spezielle Pathologie und Therapie der inneren Krankheiten, Erg.-Bd. 4, S. 410—426. Berlin u. Wien: Urban & Schwarzenberg 1930. ~ Ätiologie, Pathogenese und experimentelle Bangbakterien-Infektion. Verh. Ges. dtsch. Naturforsch. **1931**, 1041. — POSTON, M. A., and PH. B. PARSONS: Isolation of Brucella from Lymphnodes. J. Inf. Dis. **66**, 86 (1940). — POSTON, M. A., and SMITH: Siehe PEDRO-PONS/FARRERAS VALENTI. — PRAUSNITZ, C.: Infektion des Menschen durch Bacterium abortus Bang. Med. Klin. 1929 I, 135. — PRAUSNITZ u. KUESTNER: Siehe PEDRO-PONS/FARRERAS VALENTI. — PREISS, H.: Der Bacillus des seuchenhaften Verwerfens. Zbl. Bakter. I Orig. **33**, 190 (1903). (Siehe MEYER und SHAW.) — PRIESTLEY, F. W.: The intermediate zone phenomenon encountered in certain Brucella abortus agglutinating sera. J. of Path. **34**, 81 (1931).

QUILLIAN, W. W.: Arch. of Pediatr. **51**, 607 (1934). (Siehe BUSER-PLÜSS.)

RASTELLI, M.: Le sierodiagnosi (per tifo, paratifo e melitense) nel sangue midollare ottenuto mediante sternopuntura. Policlinico, Sez. prat. **1942**, 1621. — RETTGER, L. F., G. C. WHITE and L. M. CHAPMAN: Infectious abortion in cattle. Connecticut Storrs Stat. Bull. **108**, 59 (1921). — RIEDMÜLLER, L.: Das seuchenhafte Verwerfen des Rindes und des Schweines und die BANGsche Krankheit des Menschen. Schweiz. landw. Mh. **1932**, H. 11. ~ Ergebnisse der Milchschnell- und Milchserumlangsamagglutination auf Bang. Schweiz. Arch. Tierheilk. **76**, 279 (1934). — RÖSGEN: Erfahrungen und Erörterungen über das BANGsche Fieber. Öff. Gesdh.dienst A 8, 121 (1942). — ROTH, F.: Über den Infektionsmodus, die latente Infektion und die Ursache der Häufigkeitszunahme der BANGschen Erkrankung des Menschen. Z. klin. Med. **126**, 507 (1934). — RUHLAND, H. H., and I. F. HUDDLESON: The rôle of one species of Cockroach and several species of flies in the dissemination of Brucella. Amer. J. Vet. Res. **2**, 371 (1941).

SANDERS, E., and I. F. HUDDLESON: The influence of atmospheric gases on the multiplication of Brucella. Amer. J. Vet. Res. **11**, 70 (1950). — The influence of oxygen on the metabolic activities of Brucella. Amer. J. Vet. Res. **11**, 75 (1950). —SCHAEDE, G.: Über BANG-Erkrankungen im Regierungsbezirk Magdeburg. Veröff. Volksgesdh.dienst 55, H. 2 (1941). — SCHITTENHELM, A.: Maltafieber und BANG-Infektion. Klin. Wschr. 1932 I, 905. — SCHLESMANN, C.: Die serologische Diagnose der Banginfektion des Menschen mittels des Präcipitationsverfahrens und der Ausflockung im Zentrifugierverfahren mit MEINICKES Klärungsextrakt als Indikator. Klin. Wschr. 1932 II, 1711. — SCHLIERBACH, P., u. K. WURM: Banginfektion unter dem Bilde eines „Icterus catarrhalis". Dtsch. med. Wschr. 1936 I, 888. — SCHMID, G.: Untersuchungen über eine Schnellagglutinationsmethode zur Diagnose des Abortus Bang. Tierärztl. Rdsch. **39**, Nr 20 (1933). — SCHOOP, G.: Bangbakterieninfektion bei Widerristfistel und Genickbeule des Pferdes. Dtsch. tierärztl. Wschr. **1932 II**, 520. — Schottmüller, H.: Zur Infektion. (Bang-Infektion und Splenomegalie.) Dtsch. med. Wschr. **1930 II**, 1813. — Schroeder, E. C.: Bureau of Industry investigations on bovine infectious abortion. J. Amer. Vet. Med. Assoc. **60**, 548 (1922). — Schroeder, E. C., and W. E. Cotton: The bacillus of infectious abortion found in milk. 28th, Ann. Rep. Bureau Animal Industry, S. 139—146. 1911. — Schuhardt, V. T., L. J. Rode and G. Oglesby: An antibrucella factor in peptones. J. Bacter. **57**, 1 (1949). — Schulten, H.: Über die Epidemiologie, Erkennung und Behandlung der Bangbacilleninfektion des Menschen. Dtsch. med. Wschr. **1940 I**, 673, 986. — Seelig, H.: Über die Peroxydasereaktion der Brucellen. Inaug.-Diss. Zürich **1938**. — Seibert, F. B.: The isolation and properties of the purified protein derivate of tuberculin. Amer. Rev. Tbc. **30**, 713 (1934). — Shaw, E. A.: The ambulatory Type of case of mediterranne fever. Rep. comm. for the invest. Med. fever **1907**, 8. — Signorelli, S., e G. di Guglielmo: Siehe Pedro-Pons/Farreras Valenti. — Simms, B. T., and F. M. Miller: Infectious abortion studies. J. Amer. Vet. Med. Assoc. **58**, 532 (1921). — Simonetti: Siehe Grumbach u. Grilichess. — Smith, Th.: The relation of Bacillus abortus from bovine sources to Malta fever. J. of Exper. Med. **43**, 207 (1926). — Smith, Th., and M. Fabyan: Über die pathogene Wirkung des Bacillus abortus (Bang). Zbl. Bakter. I Orig. **61**, 549 (1912). — Spinelli, A.: Reazioni aspecifiche di fase S ed R nel gruppo delle Brucelle. (La reazione di Alessandrini e Sabatucci alla tripaflavina e quella die Bruce White con reattivo di Millon.) Ann. Igiene **42**, 539 (1932). — Straube, G.: Untersuchungen über die Bang-Allergie und Serumphänomene am Menschen. Med. Klin. **1932 II**, 1501. — Süpfle, K., u. P. Hofmann: Serologische und bakteriologische Untersuchungen über das Vorkommen von menschlichen Banginfektionen im Freistaat Sachsen. Arch. Hyg. u. Bakter. **108**, 113 (1932). — Suzdaltseff, A., and P. Kolobuhina: About the comparative value of Wrights reaction and the allergic method of diagnosing undulant fever. Vestn. Mikrobiol. (russ.) **18**, 251 u. engl. Zusammenfassung 253 (1940).

Tatarano, G.: Recherches sur l'infection par le bacille de Bang dans une ferme. C. r. Soc. Biol. Paris **109**, 1305 (1932). — Taylor, R. M., et R. H. Hazemann: Recherches épidémiologiques en cours sur la fièvre ondulante en France. Rapport prélim. Rev. d'Hyg. **54**, 481 (1932). — Taylor, R. M., M. Lisbonne et L.-F. Vidal: La symptomatologie de la fièvre ondulante. Etude statistique. Presse méd. **1937 I**, 185. — Thomsen, A.: Über die Bedeutung der Paarungsinfektion bei der Verbreitung des seuchenhaften Verwerfens. Dtsch. tierärztl. Wschr. **1928**, 477. ~ Smitsom Kastningsenzooti (Bang-Infektion). Mskr. Dyrlaeger **41**, 386 (1929). ~ Om Abortbacillens Patogenitet. Medlemsbl. danske Dyrlaegefor. **1929**, Nr 23/24. ~ Correlation of occupation with serologic reactions for Brucella abortus. J. Inf. Dis. **48**, 484 (1931). ~ Om Kalvekastningsfeberens (Svingefeberens) Forekomst hos danske Dyrlaeger. Mskr. Dyrlaeger **43**, 46 (1931). ~ La "maladie de Bang" chez les vétérinaires en Danemark. Le bacille de Bang chez l'homme. Rev. gén. Méd. vét. **41**, 597 (1932). ~ Weitere Versuche zur Immunisierung gegen ansteckendes Verwerfen der Kühe. Dtsch. tierärztl. Wschr. **1932 II**, 595. ~ Brucella-Infektioner hos Hunden. Medlemsbl. danske Dylaegefor. **15**, 487 (1932). — Torrey, J. P.: The diagnosis of Brucella abortus infection in the udder of the cow. Amer. J. Publ. Health **19**, 1360 (1929). — Traum, J.: Pathogenicity Tests of Various Strains of Bacterium abortum. Agricult. Exper. Stat. Univ. California, Bull. **353**, 308 (1923).

Vellisto, E.: Diagnose der Brucellose vermittels der Grenzwerte der Agglutinationsreaktion (bei Mensch und Tieren). Z. Immun.forsch. **97**, 68 (1939). — Vercellana, G.: L'azione patogena del Bacillo di Bang per il genere umano è dimostrabile sperimentalmente? Giorn. Clin. med. **1928** (Suppl. al Fasc. 16) 33. — Vercellana, G., e Zanzucchi: Pathologica (Genova) **18**, 347 (1926). — Verrey, F.: Un dispositif pour la centrifugation capillaire. Ophthalmologica (Basel) **105**, 151 (1943). — Vesa, A., u. L. Lahermaa: Untersuchungen über Febris undulans in Finnland. Acta Soc. Medic. fenn. Duodecim. **26**, 1 (1939). — Vidal: C. r. Soc. Biol. Paris **99**, 1279 (1925). (Siehe Grumbach u. Grilichess.) — Vidal et Arbella: C. r. Soc. Biol. Paris **99**, 1271 (1925). (Siehe Grumbach u. Grilichess.)

Walther, K.: Latente Bang-Krankheit im Heere. Dtsch. Mil.arzt 2, 1 (1937). — Weigmann, F.: Bakteriologisches, Klinisches und Tierexperimentelles zur Frage der Infektion des Menschen mit Bacterium abortus (Bang). Arch. f. Hyg. **102**, 77 (1929). ~ Experimentelle Untersuchungen über die Beziehungen zwischen Bacterium abortus (Bang) und Bacterium melitense. Zbl. Bakter. I Orig. **121**, 318 (1931). — Welch, H., and F. L. Mickle: Comparison of the Huddleson slide test with a macroscopic tube test in undulant fever. J. Labor. a. Clin. Med. **17**, 67 (1931). — Wherry, W. B., A. E. O'Neil and L. Foshay: Brucellosis in man: Treatment with a new anti-serum. Amer. J. Trop. Med. **15**, 415 (1935). — Wichels, u. v. Gara: Serologische Reaktionen, allergische Proben und Bangbacillen-Infektionen des Menschen. Z. klin. Med. **123**, 437 (1933). — Widal, J.: Sur la différentiation du Mic. melitensis et du Bact. abortus par des substances chimiques. C. r. Soc. Biol. Paris **29**, Nr 29 (1928). (Siehe Gabbi.) — Wilson, G. S.: The diagnosis of undulant fever. Brit. Med. J. **1930**, No 3642, 679. — Wilson, G. S., and A. A. Miles: The serological differentiation of smooth strains of the Brucella group. Brit. J. Exper. Path. 13, 1 (1932). — WISE, B.: An evaluation of the Brucella opsonocytophagic test. Amer. J. Med. Sci. 200, 520 (1940). — The agglutinating properties of antibrucella rabbit sera. Amer. J. Clin. Path. 11, 617 (1941). — WOLTER, FR.: BANGsche Krankheit beim Menschen (Febris undulans Bang) und Mittelmeer-maltafieber. Ihre Abhängigkeit vom Boden und Klima und ihre Zugehörigkeit zu einer epidemiologischen Einheit höherer Ordnung. Würzburg. Abh. 27, 155 (1931). ~ Zur Ätiologie und Prophylaxe der BANGschen Krankheit mit besonderer Berücksichtigung ihrer abortiven Wirkung. Berl. tierärztl. Wschr. 1935 II, 418. — WRIGHT, A. E., and F. SMITH: On the application of the serum test to the differential diagnosis of typhoid and Malta fever. Lancet 1897 I, 656.

ZELLER, H.: Ätiologie und Prophylaxe der Brucellosen. Abortus und Melitensis. Übertragung auf den Menschen. Berl. tierärztl. Wschr. 1931 II, 565. ~ Neuere Forschungsergebnisse über Brucellen und Brucellosen. Münch. tierärztl. Wschr. 1933, 337, 349, 361, 373, 389. ZIA, S. H., and D. H. WONG: Brucella infection in Chinese. (Undulant fever). China Med. J. 46, 243 (1932). Ref. Kongreßzbl. inn. Med. 66, 676 (1932). — ZUK, A.: Beitrag zur Kenntnis der Verbreitung der Brucella-Bang-Infektion bei den Menschen in Kroatien. Lijeçn. Vijesn. 64, 265 (1942). Ref. Kongreßzbl. inn. Med. 114, 159 (1943). — ZWICK u. ZELLER: Bericht des kaiserlichen Gesundheitsamtes Berlin 1920. (Siehe HUDDLESON and EMMEL.)

C. Klinische und pathologisch-anatomische Arbeiten (einschließl. Therapie, Berufskrankheiten usw.).

AHRINGSMANN, H.: Heilung der BANGschen Krankheit durch Prontosil. Münch. med. Wschr. 1937 II, 1778. — AJELLO, L.: A proposito del lavoro del Prof. Fici: "Localizzazione nell'apparecchio respiratorio da grave infezione melitense con reporto radiografico reticolo-micronodulare. Riv. Pat. e Clin. Tbc. 14, 675 (1940). — ALBERTINI, A. v., u. W. LIEBERHERR: Beiträge zur pathologischen Anatomie der Febris undulans Bang. Frankf. Z. Path. 51, 69 (1937). — ALTHOFF, H., u. B. RATING: Über Lungenveränderungen beim Morbus Bang. Klin. Wschr. 1943 II, 597. — AMOSS, H. L.: Localization of Brucella. Internat. Clin. 4, Ser. 41, 93 (1931). (Siehe METTIER and KERR.) — ANDRÉN, G.: Behandlung von Febris undulans mit Jodbismol. Sv. Läkartidn. (schwed.) 1941, 540. — ANGLE, F. E.: Treatment of acute and chronic Brucellosis (Undulant fever). Personal observation of on hundred cases over a period of seven years. J. Amer. Med. Assoc. 105, 939 (1935). — ATTINGER, E.: Febris undulans Bang unter dem Bilde einer schweren Myokarditis. Schweiz. med. Wschr. 1932, 64. — AZZI, E., e D. MIRCOLI: Grave sindrome Werlhofiana in corso di brucellosi. Splenectomia. Clinica 7, 107 (1941).

BAKER, B. M. jr.: Undulant fever presenting the clinical syndrome of intermittent hydrarthrosis. Arch. Int. Med. 44, 128 (1929). — BEAL, G. A.: Antibiotic Activity of certain against Brucella. Proc. Soc. Exper. Biol. a. Med. 64, 118 (1947). — BEARD: Siehe BING. — BEATTY, O. A.: Manifestations of undulant fever in the respiratory tract. Amer. Rev. Tbc. 36, 283 (1937). — BENNING, H. M.: Chronic Brucellosis: Succes of treatment with Brucellin. J. Amer. Med. Assoc. 130, 320 (1946). — BERGER, W., u. H. SCHNETZ: Ein Behandlungserfolg bei Morbus Bang mit Prontosil. Med. Klin. 1937 I, 594. — BERGMARK, G.: Über Meningitis bei BANG-Infektion, ihr klinisches, bakteriologisch-serologisches Bild. Acta psychiatr. (Københ.) 6, 387 (1931). — BERTSCHINGER, A.: Eine ungewöhnliche Verlaufsform des Febris undulans Bang. Beitrag zur Differentialdiagnose und Histologie des Krankheitsbildes. Z. klin. Med. 141, 140 (1942). — BÉTHOUX, L., E. GOURDON et J. ROCHEDIX: Fièvre ondulante guérie cliniquement et bactériologiquement par l'emploi de dérivés sulfamidés non azoiques. Bull. Soc. méd. Hôp. Paris, III. s. 53, 1297 (1937). — BICKEL, G., et J. BANDELIER: Considérations cliniques et recherches expérimentales sur le traitement sulfamidé des brucelloses. Rev. méd. Suisse rom. 61, 492 (1941). — BIRRER, W.: Über chirurgische Erscheinungsformen der BANGschen Krankheit. Schweiz. med. Wschr. 1948, 1080. ~ Über chirurgische Erscheinungsformen der BANGschen Krankheit. Inaug.-Diss. Zürich 1948. — BLOOMFIELD, A. L.: Enlargement of the superficial lymph nodes brucelle infection. Amer. Rev. Tbc. 45, 741 (1942). — BLUMBERGER, K.: Behandlung der BANGschen Krankheit mit Bluttransfusionen. Med. Klin. 1938 I, 805. — BOLAFFI, A.: Manifestazioni pleuriche e pulmonary nel corso della febbre di Malta. Giorn. Med. prat. VIII 61, 109 (1926). (Siehe HARVEY.) — BROCHER, J. E. W., u. Y. PARHAMI: Spondylitis bei Morbus Bang. Röntgenprax. 14, 135 (1942). — BRUNNER, W.: Über abszedierende Brucella abortus Bang-Strumitis. Schweiz. Z. Path. u. Bakter. 2, 100 (1939). — BUSER-PLÜSS, E.: Siehe unter Teil B. — BULL and GRAM: Siehe METTIER and KERR.

CALDER, R. M., CH. STEEN and L. BAKER: Blood studies in brucellosis. J. Amer. Med. Assoc. 112, 1893 (1939). — CANALI, G.: Sindromi epatiche, lienali ed emopatiche nella brucellosi e terapia arsenobenzolica nella stessa infezione. Riforma med. 1942, 1174, 1181. — CANTANI, A.: Azione del micrococco melitense sul sistema nervoso centrale. Malaria e Malat. Paesi caldi 5, 151 (1914). (Siehe GABBI.) — CARONIA, G.: I vaccini lisizzati nella terapia della febbre ondolante. Ser. med. i onore Gabbi 1, 330 (1937). — CARPENTER, CH. M., and R. A. BOAK: The isolation of Brucella from tonsills. J. Amer. Med. Assoc. 99, 296 (1932). — CARRASCO, H. O. DE: Einige neuere Gesichtspunkte für die Behandlung des Maltafiebers. Arch. Schiffs- u. Tropenhyg. 43, 500 (1939). — CASANOVA, F., e C. D'IGNAZZIO: Endocardite vegetante aortica da brucella melitense. Minerva med. (Torino) 1933 II, 209. (Siehe SMITH and CURTIS.) — CASTANEDA, M. R., and C. C. CARDENAS: Treatment of Brucellosis with Brucella antigens. Amer. J. Trop. Med. 21, 185 (1941). — CATTANEO, F.: Su di un caso di notevole epato-spleno-megalia brucellare con ascite. Clinica 8, 441 (1942). — CATTANEO, F., e I. CATTANEO: Il mielogramma nelle brucellosi. Haematologica (Pavia) 21, 657 (1940). — CAZAL, P.: Le lésions de l'hépatite brucellienne. Semaine Hôp. 32, 1351 (1949). — CELLINA, M.: Meningomyélite mélitococcica subacuta tardiva. Riforma med. 1940, 1389. (Siehe WERNER.) CHASSOT, F.: Etude clinique et anatomo-pathologique d'un cas de maladie de Bang avec atteinte rénale. Rev. méd. Suisse rom. 60, 791 (1940). — CHINN, A. B.: Treatment of undulant fever with sulphanilamide. Case report. Ann. Int. Med. 14, 921 (1940). — CORDARO, M.: Considerazione sulle anemie da brucellosi. Clin. med. ital., N. s. 67, 416 (1936). — COTTI, L.: Sull'impiego della maretina nella cura delle febbre ondolanti e tifoidee. Giorn. Clin. med. 21, 1104 (1940). — CURSCHMANN, H.: Über tödliche Fälle von BANGscher Krankheit. Med. Klin. 1932 I, 471. ~ Über die spezifische Therapie und Diagnostik der BANGschen Krankheit. Fortschr. Ther. 13, 593 (1937).

D'AMORE, S.: Su di un caso di sindrome parkinsoniana nel corso della febbre di Malta. Morgagni 1933, 1208. (Siehe WERNER.) — DAVIS, N.: Treatment of chronic Brucellosis with sulfasuxidine. J. Indiana State Med. Assoc. 36, 390 (1943). — DEBENEDETTI, V.: Die endovenöse Vaccino-Therapie der Brucellosen. Minerva med. (Torino) 1948 II, 217. — DEBONO, J E.: Aureomycin in undulant fever. Lancet 1949 II, 326. — DEL CAMPO, J. L.: Die Differentialdiagnose zwischen Rheumatismus und Brucellose durch die Reaktion von MESTER. Clin. y Laborat. (span.) 35, 94 (1943). — DIEHL, E., u. F. ROTH: Hepatolienale Syndrome bei BANGscher Krankheit. Dtsch. Arch. klin. Med. 178, 271 (1935). — DÜRBECK, K.: Zur Therapie der BANGschen Krankheit. Münch. med. Wschr. 1942, 873.

EBSKOV, C., and H. HARPØTH: Et tilfaelde af febris undulans (BANG). Ugeskr. Laeg. (dän.) 37, 872 (1930). (Siehe METTIER and KERR.) — EISELE, C. W., and N. B. McCULLOUGH: Combined streptomycin and sulfadiazine treatment in brucellosis. J. Amer. Med. Assoc. 135, 1053 (1943). — EYRE, J. W. H.: Lancet 1908, 1747. (Siehe JOHNSON.)

FABYAN, M.: A contribution to the pathogenesis of B. abortus (BANG). J. Med. Res. 26, 441 (1912). (Siehe WAGENER.) — FICI, V.: Localizzazione nell'aparecchio respiratorio da grave infezione melitense con reporto radiografico reticulo-micronodulare. Riv. Pat. e Clin. Tbc. 14, 365 (1940). — FILIPPI, P. DE: Mielosi globale aplastica in corso di melitensi. Haematologica (Pavia) 24, 947 (1942). — FRANCICIS, V. DE: Azione in vitro dei preparati sulfamidici sui germi del genere brucella. Boll. Soc. ital. Biol. sper. 17, 301 (1942). — FIORENTINI: Quotation from EYRE, J. W. H. (Siehe JOHNSON.) — FLEMING, A.: Second. int. Congress for Microbiology. Rep. Proc. London 1936, 33. (Siehe BEAL.) — FORBUS, W. D., and J. U. GUNTER: The pathogenicity of strains of Brucella obtained from cases of HODGKINS disease. South Med. J. 34, 376 (1941). — FREI, W.: Über den Einfluß des Vitamin-E-Mangels auf die Infektionsresistenz speziell gegenüber Brucella Bang. Diskussionsbeitrag a. d. Versammlung schweiz. Tierärzte in Basel 1942. — FREY, W.: BANGsche Krankheit. Beil. zu Nr 8 des Bull. eidgen. Gesdh.amt 1938. — FRIED, R.: Zur Epidemiologie, Klinik und Bakteriologie der BANGschen Krankheit. Z. Hyg. 114, 429 (1932). (Siehe LÖFFLER, MOESCHLIN und WILLA.) — FUST, B., H. LÖFFLER, W. MOSIMANN u. M. A. SCHOCH: Siehe unter Teil B.

GABBI, U.: Morbus Bruce e Morbus Bang. Giorn. Clin. med. 1933, 206. (Siehe WERNER.) GATE, J., et R. RAVAULT: Lyon méd. 143, 632 (1929). (Siehe SMITH and CURTIS.) — GIORDANO, A. S., and R. L. SENSENICH: Brucella abortus infection in man. A clinical analysis of thirty-five cases. J. Labor. a. Clin. Med. 15, 421 (1930). — GIORGI, L. DE: Contributo all'anatomia patologica dell'infezione da brucella melitensis nell'uomo. Giorn. Clin. med. 18, 757 (1937). — GOUNELLE, H., et J. WARTER: Bull. Soc. méd. Hôp. Paris 51, 1197 (1935). (Siehe SMITH and CURTIS.) — GOWIN, E. L. DE, J. R. CARTER and I. H. BORTS: A case of infection with Brucella suis, causing Endocarditis and nephritis; death from rupture of mycotic aneurysm. Amer. Heart J. 30, 77 (1945). — GREEN, M. E., and R. H. FREYBERG: The incidence of brucellosis in patients with rheumatic disease. Amer. J. Med. Sci. 201, 495 (1941). — GREGERSEN, F., and T. M. LUND: De patologisk-anatomiske førändringer ved febris undulans. Hosp.tid. (dän.) 74, 349 (1931). (Siehe METTIER and KERR.) — GRIESEMER, F.: Über Veränderungen der Atmungsorgane bei BANGscher Krankheit. Dtsch. Arch. klin. Med. 188, 312 (1941). ~ Inaug.-Diss. Zürich 1941. — GRIGGS, J. F.: Chronic Brucellosis. Conclusions on Treatment of ten Years. J. Amer. Med. Assoc. 136, 911 (1948). — GRILICHESS, R. K.: Über die am Zürcher Hygiene-Institut ausgeführten BANG-Untersuchungen und über einen metastatischen BANG-Absceß. Schweiz. med. Wschr. 1930, 433. — GRUMBACH, A.: Die Febris undulans als Berufskrankheit und Unfallfolge. Kritisch epidemiologische

Betrachtung. Schweiz. Z. Unfallmed. u. Berufskrkh. 1940, 90. — GUGLIELMO, G. DI: Die Therapie der Brucellen-Infektion. (Malta-Fieber, Abortus Bang.) Z. ärztl. Fortbildg 38, 304 (1941). — GUÉRIN, M. J.: Fièvre ondulante (Phytotherapie). Année méd. pratique Paris 1948, 144.

HADORN, W.: Über die Behandlung der BANGschen Krankheit mit Causyth. Praxis 1936, 737. — HALL, W. H., and W. W. SPINK: Sulfamerazine clinical evaluation in 116 cases. J. Amer. Med. Assoc. 123, 125 (1943). ∼ In vitro Sensitivity of Brucella to Streptomycin: Development of Resistance During Streptomycin Treatment. Proc. Soc. Exper. Biol. a. Med. 64, 403 (1947). — HAMAN, H.: Epididymitis und Orchitis als Teilerscheinung der BANGschen Krankheit. Dermat. Wschr. 1942, 105. — HANSMANN, G. H., J. R. SCHENKEN and E. SANDERS: Melitensis Meningiencephalitis, mycotic aneurysma due to Brucella melitensis var. porcine. Amer. J. Path. 1932, 435. (Siehe WERNER.) — HARDY, A. V.: Nat. Inst. Health Bull. 1930, No 158. (Siehe JOHNSON.) — HARDY, A. V., C. F. JORDAN, H. BORTS and C. HARDY: Undulant fever with special reference to a study of Brucella infection in Jowa. Publ. Health Rep. 1930 II, 2525. (Siehe LÖFFLER, MOESCHLIN u. WILLA.) — HARRIS, H. J.: Brucellosis. Advances in Diagnosis and Treatment. J. Amer. Med. Assoc. 131, 1485 (1946). ∼ Chloromycetin. Bull. N. Y. Acad. Med. 25, 458 (1949). — HARRIS, H. J., and P. C. JETT: Streptomycin and sulfadiazine (combined) in chronic Brucellosis. J. Amer. Med. Assoc. 137, 363 (1948). — HARSTING, S.: Behandlung des BANGschen Fiebers mit Neosalvarsan. Ugeskr. Laeg. (dän.) 1940, 731. — HARVEY, W. A.: Pulmonary Brucellosis. Ann. Int. Med. 28, 768 (1948). — HAXTHAUSEN, H., u. A. THOMSEN: Brucella-Ausschlag bei Tierärzten. (Eine eigentümliche professionelle Hautaffektion, wahrscheinlich allergischer Natur, hervorgerufen von Bac. abortus Bang). Arch. f. Dermat. 163, 491 (1931). — HEGLER, C.: Über undulierendes Fieber, insbesondere durch Bacterium abortus Bang. Arch. Schiffs- u. Tropenhyg. 33, 256 (1929). ∼ Zur Pathogenese der Infektion des Menschen durch Brucella abortus Bang. Klin. Wschr. 1930 II, 1663. ∼ BANGsche Krankheit des Menschen. Neue Deutsche Klinik, Bd. 11, S. 337. 1933. — HEILMAN, F. R.: The effect of combined treatment with Aureomycin and Dihydrostreptomycin on Brucella infections in Mice. Proc. Staff Meet. Mayo Clin. 24, 133 (1949). — HENCH u. Mitarb.: J. Amer. Med. Assoc. 93, 1958 (1929). — HERRELL, W. E., and T. E. BARBER: The combined use of Aureomycin and Dihydrostreptomycin in the treatment of Brucellosis. Proc. Staff Meet. Mayo Clin. 24, 138 (1949). — HORSTMANN, F. H.: Metastasierung bei einer Banginfektion. Münch. med. Wschr. 1937 I, 984. — HOTTINGER, A.: Über BANG-Infektionen im Kindesalter. Klin. Wschr. 1930 II, 1729. — HUGH, C.: Lymphadenopathie in Brucellosis. Brit. Med. J. 1949, No 4631, 787. — HUGHES: Mediterranean, Malta or undulant fever. London: McMillan 1897.

INTROZZI, P.: La splenectomia nelle infezione melitense. Haematologica (Pavia) 21, 859 (1940). — INTROZZI, P., u. A. BASERGA: Klinik und Therapie der Brucellosen. Erg. inn. Med. 63, 595 (1943).

JADASSOHN, W.: Brucella-Bang-Ausschlag und Urticaria bei Tierärzten. Arch. f. Dermat. 164, 658 (1932). — JAFFÉ, R. H.: Über die experimentelle Infektion des Meerschweinchens mit dem Bac. melitensis (BRUCE) und dem Bac. abortus (BANG). Virchows Arch. 238, 119 (1922). — JANBON, M.: Diagnostic de la mélitococcic. J. Méd. franç. 25, 92 (1936). — JANBON, M., M. LISBONNE et G. ROMAN: La spécifité de la bronchite mélitococcique. Présence de «Brucella melitensis» dans l'expectoration. Bull. Acad. Méd. Paris, III. s. 127, 278 (1943). — JOHNSON, R. M.: Pneumonia in undulant fever. A report of three cases. Amer. J. Med. Assoc. 189, 483 (1935). — JOLLER, H.-J.: Untersuchungen über die Beeinflussung von experimentellen Infektionen bei Laboratoriumstieren durch Vitamin E. Inaug.-Diss. Zürich 1946.

KARTAGENER, M., u. F. RAMEL: Über eine tödliche Trypaflavinvergiftung unter dem Bilde der nekrotisierenden Nephrose. Klin. Wschr. 1932 II, 1273. — KATSCH, G., u. WICHELS: Zur Symptomatologie der Bangbacilleninfektion des Menschen. Z. klin. Med. 123, 432 (1933). — KEMPNER, W., B. WISE and C. SCHLAYER: Manometric determination of the effects of various sulfanilamid compounds on brucella melitensis. Amer. J. Med. Sci. 200, 484 (1940). — KENNEDY, J. C.: Rep. Comm. Invest. Mediterranean Fever 4, 93 (1906). (Siehe METTIER u. KERR.) — KESSLER, M., u. W. MÜLLER: Meningoencephalitis bei Morbus Bang. Arch. f. Psychiatr. 109, 347 (1939). (Siehe WERNER.) — KING, E. S., and M. LUCAS: Sulfapyridine in experimental brucellosis. J. Labor. a. clin. Med. 26, 616 (1941). — KNIGHTON, J. E.: Undulant fever with endocarditis and mycotic aneurysm; case report. New Orleans Med. J. 90, 646 (1938). (Siehe SMITH and CURTIS.) — KNOBLOCH: (Siehe PEDRO-PONS/FARRERAS VALENTI). — KRABBE: (Siehe WERNER). — KYGER, E. R., and R. L. HADEN: Brucellosis and multiple Sclerosis. Cutaneous reactions to Brucella antigen. Amer. J. Med. Sci. 216, 689 (1948).

LA CHAPELLE, C. E. DE: Amer. Heart J. 4, 732 (1929). (Siehe SMITH u. CURTIS.) — LAFENÈTRE, M.: La prophylaxie animale des bruceloses. J. Méd. franç. 25, 104 (1936). — LAGRIFFOUL, A., H. ROGER et SARRADON: Montpellier méd. 31, 33 (1938). (Siehe SMITH u.

CURTIS.) — LAURENTIUS, P.: Klinischer Beitrag zum Maltafieber. Med. Welt **1941**, 1306. — LEAVELL, H. R., and H. L. AMOSS: The endermic reaction in Brucella infections. Arch. Int. Med. 48, 1192 (1931). ~ Brucella infection: Case report. Cultivation of Brucella from the bile. Amer. J. Med. Sci. 181, 96 (1931). (Siehe METTIER u. KERR.) — LEAVELL, H. R., M. A. POSTON and H. L. AMOSS: Administration of thionin and methylviolett in intestinal Brucella infection. J. Amer. Med. Assoc. **95**, 860 (1930). — LE CHUITON et NÉGRIÉ: Deux cas de mélitococcic traités par les sels d'acridine. Bull. Soc. méd. Hôp. Paris, III. s. **46**, 1633 (1930). — LEDOUX, M. E.: L'endocardite mélitococcique. Arch. Mal. Coeur **33**, 199 (1940). — LEMAIRE, G., PORTIER et J. BERTRAND: Méningo-encephalite mélitococcique précoce à evolution rapidement mortelle. Constations ts anatomiques. Bull. Soc. méd. Hôp. Paris, III. s. **53**, 712 (1937). — LEVY, D. F., and B. SINGERMAN: Brucella melitensis bacteremia associated with vegetative endocarditis. Amer. Heart J. 15, 109 (1938). (Siehe SMITH u. CURTIS.) — LIDDO, S.: Sul presunto neurotropismo brucellare. (Richerche sperimentali.) Giorn. Batter. 24, 640 (1940). — LIEBERHERR, W.: Zur Therapie der Febris undulans Bang. Wien. Arch. inn. Med. 24, 101 (1933). ~ Inaug.-Diss. Zürich 1933. — LIPPELT, H.: Malta-Fieber, Diagnose, Klinik und Therapie. (Beobachtungen in Deutsch-Südwestafrika 1938/39.) Dtsch. tropenmed. Z. 45, 235 (1941). — LIVE, I., F. G. SPERLING and E. L. STUBBS: Effect of streptomycin on experimental brucellosis in guinea pigs. Amer. J. Med. Sci. 211, 267 (1946). — LOBO DE LA RUA, F.: Ein Fall von Pseudotuberkulose durch BANGsche Krankheit. Med. español. 4, 224 (1940). — LÖFFLER, W.: Zum Vorkommen und zur Diagnostik der Febris undulans. Schweiz. med. Wschr. **1929**, 304. ~ Besonderheiten der Febris undulans Bang des Menschen. Schweiz. med. Wschr. **1931**, 968. ~ Febris undulans Bang als Unfall und als Berufskrankheit. Festschrift Prof. H. ZANGGER, S. 302—313. Zürich: Rascher & Co. 1934. ~ Zur Therapie der Febris undulans Bang. Schweiz. med. Wschr. **1935**, 589. ~ Febris undulans Bang. (Inkubation und Eintrittspforte, Unfall? Berufskrankheit?) Ars Medici **34**, Nr 5 (1944). LÖFFLER, W., u. A. v. ALBERTINI: Pathologisch-anatomische Befunde bei sog. Febris undulans des Menschen. Krkh.forsch. 8, 1 (1930). — LÖFFLER, W., S. MOESCHLIN u. A. WILLA: Klinik und Pathologie der Febris undulans Bang unter besonderer Berücksichtigung der spezifischen Komplikationen (an Hand von 150 eigenen Fällen). Erg. inn. Med. **63**, 714 (1943). LONG, P. H.: A. M. A. Meeting, Atlantic City, 1949. (Siehe „Chloromycetin in Brucellosis".) Therapeutic Notes **56**, 188 (1949).

MARKOFF, N.: Über pulmonale Formen der BANGschen Krankheit. Helvet. med. Acta 7, 536 (1940). ~ Die pulmonale Form der BANGschen Krankheit. Praxis **1940**, 501. — MATZDORF, F.: Histologische Untersuchungen bei einem Fall von Morbus Bang. Virchows Arch. **290**, 47 (1933). — MCCULLAGH, E. P., and H. M. CLODTFELTER: Encephalitis due to undulant fever; report of four cases). Ann. Int. Med. 10, 1508 (1937). — MCCULLOUGH, N. B., and C. W. EISELE: Toxic reactions during streptomycin-sulfadiazine therapy of Brucellosis. J. Amer. Med. Assoc. **139**, 80 (1949). — MERSEMANN, DECHAUME et POMME: Un cas d'encéphalite aigue post-melitococcique, étude anatomo-clinique. Rev. Microbiol. appli. **1936**, 2, 24. (Siehe WERNER.) — MESSINI: Manuale di Terapia. Universo Roma 1947. — METTIER, S. R., and W. J. KERR: Hepatitis and cholecystitis in the course of Brucella-Infection. Arch. Int. Med. 54, 704 (1934). — MEYER, K. F.: Neueres zur Brucella-Infektion. Schweiz. med. Wschr. **1938**, 176. — MOESCHLIN, S.: Elektrokardiographische Myokardschäden bei der Febris undulans Bang. Cardiologia (Basel) 7, 29 (1943). — MOZER: Maladie de Bang et Chloromycétine. (Soc. méd. de Genève, Séance du 15 déc. 1949.) Praxis **1950**, 21. — MÜHLENBECK: Zur Frage der Übertragung der BANGschen Krankheit. Med. Klin. **1937** I, 124.

NAEGELI, O., u. K. ROHR: Zur Causythbehandlung der Febris undulans Bang. Schweiz. med. Wschr. **1937**, 449. — NEMECEK, A.: Das Bang-Mittel Detoxin. Münch. med. Wschr. **1940** II, 944. — NICOD, J. L.: Contribution à l'étude anatomo-pathologique de la maladie de Bang. Schweiz. med. Wschr. **1935**, 238. — NICOLLE: Naissance, vie et mort des maladies infect. Alcan Ed. Paris 1930. (Siehe PEDRO-PONS/FARRERAS VALENTI.) — NOTO, G.: Pachi e leptomeningite cronica spinale adesiva, consecutiva ad una meningite melitococcia. Riv. Pat. nerv. **1932**, 404. (Siehe WERNER.)

OHM, G.: Meningoencephalitis bei Morbus Bang. Nervenarzt 11, 196 (1938). (Siehe WERNER.) — ORCHI, A. M. DE: Su di un caso di meningite melitense tardiva, curato con vaccino-terapia endo-rachidea. Boll. Soc. med.-chir. Catania 9, 523 (1941). — ORLOFF, K. C.: Klin. Mbl. Augenheilk. 81, 582 (1928). (Siehe WAGENER.)

PALAGI, P.: Le localizzazioni vertebrali nella febbre ondulante. Chir. Org. Movim. **20**, 31 (1934). — PARADA, A.: Febris undulans. Med. español. 5, 481 (1941). — PARSONS, P. B., and M. A. POSTON: The pathology of human Brucellosis. Report of four cases with one autopsy. South. Med. J. **32**, 7 (1939). — PEGORARO, C.: La vaccinoterapia endovenosa delle brucellosi. Riv. Clin. med. 38, 290 (1937). — PHALEN, G. S., L. E. PRICKMAN and F. H. KRUSEN: Brucellosis spondylitis. Treatment by physically induced hyperpyrexia. J. Amer. Med. Assoc. 118, 859 (1942). — PICARD, J.: Manifestations cutanées au cours d'une brucellose. Presse méd. **1936** II, 1103. — POPP, L.: BANG-Infektion und Lebercirrhose. Z.

klin. Med. **143**, 346 (1944). — POPPE: Siehe CURSCHMANN, Fortschr. Ther. **13**, 593 (1937). — POTTENGER, F. M., I. ALLISON and W. A. ALBRECHT: Brucella Infections. Possible relation to deficiency of trace Elements in soils, plants, animals and man. Merck Report **58**, 13 (1949). — PULASKI and AMSBACHER: New England Med. J. **237**, 419 (1947). — PUNCH, A. L.: Undulant fever treated with prontosil. Lancet **1938** II, 429.

RABSON, S. M.: Pathologic anatomy of human brucellosis. Amer. J. Clin. Path. **9**, 604 (1939). — RAMSEYER, M.: Une arthrite coxo-fémorale due au bac. abort. Bang. Schweiz. med. Wschr. **1946**, 1218. — RAVINA, A., et M. PESTEL: Les formes hépatiques de la mélitococcie. Presse méd. **1942** II, 449. — RAWAK, F., u. R. BRAUN: Muskelatrophie bei Melitensisaffektionen der Wirbelsäule. Klin. Wschr. **1931** I, 776. — REGLI, F. E.: Die Wirkung der Pentanucleotide bei einigen infektiösen Leukopenien (Maltafieber und Typhus). Med. españ. **3**, 330 (1940). — RENNIE, J. K., and C. J. YOUNG: Brit. Med. J. **1936**, 412. (Siehe SMITH and CURTIS.) — RICHARDSON, L. A.: Infection with Brucella abortus treated with Prontosil. Lancet **1938** I, 495. — RIEDMÜLLER, L., u. H. STIHL: Urtikarielle und papulöse Berufsdermatosen der Tierärzte nach vaginalen Eingriffen beim Rind. Schweiz. Arch. Tierheilk. **73**, 588 (1931). — RIMBAUD, L.: L'évolution de la mélitococcie en clinique. J. Méd. franç. **25**, 78 (1936). — RIMBAUD, L., et M. JANBON: Le foie de la mélitococcie. J. Méd. franç. **25**, 81 (1936). ∼ Le syndrome méningo-encéphalique de la mélitococcie. J. Méd. franc. **25**, 87 (1936). ∼ Erithème morbilliforme au cours d'une mélitococcie. Arch. Soc. Sci. méd. et biol. Montpellier **1937**, 674. — RIMBAUD, L., et P. LAMARQUE: Le mal de Pott mélitococcique. J. Méd. franç. **25**, 90 (1936). — RIMBAUD, L., et H. SERRE: L'hépatite mélitococcique. Arch. des Mal. Appar. digest. **30**, 313 (1941). — RIMBAUD, P., et G. ANSELME-MARTIN: Les méthodes de traitement actuellement utilisées contre la mélitococcie. Leurs indications respectives. J. Méd. franç. **25**, 105 (1936). — ROCH, M., V. MONEDJIKOVA et E. MARTIN: Fièvre ondulante d'origine bovine chez l'homme. Infection par le Bacillus abortus de Bang. Rev. méd. Suisse rom. **48**, 657 (1928). — RÖSSLE, R.: Beitrag zur Kenntnis der geweblichen Veränderungen bei der BANGschen Krankheit des Menschen. Münch. med. Wschr. **1933** I, 5. — ROGER, H., et Y. POURSINNES: Les méningo-neurobrucelloses. Paris: Masson & Cie. 1938. (Siehe WERNER.) — ROGER, H., et Y. POURSINNES: Hypertension intra-cranienne et brucellose. La méningo-encéphalite brucellosique à forme pseudo-tumorale. Schweiz. Arch. Neur. **65**, 255 (1950). — ROHR, K.: Die Causyththerapie der BANGschen Krankheit. Schweiz. med. Wschr. **1936**, 911. — ROTHMANN, A.: BANGsche Erkrankung mit ulceröser Endokarditis. Zbl. Path. **63**, Erg.h., 194 (1935).

SALES, VAZQUEZ, R., u. A. LEY: Beitrag zum Studium der nervösen Komplikationen des Maltafiebers und ihrer chirurgischen Behandlung. Rev. clin. españ. **5**, 419 (1942). — SANDSTRÖM, O.: Multiple Spondylitis bei Febris undulans Bang. Acta radiol. (Stockh.) **18**, 253 (1937). — SAPINSKI, H.: Zur Behandlung des Morbus Bang mit Prontosil. Ther. Gegenw. **83**, 62 (1942). — SCALABRINO, R.: Sulle lesione anatomiche delle capsule surrenali nelli manifestazioni di iperrecettività verso la brucelle Bang. (Ricerche sperim.) Boll. Ist. sieroter. milan. **11**, 81 (1932). — SCARLETT: Canad. Med. Assoc. J. **58**, 230 (1948). — SCHEIDEGGER, S., u. K. STERN: Encephalitis bei BANGscher Krankheit. Z. Neur. **157**, 449 (1937). — SCHILLING, G. S., C. F. MAGEE and F. M. LEITCH: Treatment of undulant fever with an autogenous antigen. J. Amer. Med. Assoc. **96**, 1945 (1931). — SCHROEDER, E. C., and W. E. COTTON: An undescribed pathogenic bacterium in milk. Amer. Vet. Rev. **40**, 195 (1911). (Siehe HULL.) SCHÜPBACH, A.: Abszedierende Metastasen bei BANGscher Krankheit. Helvet. med. Acta **7**, 545 (1940). — SCOTT, R. W., and O. SAPHIR: Amer. J. Med. Sci. **175**, 66 (1928). (Siehe SMITH u. CURTIS.) — SHERA, A. G.: Four cases of undulant fever. Brit. Med. J. **1931**, No 3691, 605. — SICARD: Nouvelle Pratique méd.-chirurg, Bd. III, S. 668. Brissot-Picard-Reclus 1911. SIGNORELLI, S.: Considerazione di fenomeni di allergia nella brucellosi. Minerva med. **1934**, Nr 15. ∼ L'infezione brucellare nell'uomo. Napoli: Idelson 1941. ∼ Sulla diagnosi clinica della forma tifosimile della brucellosi acute e sulla splenite brucellare. Riforma med. **1943**, 539. — SIMPSON, W. M., and L. G. BOWERS: Surgical aspects of undulant fever. Amer. J. Surg. **7**, 597 (1929). (Siehe METTIER and KERR.) — SIMPSON, W. M., and E. FRAIZER: Undulant fever. Report of sixty-three cases occuring in and about Dayton, Ohio. J. Amer. Med. Assoc. **93**, 1958 (1929). — SMADEL, J. E.: A.M.A. Meeting, Atlantic City, 1949. (Siehe „Chloromycetin in Brucellosis". Therapeutic Notes **56**, 188 (1949). — SMITH, K. M., and A. C. CURTIS: Brucellosis with endocarditis. Report of a case with failure of sulfanilamid therapy. Amer. J. Med. Sci. **198**, 342 (1939). — SMITH, R. M. u. Mitarb.: J. Bacter. **55**, 424 (1948). (Siehe „Chloromycetin in Brucellosis.") Therapeutic Notes **56**, 188 (1949). — SONNENSCHEIN, M.: Maltafieber in Südwestafrika. Dtsch. tropenmed. Z. **45**, 246 (1941). — SORRENTINO, C.: Su due casi di broncopolmonite brucellare. Riforma med. **1941**, 1456. — SPENGLER, G.: Die BANGsche Krankheit beim Menschen. Berlin u. Wien: Urban & Schwarzenberg 1929. Wien. Arch. inn. Med. **19**, 145 (1930). — SPINAS, F.: Über Febris undulans beim Menschen (Infektion mit Bacterium abortus infectiosi Bang). Inaug.-Diss. Zürich 1929. — SPINK, W. W., and A. A. NELSON: Brucella endocarditis. Ann. Int. Med. **13**, 721 (1939). — SPINK,

W. W., A. J. BRAUDE, M. R. CASTANEDA and R. S. GOYTIA: Aureomycin Therapy in human Brucellosis, due to Brucella melitensis. J. Amer. Med. Assoc. 138, 1145 (1948). — SPINK, W. W., W. H. HALL, J. SHAFFER and A. J. BRAUDE: Human Brucellosis. Its specific treatment with a combination of streptomycin and sulfadiazine. J. Amer. Med. Assoc. 136, 382 (1948). ~ Treatment of Brucellosis with streptomycin and a sulfonamid drug. J. Amer. Med. Assoc. 139, 352 (1949). — SPINK, W. W., F. W. HOFFBAUER, W. W. WALKER and R. A. GREEN: Histopathology of the liver in human Brucellosis. J. Labor. a. Clin. Med. 34, 40 (1949). — SPINK, W. W., and D. SUNDBERG: The histopathology of lesions in the bone marrow of patients having active Brucellosis. Blood Suppl. 1, 7 (1947). (Siehe SPINK, HOFFBAUER, WALKER u. GREEN.) — SPINK, W. W., L. A. TITRUD and P. KABLER: A case of Brucella endocarditis with clinical, Bacteriologic and Pathologic Findings. Amer. J. Med. Sci. 203, 797 (1942). — SPOSITO, M.: Contributo alla efficacia della maretina sulla febbre di Malta. Giorn. Clin. med. 24, 93 (1943). — STEBLOV, E. M.: The clinic and pathology of neurobrucellosis (End). Nevropat. i t. d. 8, 4 (1939). — STEINBERG, CH. L.: Brucellosis as a cause of sacroiliac arthritis. A study of its relationship to rheumatoid spondylitis. J. Amer. Med. Assoc. 138, 15 (1948). — STERNBERG: Wien. klin. Wschr. 1933, 1321. (Siehe v. ALBERTINI u. LIEBER-HERR.) — STETTBACHER, H. R., u. T. WEGMANN: Beitrag zur Klinik der Brucellosen. Schweiz. med. Wschr. 1949, 337. — STIGLIANI, R.: Per l'anatomia patologica delle condriti e pericondriti laringee in corso melitense. Arch. „De Vecchi" (Firenze) 3, 765 (1941). — STUBBS, E. L., I. LIVE, F. G. SPERLING and W. KOCHOLATY: Inadequate action of penatin against brucella abortus in vivo. Amer. J. Med. Sci. 209, 78 (1945). — SZMULEWICZ, H.: La maladie de Bang chez l'enfant. Thèse Nr 1661. Genève 1938.

TAHA, T.: La fièvre ondulante d'origine bovine et le bacille abortus de Bang. Thèse Nr 1316. Genève 1929. — TINKER, M.: Zur Klinik und Therapie der BANGschen Krankheit. Arch. Schiffs- u. Tropenhyg. 35, 237 (1931). — TOBLER, W.: Febris undulans (bact. abortus BANG) im Kindesalter. Jb. Kinderheilk. 129, 72 (1930). — TOMROTH: Nord. Med. 4, 3197 (1939). (Siehe MOESCHLIN.) — T'UNG-TSUN: In vitro action of Penicillin alone and in combination with sulfatiazole on Brucella organisms. Proc. Soc. Exper. Biol. a. Med. 56, 8 (1944). — TUNBRIDGE, R. E., and C. J. GAVEY: Epidemic epididymo-orchitis in Malta. Lancet 1946 I, 775. — TUVO, F.: Über Neurobrucellosen. Minerva med. 1948 II, 565.

URBACH, E.: Über eine neue, durch den Bacillus abortus infectiosi (BANG) erzeugte Hauterkrankung. Wien. klin. Wschr. 1929, 391. — URSCHEL, D. L.: Brucellosis: Report of 53 cases with an Introductory report on Intradermal Vaccine Therapy. Indiana State Med. Assoc. J. 36, 294 (1943). ~ Intradermal Vaccine Therapy in Brucellosis. Indiana State Med. Assoc. J. 36, 385 (1943).

WAGENER, H. P.: Ocular lesions in Brucellosis. Amer. J. Med. Sci. 214, 215 (1947). — WAKSMAN, S. A.: Microbial Antagonism and Antibiotic Substances. Commonwealth Fund, 1945. (Siehe BEAL.) — WERNER, A.: Beitrag zur Kenntnis der Neuro-Brucellosen. Schweiz. Arch. Neur. 63, 349 (1949). — WERTHEMANN, A.: Todesfall bei Morbus Bang nach Unfall. Schweiz. med. Wschr. 1936, 333. — WILSON, G. S., and I. MAIER: Treatment with sulfa-pyridine (M & B 639) of guinea-pigs infected with brucella abortus. Brit. Med. J. 1940, No 4123, 47. — WISE, B.: Acute Brucellosis. Arch. Int. Med. 72, 346 (1943). — WISE, B., and M. A. POSTON: The coexistence of Brucella infection an HODGKINS disease. A clinical, bacteriologic and immunologic study. J. Amer. Med. Assoc. 115, 1976 (1940). — WOHLWILL, FR.: Zur pathologischen Anatomie der BANG-Erkrankung des Menschen. Virchows Arch. 286, 141 (1932). — WOODWARD, TH. E., R. T. PARKER and H. E. HALL: Therapeutic results with Aureomycin and Chloramphenicol. Bull. New York Acad. Med., II. S. 26, 66 (1950).

ZIEGLER, E.: Ein Fall von BANGscher Krankheit im Kleinkindesalter. Schweiz. med. Wschr. 1934, 225. — ZIEMANN, H.: Über die Behandlung des Maltafiebers und des infektiösen Abortes der Rinder mit Kollargol und ähnlichen Präparaten. Dtsch. med. Wschr. 1921 I, 500.

D. Nachtrag.

Third Inter-American Congress on Brucellosis in Washington, D.C., 6.—10. Nov. 1950 (gedruckt vom "Pan American Sanitary Bureau" in Washington).

KAPLAN, MARTIN, M.: Brucellosis — a world problem.

MOLINELLI, E. A., D. ITHURRALDE, G. BASSO, S. MIYARA, A. SPERONI, and C. P. PAN-DOLFO: Epidemiology of human Brucellosis in the Argentine Republic.

STEELE, J. R., and L. O. EMIK: Brucellosis incidence in the United States.

CURBELO, A., and MARQUEZ VIOLA: Present state of human Brucellosis in Cuba.

PELAIZ, ANA, J.: Present state of animal Brucellosis in Cuba.

MELLO, M. T. DE: Animal Brucellosis in Brazil.

SZYFRES, B., J. L. STELLA, W. ERRANDONEA, H. TRENCHI, D. ABARACON, J. C. PINON, J. M. INFANTOZZI: Animal Brucellosis in Uruguay.

McCullough, N. B.: Brucellosis — a packing plant problem.
Huddleson, I. F.: The dissociation pattern of the species of the genus Brucella and their properties.
Braun, W., A. M. Gorelick, Mary Kraft, and Dorothy D. Mead: Variation as a tool in Brucellosis research.
Hall, W. H.: The bactericidal action of human blood against Brucella and it's specific inhibition.
Pacheco, G., and M. Thiago de Mello: Comparative study of media ordinarily used for the growth of Brucella species.
Damon, S. R., and Kathleen Gay: Use of the embryonating egg for isolation of Brucella in a public Health Diagnostic Laboratory.
Philipps, L. A.: The bacteriological and biological diagnosis of Brucellosis.
Meyer, K. F.: What should be done with the Brucella skin test.
de Villafane Lastra, T. (Cordoba): Clinical types of human Brucellosis.
Spink, W. W., and R. L. Magoffin: The clinical course of human Brucellosis in Minnesota.
Berman, D. T.: The natural course of bovine Brucellosis.
Hutchings, L. M.: The natural course of swine Brucellosis.
Murdock, F. M.: Studies of the physical properties and agglutinability of Brucella antigens used in the Americas.
Roepke, M. H.: Field studies on the diagnosis of animal Brucellosis with special emphasis on the ring test.
Verwey, W. F., N. H. Harrington, and Clara Matt: The preparation and properties of Brucella abortus vaccine (strain 19) desiccated by lyophilization.
Maubecin, R. A., B. L. Morán, F. R. Jurado, and V. C. Cedro: Caprine Brucellosis in Argentina.
Stiles, G. W.: Controlling Brucellosis in Colorado goats.
Toro, E. Jr.: Eradication program for Brucellosis in Puerto-Rico.
Simms, B. T.: The problem of controlling and eradicating Brucellosis in the United States.
Knox, W. D.: Trend of nationalwide eradication in the United States.
Larson, C. L.: Further studies of the immunization of guinea pigs with soluble antigens obtained from Brucella.
Lebón, A. P., and H. E. Hall: Treatment of experimental Br. abortus infection in guinea pigs and mice.
Castañeda, M. R., G. G. Ibarra, and C. C. Cárdenas: Evaluation of present therapeutic methods in Brucellosis.
Criscuolo, E., F. Ramaciotti, L. W. de Paolasso, H. Vacchiani, F. Bergagna, N. Pierangeli Vera, and M. Ceballos: „Anti-Brucellin" in the treatment of febrile Brucellosis.
Gutierrez, L. D. (Lima, Peru): Brucellosis and antibiotica.

Bennhold, H.: Gefahren der Frischzellen-Therapie. Dtsch. med. Wschr. **1954**, 704. — Budding, G. J., and F. C. Womack: J. of Exper. Med. 74, 213 (1941). Ref. Castañeda u. Mitarb.: Amer. J. Med. Sci. 5, 504 (1953). — Bürki, F., u. H. Fey: Blockingtest und modifizierter Coombstest in der Serodiagnostik der menschlichen Brucellosen. Schweiz. Z. Path. u. Bakter. **6**, 945 (1953).
Carrère, L., et D. Renoux: Anticorps bloquants dans le sérum de sujets brucelliques. III. Leur place par rapport à l'apparition des anticorps agglutinants. Ann. Inst. Pasteur 80, 103 (1951). — Castañeda, M. R.: Proc. Soc. Exper. Biol. a. Med. 64, 298 (1947). Ref. Castañeda u. Mitarb.: Amer. J. Med. Sci. 5, 504 (1953). — Castañeda, M. R., and C. Carillo-Cárdenas: A new approach to treatment of brucellosis. Amer. J. Med. Sci. 5, 504 (1953). — Coombs, R. R. A., A. E. Mourant, and R. R. Race: Detection of weak and "incomplete" Rh agglutinins: A new test. Lancet **1945 II**, 15. — Cox, Ch. D., and L. J. Kutner: Brucella agglutinin-blocking phenomenon in bovine sera. Science (Lancaster, Pa.) 111, 545 (1950).
Donham, C. R., and E. P. Fitch: Agglutination tests in the diagnosis of infections abortion in cattle (Bang's disease). J. Inf. Dis. **53**, 98 (1933). ～ Rapid agglutination test for infections abortion in cattle. J. Inf. Dis. **53**, 60 (1934).
Ferris, A. A., W. J. Stevenson, and F. A. Lewis: The antiglobulin sensitiziation test as applied to brucella infection; a preliminary report. Med. J. Austral. **1953 I**, 619. — Fey, H., u. F. Bürki: Erfahrungen mit der serologischen Diagnose der menschlichen Brucellose durch den Blocking- und Coombstest. Schweiz. med. Wschr. **1953**, 573. — Fiebig, F.: Die Bangsche Krankheit. Landarzt **49**, 537 (1942).
Griffits, J. J.: Agglutination and an agglutinin-blocking property in serums from known cases of Brucellosis. Amer. Publ. Health Rep. **62**, 865 (1947).

HARRIS, H. J.: Brucellosis, clinical and subclinical. New York: P. B. Hoeber 1950. Ref. A. M. A. Arch. Int. Med. 6, 970 (1950). — HAUDUROY, P., u. F. TANNER: The Lyophilisation of bacterian antigens for the sero-diagnosis of brucellosis. Experientia (Basel) 1952, 464. — HESS, E.: Die Untersuchung der stadtzürcherischen Konsummilch auf menschenpathogene Keime mit besonderer Berücksichtigung von Brucella abortus Bang. Schweiz. med. Wschr. 1953, 49. — HOFMANN, W.: Über Brucellose bei Tier und Mensch. Praxis (Bern) 1953, 221. — HUGHES, M. L.: Mediterranean, Malta or Undulant Fever. London: McMillan & Co. 1897.

KLOSE, F., und W. MAASSEN: Ein 5 Jahre unerkannt gebliebener Fall von Morbus Bang als Berufskrankheit anerkannt. Monatsschrift Unfallheilkde. 1953, 83. ~ Tularämie oder Morbus Bang? Monatsschrift Unfallheilkde. 1952, 271. — KNIGHT, V.: Chemotherapy of brucellosis. Ann. New York Sci. 53, 332 (1950).

LÖFFLER, W., u. D. L. MORONI: Die brucellären Ostitiden als Differentialdiagnose der sog. aseptischen Knochennekrosen unter Berücksichtigung der antibiotischen Kombinationstherapie. Schweiz. med. Wschr. 1951, 128. ~ Die Brucellose. In Handbuch der inneren Medizin, Bd. I/2. Berlin u. Heidelberg: Springer 1952. ~ Die menschliche Brucellose, Serologie, Epidemiologie, Klinik und Therapie. Landarzt 1954, 262.

MEYER, K. F.: Observations on the pathogenesis of undulant fever, S. 439—499. Essays in Biology. University of California Press 1943. Ref.: CASTAÑEDA u. Mitarb.: Amer. J. Med. Sci. 5, 504 (1953). — MOHLER, H.: Uperisation der Milch. Chimia 9, 212 (1952). — MORONI, D. L.: La brucellosi umana attraverso i nuovi metodi sierologici (brucella-Coombstest) e la terapia antibiotica attuale. (Vortrag in Bologna 9. Sept. 1953 anläßlich des Convegno medico dell'amicizia Italo-Svizzera.) (Im Druck.) ~ Die blockierenden Antikörper in der Sero-Diagnostik der Brucellose unter Verwendung des Brucella-Coombs(-Antiglobulin)-Testes. Vortr. an der 60. Tagg. Ges.Inn.Med. 25.—29. April 1954 in München.

OLTRAMARE, M.: Le traitement des brucelloses. Méd. Hyg. 228, 403 (1952). — OLRAMARE, M., u. P. DESPRÉS: Les brucelloses dans les métiers de la boucherie. Praxis (Bern) 1953, 678.

RACE, R. R.: Nature (Lond.) 153, 771 (1944). Ref. COOMBS u. Mitarb.: Lancet 1945 II, 15. — RENOUX, G.: Anticorps bloquants dans le sérum de sujets brucelliques. I. Leur mise en évidence. Ann. Inst. Pasteur 78, 798 (1950). ~ II. Leur rôle dans le phénomene d'agglutination paradoxale. Ann. Inst. Pasteur 79, 232 (1950). — Reports of the Commission for the Investigation of Mediterranean Fever, Parts I—VII. London: Harrison a. Sons 1905—1907. (Siehe auch unter EYRE u. Mitarb.)

SACKMANN, W.: Die Bedeutung der chronischen Tierseuchen für die Milchwirtschaft. Inaug.-Diss. Zürich 1953. — SCHMIDT, W., u. H. WINTER: Febris undulans (Bang-Brucellose). Dtsch. med. Wschr. 1953, 1695. — SPENCER, R.: The zone phenomen in agglutination tests. J. Inf. Dis. 46, 138 (1930).

TOMCSIK, J., u. H. SCHWARZWEISS: Über die Art der Haemagglutinine bei Mononucleosis infectiosa und bei der Serumkrankheit. Schweiz. med. Wschr. 1950, 1.

WELCH, H.: Absorption, excretion and distribution of Terramycin. Ann. New York Acad. Sci. 53, 253 (1950). — WERNER, C. A., and V. KNIGHT: J. of Immun. 65, 509 (1950). Ref. CASTAÑEDA u. Mitarb.: Amer. J. Med. Sci. 5, 504 (1953). — WIENER, A. S.: Proc. Soc. Exper. Biol. a. Med. 56, 173 (1944). Ref. COOMBS u. Mitarb.: Lancet 1945 II, 15. — WILSON, M. M., and E. V. O. MERRIFIELD: The Antiglobulin(-Coombs)-Test in Brucellosis. Lancet 1951 II, 913.

II. Brucellose der Tiere.

A. Allgemeines, Zusammenfassungen.

ELBERG, S. S., and S. J. SILVERMAN: Brucellosis, a symposium. Amer. Assoc. Advanc. Sci. 1950.

HAGAN, W. A., and BRUNER: The infectious diseases of domestic animals, 2. Aufl. Ithaca: Comstock Publishing Co. 1951. — HEILMEYER, L.: Wirkung des ACTH auf das Blutsystem. Klin. Wschr. 1952, 865. — HENNING, M. W.: Animal diseases in South Africa. Central News Agency South Africa 1949. — HOFMANN, W.: Die Fortpflanzungsstörungen des Rindes und deren Behebung. Bern 1945. ~ Über Brucellosen bei Tieren und beim Menschen. Vortr. Fortbildgskurse amtl. Tierärzte 4, 58 (1949/50). — HUDDLESON, I. F., M. A. RICHARDSON, JUANITA WARNER and BETTY BALTZER: Studies in brucellosis. III. Michigan State Coll. Agric. Exper. Stat. 1951.

KARSTEN, F.: Die Brucellose der Haustiere in Südwest-Afrika. Z. Inf.krkh. Haustiere 55, 1 (1939).

MANNINGER, R.: Infektionskrankheiten. In HUTYRA-MAREK-MANNINGER, Spezielle Pathologie und Therapie der Haustiere, 8. Aufl. Jena: Gustav Fischer 1941. National Brucellosis Committee: Proc. Ann. Meet., Chicago 1952.

OTERO, P. M., and L. M. GONZALEZ: Purified protein antigen from brucella. Proc. Soc. Exper. Biol. a. Med. **38**, 703 (1938).

POMALES-LEBRON, A.: A heat-stable, water-soluble brucella allergen. Puerto Rico J. Publ. Health a. Trop. Med. **24**, 337 (1949). — POMALES-LEBRON, A., and C. FERNANDEZ: Infection immunity in exper. brucellosis. Manuskript. Proc. Soc. Exper. Biol. a. Med. **1952** — POPPE, K.: Probleme der BANGschen Krankheit — Brucellosen. Berl. tierärztl. Wschr. **1934**, 218. — Die Brucellose der Tiere und des Menschen (BANGsche Krankheit). Dtsch. med. Wschr. **1936**, 1503.

SANDHOLM, A.: Ist die Ratte an der Verbreitung des ansteckenden Verwerfens mitbeteiligt? Z. Inf.krkh. Haustiere **53**, 201 (1938). — SELYE, H.: The physiology and pathology of exposure to stress. Montreal 1950. — *Special Committee of the United States Livestock Sanitary Assoc.* (R. W. SMITH, R. R. BIRCH, C. P. BISHOP, C. R. DONHAM and R. L. WEST). What is known about Brucellosis? 1949.

THOMSEN, A.: Die Übertragung der Brucellose zwischen den Tierarten. Z. Inf.krkh. Haustiere **52**, 282 (1937). — TOVAR, R. M.: Infection and transmission of Brucella by ectoparasites. Amer. J. Vet. Res. **8**, 138 (1947).

URFER, J.-P.: Influence de l'age, du sex et de la castration dans l'infection de brucella abortus. Inaug.-Diss. Zürich 1951.

WAGENER, K.: Ergebnisse und Erfahrungen bei der Tierseuchenbekämpfung. Berl. u. Münch. tierärztl. Wschr. **1952**, 21.

B. Rind.

BANG, O.: Untersuchungen über latente Euterinfektionen beim Rind, hervorgerufen durch Abortusbakterien. Z. Inf.krkh. Haustiere **42**, 81 (1932). — BAUMANN, R., u. A. KUSCHER: Über die beim Meerschweinchen durch Bang-Bacillen hervorgerufenen Veränderungen des Skeletts und der Gelenke. Arch. Tierheilk. **69**, 474 (1935). — BEACH, B. A., M. R. IRWIN and E. T. BERMAN: Response of previously vaccinated animals to exposure in the third gestation period with a virulent strain of brucella abortus. J. Amer. Vet. Med. Assoc. **110**, 355 (1947). — BEGLINGER, F.: Untersuchungen über den Ablauf der Agglutination und den Einfluß agglutinierender Seren auf frisch isolierte Brucellen. Inaug.-Diss. Zürich 1950. — BELLER, K.: BANGsche Krankheit oder Abortusseuche? Berl. tierärztl. Wschr. **1937**, 621. — BENDIXEN, H. C.: A case of infection with brucella abortus in ampulla ductus deferentis in a bull. Maanedsskr. Dyrl. **56**, 1 (1944). — BENDIXEN, H. C., and E. BLOM: Investigation on brucellosis in the bovine male with special regard to spread of the disease by artificial insemination. Vet. J. **103**, 337 (1947). — BENDIXEN, H. C., and J. JÖRGENSEN: Investigations on the virulence and immunizing power of some brucella strains. Roy Vet. Agric. Coll. Yearbook 1940, S. 80. Kopenhagen 1940. — BERGE, R., u. A. EKREM: Frischmilch-Schnellagglutinationsmethode zur Feststellung von Brucella-Agglutininen. Dtsch. tierärztl. Wschr. **1932**, 844. — BERMAN, D. T., and B. A. BEACH: The agglutinin response of animals vaccinated as calves and re-vaccinated as young adults. Amer. J. Vet. Res. **10**, 208 (1949). — BERMAN, D. T., B. A. BEACH and M. R. IRWIN: Studies on repeated vaccination of cattle with brucella abortus strain 19. III. The response of vaccinated and revaccinated cattle to conjunctival exposure with a virulent strain of brucella abortus during the 3. gestation period. Amer. J. Vet. Res. **13**, 351 (1952). — BERMAN, D. T., and M. R. IRWIN: Further studies of the bactericidal action of bovine serum for brucella. Proc. 48. Gen. Meet. Soc. Amer. Bact. 1948, S. 38. — BERMAN, D. T., M. R. IRWIN and B. A. BEACH: The effect of penicillin on cows infected with brucella abortus. Cornell Vet. **36**, 312 (1946). ~ Statistical considerations of controlled experiments in brucellosis. Amer. J. Vet. Res. **10**, 130 (1949). — BERMAN, D. T., P. H. PHILIPPS and C. A. BRANDLY: The failure of a trace mineral-supplemented ration to influence the course of bovine brucellosis. J. Amer. Vet. Med. Assoc. **121**, 46 (1952). — BIRCH, R. R.: Rep. New York State Vet. College, Cornell Univ. 1931/32. ~ The handling of Bang's disease. Rep. New York State Vet. College, Cornell Univ. 1940/41, S. 117. ~ Thoughts on the control of brucellosis in cattle. Proc. 47. Ann. Meet. U.S. Live stock Sanit. Assoc. **1943**, 35. — BIRCH, R. R., H. L. GILMAN and W. S. STONE: Calfhood vaccination against BANG's disease. Cornell Vet. **31**, 170 (1941). ~ The pathogenicity of brucella abortus, strain 19 for sexually mature cows. Cornell Vet. **33**, 198 (1943). ~ The immunity created by vaccination of calves with brucella abortus, strain 19. Cornell Vet. **35**, 110 (1945). — BOYD, DELEZ and FITCH: The association of bacterium abortus BANG with hygroma of the knee of cattle. Cornell Vet. **20**, 263 (1930). — BRUHN, P. A.: The brucella abortus ring test. Amer. J. Vet. Res. **9**, 360 (1948). — BUCK, J. M.: Studies of vaccination during calfhood to prevent bovine infectious abortion. J. Agric. Res. **41**, 667 (1930). — BUCK, J. M., W. E. COTTON and H. E. SMITH: Vaccination of calves and yearlings against Bang's disease. U. S. Dept. Agric. Techn. Bull. **658** (1938). — BUCK, J. M., and G. T. CREECH: Studies relating to the immunology of bovine infectious abortion. J. Agric. Res.

28, 607 (1924). — BUDDLE, M. B.: Vaccination against bovine brucellosis in New Zealand. Rep. 14. Internat. Vet. Congr. London 2, 193 (1949).

CARPENTER, C. M.: Bacterium abortum invasion of the tissues of calves from the ingestion of infected milk. Cornell Vet. 14, 16 (1924). — CARPENTER, C. M., and C. J. PARSHALL: A study of milk from cows showing no agglutinins for brucella abortus in their blood serum. Ann. Rep. New York State Vet. College, Cornell Univ. 1926/27, S. 146.—CHRISTENSEN, N. O.: Agglutinin formation in brucellar infection of the genitals of the bull. Acta path. scand. (København) 24, 202 (1948). — CRAWFORD, A. B.: Experiencies in the control of contagious abortion in the U.S. Vet. J. 100, 200 (1944). — Diskussion zu LAWSON. Vet. Rec. 62, 823 (1950).

DARNELL, P.: The ring test on milk for infectious abortion in cattle, its working-condition and sources of error. Medlemsbl. Danske Dyrl. 28, 1 (1945). — DARNELL, P., u. S. A. WILLADSEN: Contribution to elucidation of the certainty of the laboratory diagnosis of infectious abortion among cattle. Medlemsblad Danske Dyrl. 27, 1 (1944). — DAVID, H.: Zur Diagnose des BANGschen Rinderabortus mittels Schnellagglutinations-Verfahren. Wien. tierärztl. Mschr. 21, 193 (1934). — DIERNHOFER, K.: Das Problem der Immunisierung gegen die Brucellose. 9. Tagg Fachtierärzte für Bekämpfung der Aufzuchtkrankheiten, Salzburg 1938, S. 92 u. 131. — DIERNHOFER, K., u. J. HAIDL: Methodische Untersuchungen über die MEINICKE-Flockungsprobe und ihr Verhältnis zur Agglutination bei der Brucellose des Rindes. Z. Inf.krkh. Haustiere 58, 171 (1942). — DRIVER, F. C., and M. H. ROEPKE: Results of county wide blood tests following 2:4 county-wide ring tests for brucellosis. Proc. Book Amer. Vet. Med. Assoc. 88. Ann. Meet. 1951, S. 148. — DUBOIS, C.: Innocuité chez la brebis, la chèvre et la vache du vaccin préparé avec des germes vivants avirulents de brucella abortus suis. Arch. internat. Brucelloses 1, 90 (1938).

Editorial: Brucellosis eradication and the practitioner. J. Amer. Vet. Med. Assoc. 113, 362 (1948). — EHRLICH: Die Frischmilch-Schnellagglutination zum Nachweis der Abortus Bang-Infektion. Z. Inf.krkh. Haustiere 52, 163 (1937). — EMMEL, M. W., and I. F. HUDDLESON: Abortion disease in the cow. J. Amer. Vet. Med. Assoc. 75, 578 (1929). — ENDRESS, R.: Die Agglutinationsprobe nach STABLEFORTH und WILLEMS zur Feststellung der Rinderbrucellose. Z. Inf.krkh. Haustiere 56, 297 (1940).

FELDMANN, W.: Untersuchungen über die Beeinflussung der Bang-Titerbildung bei Evion-Injektionen. Inaug.-Diss. Hannover 1939. — FITCH, C. P., and R. E. LUBBEHUSEN: A study of the presence of bacterium abortum in the milk of cows. Cornell Vet. 15, 299 (1926). — FLEISCHHAUER, G.: Zur Verwendungsmöglichkeit der Abortus-Bang-Ringprobe (ABR) bei der Untersuchung von Blutseren auf Abortus Bang. Berl. u. Münch. tierärztl. Wschr. 1953, 373. — FLÜCKIGER, G.: Kurzbericht über die 10. Sitzung des Internat. Tierseuchenamtes, Paris, 12.—17. Mai 1952. Mh. Vet.-Med. 7, 408 (1952). — FLÜCKIGER, U.: Vergleichende Untersuchungen mit der Abortus-Bang-Ringprobe und der Frischmilchschnellagglutination unter Berücksichtigung der Bakterienausscheidung. Inaug.-Diss. Bern 1952.

GILMAN, H. L.: Further studies on the relation of the milk agglutination titre to the elimination of B. abortus from the udder. Cornell Vet. 20, 106 (1930); 21, 243 (1931). ∼ Undulant fever caused by Br. abortus strain 19. Cornell Vet. 34, 193 (1944). ∼ Use of the ring test in the diagnosis of bovine brucellosis. 24. Ann. Rep. New York State Assoc. of Milk Sanitarians, 1950/51. — GLEESON, L. N.: Brucellosis. Inaug.-Diss. Zürich 1952. — GÖTZE, R.: Diskussion 8. Tagg Fachtierärzte für Bekämpfung der Aufzuchtkrankheiten, Berlin 1936, S. 163. — GOLDGLÜCK, G., u. O. HOFFERBER: Eine Abortus suis-Infektion bei einem Bullen. Mh. Vet.-Med. 7, 443 (1952). — GORDON, W. S.: The assessment of Brucellosis immunity in cattle. 15. Internat. Tierärztekongr., Stockholm 1953. Proceedings I, 87.—GRÄUB, E., E. SAXER u. H. VONARBURG: Beobachtungen über den Einfluß der Brucella-Infektion auf die Tuberkulose beim Rind. Schweiz. Z. Path. u. Bakter. 9, 186 (1946). — GREGORY, T. S.: Problems of infection and immunity in bovine Brucellosis. 15. Internat. Tierärztekongr., Stockholm 1953. Proceedings I, 100.

HARDEMAN, P.: The 2 tests for brucellosis. Vlaams Diergeneesk. Tijdschr. 1951, 1. — HARDENBERGH, J. G.: Calfhood vaccination against Bang's disease. J. Amer. Vet. Med. Assoc. 94, 479 (1939). — HARING, C. M.: Results of vaccination with brucella abortus, strain 19 in an infected herd. J. Amer. Vet. Med. Assoc. 94, 578 (1939). — HARING, C. M., and J. TRAUM: Observations of pathogenic and antigenic effects of brucella abortus U.S. BAI strain 19. J. Agric. Res. 55, 117 (1937). — HARMS, FR., u. K. H. WEGENER: Übertragung der Rinderbrucellose durch Ratten. Berl. u. Münch. tierärztl. Wschr. 1953, 242. — HART, G. H., and J. TRAUM: The relation of the subcutaneous administration of living bacterium abortum to the immunity and carrier problem of bovine infectious abortion. Univ. Calif. Coll. Agric. Exper. Stat. Technical Paper 19 (1925). — HART, G. H., and GLADYS M. WOODS: The location and longevity in calves of bact. abort. ingested with milk and its effect on the agglutination-titre of their blood. Hilgardia 1, 203 (1925). — HAUDUROY, P., u. F. TANNER: The lyophilisation of bacterian antigens for the sero-diagnosis of brucellosis. Experientia 8, 464 (1952). — HAUPT, H.: Beiträge zur Pathologie des Foetus bei Infektion des Muttertieres mit BANGschen Abortus- bacillen. Tierärztl. Rdsch. 27, 523 (1921). ~ Unsere derzeitigen Kenntnisse über die Epi- zootologie der Abortusbrucellose des Rindes. Berl. tierärztl. Wschr. 1932, 833. ~ Zur Be- kämpfung des seuchenhaften Verkalbens auf Grund der Epizootologie der Abortus-Brucellose des Rindes. Tierärztl. Rdsch. 39, 1 (1933). — HAYES, F. M., and E. H. BARGER: Bang's disease in a naturally infected herd. Hilgardia 9, 527 (1935). — HENRY, B. S., C. M. HARING and J. TRAUM: Brucella abortus shedder conditions in 20 cows. Hilgardia 9, 545 (1935). — HENRY, B. S., and J. TRAUM: A comparison of factors influencing the agglutination-test for brucella abortus. J. Inf. Dis. 47, 367 (1930). — HESS, E., u. W. RUOSCH: Zur Diagnostik der Mastitisbrucellose. Festschrift W. FREI, 1952, S. 290. — HESS, W. R., and M. H. ROEPKE: A non-specific brucella agglutinating substance in bovine serum. Proc. Soc. Exper. Biol. a. Med. 77, 469 (1951). — HILLAERT, E. L., L. M. HUTCHINGS and F. N. ANDREWS: Brucel- losis in male Guinea pigs. Amer. J. Vet. Res. 11, 48 (1950). — HOEDEN, I. v. D.: Over het verband tusschen brucella BANG en de zoog. kniebuilen bij koeien. Tijdschr. Diergeneeskunde 59, 385 (1932). — HOFMANN, W.: Über Brucellosen bei Tieren und Menschen. Dtsch. tierärztl. Wschr. 1952, 211. ~ Über Brucellosen bei Tieren und beim Menschen. Vortr. Fortbildgs- kurse amtl. Tierärzte 4, 58 (1950). — HOFSTAD, M. S.: The changes produced by brucella abortus in the milk and udder of cows infected with Bang's disease. Cornell Vet. 32, 289 (1942). — HOLM, L. W., and S. H. McNUTT: Brucellosis therapy: Studies on the effect of streptomycin and sulfadiazine in experimental brucellosis in Guinea pigs. Amer. J. Vet. Res. 10, 336 (1949). — HOLMBERG, J.: Experiences in the control of contagious abortion in Finland. Rep. 14. Internat. Med. Congr. London 2, 179 (1949). — HOLTH, H.: Unter- suchungen über die Biologie des Abortusbazillus und die Immunitätsverhältnisse des infek- tiösen Abortus der Rinder. Z. Inf.krkh. Haustiere 10, 207, 342 (1911). ~ Infectious abortion in cattle, sheep and swine. Rep. 11. Internat. Vet. Congr. London 1930, S. 1. — HRABIK, E.: Zur Frage der Standardisierung der Agglutination bei der Bang-Diagnose. Z. Inf.krkh. Haustiere 57, 311 (1941). — HUBRIG, TH.: Fehlerquellen bei der Serumlangsamagglutinations- probe zur Untersuchung auf Abortus Bang. Mh. Vet.med. 8, 481 (1953).

JENSEN, C. O.: Aus dem Gebiete der Bekämpfung und der Diagnostizierung des seuchen- haften Rinderabortus in Dänemark. Festschrift E. FRÖHNER 1928, S. 136. — JEPSEN, A., and T. VINDEKILDE: The occurrence and significance of agglutinins in the genital organs of brucella-infected cows. Amer. J. Vet. Res. 12, 97 (1951). — JONES, L. M., and D. T. BERMAN: Effect of streptomycin on colonial morphology of streptomycin-resistant variants of brucella abortus. 49. Gen. Meet. Soc. Amer. Bacteriol. Cincinnati 1949, S. 29. ~ The pathogenicity of mucoid variants of brucellae for Guinea pigs. Bacter. Proc. 1950, 49. ~ J. Inf. Dis. 89, 214 (1951). — JORDAN, C. F.: Epidemiology of brucellosis, proc. reg. conf. on brucellosis, Dept. Publ. Health, Indiana 1946.

KÄSTLI, P.: Untersuchungen über den Rinderabortus Bang in den bernischen Milch- viehbeständen. Landwirtsch. Jb. Schweiz 1937, 186. ~ Wo stehen wir in der Bekämpfung der Tierseuchen Tuberkulose, Abortus Bang und gelber Galt? Schweiz. Milchzeitg 1952, Nr 48. — KÄSTLI, P., u. E. SAXER: Über den Einfluß der Banginfektion auf die Entstehung von Euter- krankheiten, besonders des gelben Galtes. Schweiz. Arch. Tierheilk. 76, 629 (1934). — KARLSON, A. G.: Brucellosis control in Sweden. J. Amer. Vet. Med. Assoc. 114, 119 (1949). — KARSTEN, M.: Die Brucellose der Haustiere in Südwest-Afrika. Z. Inf.krkh. Haustiere 55, 1 (1939). ~ Wie steht es zur Zeit mit der Bekämpfung des Abortus Bang im Bereiche der Landwirtschaftskammer Hannover? Dtsch. tierärztl. Wschr. 1952, 215. — KILCHSPERGER, G.: Beitrag zur mikroskopischen und serologischen Diagnostik des seuchenhaften Verwerfens beim Rind. Inaug.-Diss. Zürich 1943. ~ Zur Differenzierung der Brucellen. Schweiz. Arch. Tierheilk. 88, 556 (1946). — KILLHAM, B. J., G. W. REED and C. F. CLARK: Field experiences with Brucella M-vaccine. Michigan Agric. Exper. State Quart. Bull. 32, 240 (1949). — KRANE- VELD, F. C.: Over een gewrichtslijden bij runderen ter Sumatra's O. K. Ned.-Ind. Bl. Dier- geneeskunde 39, 105 (1927). — KRESS, F.: Ergebnisse der Untersuchungen über die prak- tische Verwendbarkeit einer Formolvaccine gegen das seuchenartige Verwerfen der Rinder. Z. Inf.krkh. Haustiere 52, 316 (1937). ~ Weitere Ergebnisse von Versuchen zur Bekämpfung des seuchenhaften Verwerfens der Rinder mit einer Formolvaccine. 9. Tagg Fachtierärzte für Bekämpfung der Aufzuchtkrankheiten, Salzburg 1938, S. 98. — KRITSCHEWSKI, I. L., u. N. W. GALANOWA: Untersuchungen über das Wesen der erworbenen Immunität. Die erhöhte Empfindlichkeit (Allergie) der Uterusmuskulatur bei Infektion mit B. abortus. Arch. Tierheilk. 69, 299 (1935). — KRÜGER, H.: Die Gegenwart von Bangbakterien im Fleisch des geschlachteten Rindes. Dtsch. tierärztl. Wschr. 1932, 481.

LACHNER, H.: Vergleichende Untersuchungen bei Rinderföten und Meerschweinchen über einige durch Bangbazillen hervorgerufene Veränderungen. Tierärztl. Rdsch. 40, Nr 14 u. 15 (1934). — LARSEN, PHYLLIS, H., and H. L. GILMAN: Aureomycin as a treatment of acute brucellosis of cattle. Cornell Vet. 40, 249 (1950). — LAWSON, J. R.: Strain 19 and the control of brucellosis. Vet. Rec. 62, 823 (1950). — LAWSON, J. R., and T. DALLING: Recent experiences in brucellosis in Great Britain. Rep. 14. Internat. Vet. Congr. London 2, 199 (1949). — LE GROW, W. R.: The opsonic index as apply to tolerance and immunity to brucella abortus in cattle. Ann. Rep. New York State Vet. College, Cornell Univ. 1946/47, 27 A, S. 190. — LEMBKE, A., u. M. KÖRNLEIN: Das Brucelloseproblem in der Literatur der letzten 20 Jahre. Zbl. Bakter. Ref. 147, 460 (1950). — LERCHE, M.: Versuche zur Abortus Bang-Infektion des Rindes. Dtsch. tierärztl. Wschr. 1929, 680. — LEUTHOLD, A.: Syrgotral zur Bekämpfung des seuchenhaften BANGschen Verwerfens beim Rinde. Schweiz. Arch. Tier-heilk. 71, 131 (1929). ∼ Beitrag zur Epidemiologie und Diagnostik des seuchenhaften Ver-werfens beim Rind. Schweiz. Arch. Tierheilk. 72, 145 (1930). — LIVE, J., and E. L. STUBBS: Intracutaneous brucellosis tests in cattle. Amer. J. Vet. Res. 8, 380 (1947). — LOBEL, L. W. M., A. V. D. SCHAAF u. M. ROZA: Smetstofdragers van brucella abortus bij runderen in het district grati van het regentschap Pasoeroean. Ned.-Ind. Bl. Diergeneeskunde 50, 188 (1938). — LUDWIG, H.: Beitrag zur Kenntnis des infektiösen Abortus beim Rind. Inaug.-Diss. Bern 1924.

MAGNUSSON, M. H.: Le bacille de l'avortement de Bang et les hygromas des bovidés. Rev. gén. Méd. vét. 1933. — MANLEY, F. H.: Observations on the genus proteus with par-ticular reference to incidence, pathogenicity, treatment and agglutination reactions. Thesis Zurich 1952. — MANTHEI, C. A.: Notes from bovine brucellosis. J. Amer. Vet. Med. Assoc. 114, 89 (1949). — McCULLOUGH, N. B., C. W. EISELE and ANN F. BYRNE: Incidence and distribution of Br. abortus in slaughtered Bang reactor cattle. Publ. Health Rec. 66, 341 (1951). — McDIARMID: A comparison of the immunity produced in cattle by the inoculation of Br. abortus Strain 19 intradermally, intracaudally and subcutaneously. Vet. Rec. 62, 361 (1950). — McFADYEAN, J., and S. STOCKMAN: Rep. Dep. Committee to inquire into epicoot. abort. I, 21, 1909. — MILKS, C. H.: A study of some factors that influence the agglutination test for Bang abortion disease in cattle. Rep. New York State Vet. Coll. 1930/31, 85. — MILLS, A. M.: Report on Bang's disease vaccinated heifers in an infected herd. Cornell Vet. 30, 195 (1940). — MITCHELL, C. A., and R. C. DUTHIE: The udder as a reservoir of Br. Melitensis (abortus) infection of cattle. Canad. J. Res. 2, 403 (1930). — MITCHELL, C. A., and F. A. HUMPHREYS: Studies in brucella Melitensis (abortus) infection of cattle. Cornell Vet. 21, 57 (1931). — MOHLER, J. R., A. E. WIGHT and H. M. O'REAR: Calfhood vaccination as an aid in co-operative Bang's disease control. J. Amer. Vet. Med. Assoc. 98, 1 (1941). — MORSE, E. V., EDITH SMITH and ELEANOR SCHMIDT: A comparison of the ABR, capillary tube, milk whey and blood serum agglutination tests. Vet. Med. 47, No 2 (1952). — MOUSSU, R. Sur l'avortement epizootique des bovidés. Un traitement nouveau. Rec. Méd. Vet. 111, 1 (1935). — MUNGER, M., and I. F. HUDDLESON: The detection of antigenic variance of bru-cella by means of an opsonocytophagic test. J. Bacter. 35, 255 (1938).

NORELL, N. O., u. A. OLSON: On the value of serological investigation of milk according to ABR (Abortus Bang Ringprobe). Skand. Vet.-Tidskr. 1943, 321.

ORCUTT, MARION L.: Agglutination affinities of the abortus melitensis group of bacteria with special reference to two human strains. J. of Exper. Med. 44, 225 (1926). — ORPEN, L. J.: The connection between undulant fever and contagious abortion. Trans. Roy. Soc. Trop. Med., Lond. 17, 521 (1924). — OTTOSEN, H. E., and N. PLUM: Intradermal brucellosis tests in cattle with a non-antigenic agent. Rep. 14. Internat. Vet. Congr. London 2, 173 (1949).

PLUM, N.: Über die Diagnostik des Rinderabortus. Maanedsskr. Dyrl. 45, 309 (1933). — PLUM, N., u. CHR. RUSSEFF: Immunobiological studies on brucella abortus Bang for establishment of a serviceable allergic diagnostic means. Skand. Vet.-Tidskr. 29, 31 (1939). — POHL, G.: Wird das Corynebacterium abortus Bang mit dem Harn infizierter Kühe aus-geschieden? Inaug.-Diss. Leipzig 1924. — PRÖSCHOLDT, O.: Die Feststellung der Aus-scheidung von Abortus Bang-Bakterien mit der Milch. Dtsch. tierärztl. Wschr. 1932, 673. — PULLINGER, E. J.: Induced tissue resistence to brucella abortus infection. J. of Path. 47, 413 (1938).

QUINLAN, J.: Die Übertragungsmöglichkeit von Abortusbazillen auf Kälber, die mit Milch von infizierten Kühen gefüttert werden. Inaug.-Diss. Hannover 1923.

RABSTEIN, M., and M. WELSH: Field experiments in Bang's vaccination. J. Amer. Vet. Assoc. 98, 268 (1941). — RICH, L. H.: Economic factors of abortion in cattle. Cornell Vet. 21, 15 (1931). — RICHARDSON, M. A., and I. F. HUDDLESON: Studies in brucellosis. III. Michi-gan State Coll. Agric. Exper., Stat. Dept. Bact. Publ. Health. Memoir 6, 1951. — ROBINSON, E. M.: Die Virusträger beim seuchenhaften Verwerfen des Rindviehs. Inaug.-Diss. Bern 1921. — ROSSI, P.: Der Ringtest oder die Abortus Bang-Ringprobe in der Rinderbrucellose. Rec. Méd. vét. 1952, 285. — ROSSI, P., et Y. DUTILLOY: L'épreuve de l'anneau, Abortus Bang-Ringprobe (ABR) ou ring-test dans la brucellose bovine. Bull. Acad. vét. France 24, 485

(1951). — Ruosch, W.: Beitrag zur Züchtung von Brucella abortus aus der Milch. Inaug.-Diss. Zürich 1949.

Sackmann, W.: Die Bedeutung der chronischen Tierseuchen für die Milchwirtschaft. Inaug.-Diss. und Preisschrift, Zürich 1953. — Schaaf, A. van der: De waarde van het serologisch onderzoek voor de diagnostiek der brucellosis bij het rundvee. Ned.-Ind. Bl. Diergeneeskunde 50, 4, 283 (1938). — Schaaf, A. van der, u. M. Roza: Brucellosis en onchocerciasis in verband met een chronisch gewrichtslijden bij runderen. Ned.-Ind. Bl. Diergeneeskunde 52, 1 (1940). — Schaaf, J.: Die Bekämpfung der Brucellose der Rinder (Bangsche Krankheit, Brucella abortus Bang-Infektion). Berl. u. Münch. tierärztl. Wschr. 1953, 349. — Schaetz, Fr., u. W. Buss: Ist eine Übertragung der Brucellose (Abortus Bang) auf Rinder durch Ratten möglich? Mh. prakt. Tierheilk. 3, 136 (1951). — Schalk, A. F.: Bang's disease and abortion in other farm lifestock. Agric. Exper. Stat. North Dacota Agric. Coll. Circular 40, 1930. — Scheibe, F.: Antikörperbildung durch percutane Einverleibung lebender Abortusbazillen bei Kaninchen, Meerschweinchen und Rindern. Inaug.-Diss. Leipzig 1925. — Scheidegger, S.: Entzündungen beim Embryo und Fetus bei experimenteller Virusinfektion des Muttertieres. Bull. schweiz. Akad. Med. Wiss. 8, 346 (1952). — Schmid, G.: Untersuchungen über eine Schnellagglutinationsmethode zur Diagnose des Abortus Bang. Tierärztl. Rdsch. 39, Nr 20 (1933). ~ Ergebnisse der diagnostischen Untersuchungen über Rinderabortus Bang 1935—1939. Festschrift H. Baer, 1939, S. 105. ~ Die Impfung von Kühen mit Abortus Bang-Vaccine Buck 19. Schweiz. Arch. Tierheilk. 87, 189 (1944). ~ Beobachtungen über die Buck-Impfung in einem Bestand des schweizerischen Mittellandes während den Jahren 1943—1947. Schweiz. Arch. Tierheilk. 39, 468 (1947). ~ Untersuchungen über die Ausscheidung von Bangkeimen mit der Milch. Schweiz. Arch. Tierheilk. 91, 491 (1949). ~ Erfahrungen über die Bekämpfung des Rinderabortus Bang mit Vaccine Buck 19. Dtsch. tierärztl. Wschr. 1949, 310. — Schoenaers, F.: Vaccination antibrucellique chez la vache au moyen du vaccin M (Huddleson). 15. Internat. Tierärztekongr., Stockholm 1953. Proceedings I, 96. — Schroeder, E. C.: Bureau of animal industry investigations on bovine infectious abortion. J. Amer. Vet. Med. Assoc. 60, 542 (1922). — Schroeder, E. C., and W. E. Cotton: The bacillus of infectious abortion found in milk. 28. Ann. Rep. Bur. Animal Ind. for 1911, 1913, S. 139. — Seddon, H. R., and W. L. Hindmarsh: B. abortus in hygroma of dairy cow. Austral. Vet. J. 8, 100 (1932). — Seelemann, M.: 12 Jahre Abortus-Bang-Bekämpfung. Mh. Vet.med. 8, 133 (1953). — Seelemann, M., u. A. Pfeffer: Die Feststellung der Abortus Bang-Infektion (Brucellose) des Rindes mit Hilfe serologischer Verfahren. I. Die Flockungsreaktionen mit Blut und Milch. Z. Inf.krkh. Haustiere 53, 211 (1938). ~ Über den Einfluß der Maul- und Klauenseuche auf den Verlauf der Abortus Bang-Infektion. Z. Inf.-krkh. Haustiere 57, 139 (1941). — Seelemann, M., u. C. H. Wolf: Die Feststellung der Abortus Bang-Infektion (Brucellose) des Rindes mit Hilfe serologischer Verfahren. II. Die Schnell- und Langsamagglutination mit Blut und Milch. Z. Inf.krkh. Haustiere 54, 23 (1939). — Simms, B. T.: The problem of controlling and eradicating brucellosis in the U.S. J. Amer. Vet. Med. Assoc. 119, 68 (1951). — Smith, T., and R. B. Little: Studies in vaccinal immunity towards disease of the bovine placenta due to bacillus abortus (infectious abortion). Monogr. Rockefeller Inst. Med. Res. 1923, No 19. — Smith, T.: Pneumonia associated with B. abortus Bang in fetuses and new born calves. J. of Exper. Med. 41, 639 (1925). — The relation of bacillus abortus from bovine sources to Malta fever. J. of Exper. Med. 43, 207 (1926). — Smith, T., M. L. Orcutt and R. B. Little: The source of agglutinins in the milk of cows. J. of Exper. Med. 37, 153 (1923). — Special Committee of the U.S. Lifestock Sanitary Assoc. (R. W. Smith, R. R. Birch, C. P. Bishop, C. R. Donham, R. L. West): What is known about brucellosis? 1949. — Stableforth, A. W.: A Br. abortus suspension of uniform agglutinability standardized by means of a dry stable standard anti-abortus serum. J. Comp. Path. a. Ther. 49, 251 (1936). — Steele, J. H.: Epidemiology of brucellosis in the United States of North America. Bol. oficina sanit. panamericana 28, 1028 (1949). — Stockmayer, W.: Über die Serodiagnose der Brucellose. 8. Tagg Fachtierärzte für Bekämpfung der Aufzuchtkrankheiten, Berlin 1936, S. 152. ~ Untersuchungen über die Bangbakterieninfektion des Euters, über den Verlauf der Ausscheidung der Bangbakterien und ihre Feststellung. Z. Inf.krkh. Haustiere 49, 46 (1936). — Stoenner, H. G., A. A. Jenkins and E. H. Bramhall: Studies of brucellosis in Utah. J. Inf. Dis. 85, 213 (1949). — Strodthoff, H.: Beiträge zur Sterilitätsbehandlung in Abortusbeständen. Inaug.-Diss. Berlin 1922.

Thomsen, A.: On the fight against infectious abortion by means of systematic blood examination combined with isolation and desinfection. Beretningen 3. Nordiske Dyrlaegemende, Oslo 1928, S. 1. ~ On the significance of infection through copulation to the spreading of infectious abortion in cattle. Veterinaer- og Landbohojskoles Aarsskr. 1928, 77. ~ Contribution to elucidation of the question about the occurrence of copulation infection among cattle with infectious abortion. Maanedsskr. Dyrl. 48, 225 (1936). ~ Contribution to elucidation of the question about the frequency of infectious abortion in cattle and its combating in Denmark. Acta path. scand. (Københ.) Suppl. 37, 532 (1938). ∼ Vaccination des veaux contre l'avortement epizootique à brucella. 5. Nordiske Veterinärmoede, Kopenhagen 1939, S. 1. ∼ Contribution to elucidation of the question about the Distribution and combating of infectious abortion among cattle in Denmark. Maanedssk. Dyrl. 54, 1 (1942). ∼ Does the bull spread infectious abortion in cattle. Exper. Studies from 1936—1942. J. Comp. Path. a. Ther. 53, 199 (1943). ∼ Contribution to elucidation of the question about the distribution and combating of infectious abortion among cattle in Denmark. Maanedssk. Dyrl. 56, 579 (1944). ∼ Occurrence of brucella agglutinins in the serum of normal cattle. Material from Greenland. Maanedssk. Dyrl. 59, 233 (1948). ∼ Experimental studies on the incubation period of infectious abortion in cattle. Rep. 14. Internat. Vet. Congr. London 2, 167 (1949). ∼ Experimental studies on the incubation period of infectious abortion in cattle. Brit. Vet. J. 106, 1 (1950). — Thomsen, A., und V. Rislakki: Frequency of reaction for abortus infection in slaughter cattle in Denmark and Finland. Skand. Vet.-Tidskr. 1936, 321. — Tompkins, L. J.: The experience of nearly 6 years of calfhood vaccination. Cornell Vet. 30, 178 (1940). — Tweed, R. L.: The relation of high cellular counts to bacterium abortus infection of the udder. Agric. Exper. Stat. Michigan Agric. Coll. Techn. Bull. 1923, No 61.

Ulbrich, F.: Bewährung des Bang-Trockenimpfstoffes durch Immunitätsprüfung an tragenden Färsen. Mh. Vet.med. 7, 467 (1952).

Vellisto, E.: Einiges über den Milchagglutinationstiter bei der Banginfektion der Kühe. Estnische tierärztl. Rdsch. 11, 81 (1935). ∼ Grenztiter der Normalagglutinine gegenüber Bang-Antigen. Estnische tierärztl. Rdsch. 15, 10 (1939). — Verwey, W. F., N. H. Harrington and Clara Matt: Factors influencing the properties of desiccated brucella abortus vaccine. Proc. U. S. Livestock Sanit. Assoc. 54. Ann. Meet. 1950, 65. — Verwey, W. F., and Clara Matt: Viability of restaured desiccated brucella abortus vaccine. J. Amer. Vet. Med. Assoc. 116, 296 (1950). — Verwey, W. F., and S. F. Scheidy: Brucella abortus vaccine (strain 19) desiccated by lyophilization. J. Amer. Vet. Med. Assoc. 109, 362 (1946). — Viridén, P.: Kalvympning vid bekämpandet av den smittsamma kastningen. Skand. Vet. Tidskr. 1943, 737.

Wagener, K.: Der Einfluß der Fütterung auf Entstehung und Verbreitung der Zuchtkrankheiten. Berl. tierärztl. Wschr. 1933, 709. ∼ Erfahrungen bei der Abortus Bang-Bekämpfung der Rinder. 8. Tagg Fachtierärzte für Bekämpfung der Aufzuchtkrankheiten, Berlin 1936, S. 133. — Wall, S.: On the percentage of B. abortus in the milk of cows that have aborted in consequence of infection with B. abortus Bang. Rep. 11. Internat. Vet. Congr. London 1930, General Meet. 5, 1. — Washko, F. V.: Notes on bovine brucellosis. J. Amer. Vet. Med. Assoc. 114, 89 (1949). — Washko, F. V, L. M. Hutchings and C. R. Donham: Studies of the pathogenicity of brucella suis for cattle. I. Amer. J. Vet. Res. 9, 342 (1948). — Weis, J. Zur biologischen Diagnose des Abortus Bang. Inaug.-Diss. Bern 1940. — Wellman, G.: Insekten als Brucelloseüberträger. Neue experimentelle Ergebnisse. 15. Internat. Tierärztekongr., Stockholm 1953. Proceedings I, 79. — White, G. C., R. E. Johnson, L. F. Rettger and J. G. McAlpine: Some economic phases of B. abortus infection. Storrs Agric. Exper. Stat. Conn. Bull. 1925, 135. — White, G. C., L. F. Rettger and L. M. Chapman: Infectious abortion in cattle. Storrs Agric. Exper. Stat. Conn. Bull. 1923, 112. — White, G. C., L. F. Rettger and J. G. McAlpine: Infectious abortion. Storrs Agric. Exper. Stat. Conn. Bull. 1924, 123. — Witte, J.: Über die Verwertbarkeit der neuen Meinicke-Klärungsreaktion für die Diagnose des infektiösen Abortus. Berl. tierärztl. Wschr. 1931, 841. ∼ Weiterer Beitrag zur serologischen Feststellung des ansteckenden Verwerfens des Rindes. Z. Inf.krkh. Haustiere 59, 311 (1943). — Wright, A. J.: Diskussion zu Lawson. Vet. Rec. 62, 823 (1950).

Zeller, H.: Das Ergebnis der staatlichen Untersuchung über die Ausbreitung der Brucellose des Rindes. Dtsch. tierärztl. Wschr. 1936, 751. — Zeller, H., u. W. Stockmayer: Prüfung einiger Abortusvaccinen auf ihre Schutzwirkung gegen das seuchenhafte Verwerfen der Rinder. Z. Inf.krkh. Haustiere 48, 77 (1935). — Zürcher, W.: Behandlungsversuche mit Ephynal in Abortus Bang-verseuchten Rinderbeständen. Inaug.-Diss. Bern 1946. — Zwick, W., u. H. Zeller: Über den infektiösen Abortus des Rindes. Arb. ksl. Gesdh.amt 43, 1 (1912).

C. Ziege und Schaf.

Dubois, Ch.: La fièvre do Malte chez les animaux domestiques. Rev. vét. 36, 129 (1911).

Lafenetre, H.: La lutte contre la brucellose bovine et caprine en France. Rep. 14. Internat. Vet. Congr. London 2, 187 (1949).

Mirri, A.: Diskussion über Brucellosis. Rep. 14. Internat. Vet. Congr. London 2, 206 (1949).

POULDING, J. B.: Second Progress Rep., Br. Melitensis Res. Station. Malta Monograph **62** (1939).

Special Committee of the United States Livestock Sanitary Assoc. (R. W. SMITH, R. R. BIRCH, C. P. BISHOP, C. R. DONHAM and R. L. WEST): What is known about brucellosis ? 1949.

D. Schwein.

ANDREWS, F. N., and L. M. HUTCHINGS: Studies on brucellosis in swine. IV. Semen quality in brucella infected boars. Amer. J. Vet. Res. 7, 385 (1946).

BAY, F. W., F. V. WASHKO, D. E. BUNNELL and L. M. HUTCHINGS: Proc. Book, Amer. Vet. Med. Assoc. 88. Ann. Meet. **1952**, 142. — BECKER, LORE: Auftreten der Schweinebrucellose in Meklenburg. Mh. Vet.med. 7, 296 (1952). — BUNNELL, D. E., L. M. HUTCHINGS and C. R. DONHAM: Effects of penicillin on brucella suis in vitro and in vivo. Amer. J. Vet. Res. 8, 367 (1947).

CAMERON, H. S.: The bactericidal action in vivo of aureomycin in an aureomycin fermentation residue against Br. suis. Cornell Vet. 41, 110 (1951). — CAMERON, H. S., P. W. GREGORY and P. H. HUGHES: Studies on genetic resistence in swine to brucella infection. II. A bacteriolocical examination of resistant stock. Cornell Vet. 31, 21 (1941). — CAMERON, H. S., E. H. HUGHES and P. W. GREGORY: Studies on genetic resistance in swine to brucella infection. Cornell Vet. 30, 218 (1940). — CAMERON, H. S., and MARGARET E. MEYER: An attempt to alter the characteristics of brucella abortus by serial passage through swine. Cornell Vet. 42, 42 (1952). — COTTON, W. E., and J. M. BUCK: Researches on infectious abortion. J. Amer. Vet. Med. Assoc. 31, 306 (1931). — Br. abortus in the blood stream of swine. North. Amer. Vet. 13, 35 (1932).

DICKEY, J. W., and W. D. FORBUS: Chemotactic properties of Br. suis. Amer. J. Path. 21, 195 (1945).

FREI, W.: Über eine Abortusenzootie bei Mutterschweinen mit Übergang von Bangbazillen auf den Menschen. Schweiz. Arch. Tierheilk. 74, 120 (1932).

GRAHAM, R., I. B. BOUGHTON and E. A. TUNNICLIFF: Studies on porcine infectious abortion. Univ. Illinois Agric. Exper. Stat. Bull. 343, 208 (1930).

HUTCHINGS, L. M.: Brucellosis in swine. Proc. U.S. Livestock Sanit. Assoc., 47. Ann. Meet. **1943**, 52. — Field control experiments with brucellosis in swine. Proc. U.S. Livestock Sanit. Assoc. 51. Ann. Meet. **1947**, 124. — Sterility in swine. J. Amer. Vet. Med. Assoc. 112, 114 (1948). — Brucellosis in swine. J. Amer. Vet. Med. Assoc. 116, 200 (1950). — HUTCHINGS, L. M., and F. N. ANDREWS: Studies on brucellosis in swine. III. Brucella infection in the boar. Amer. J. Vet. Res. 7, 379 (1946). — HUTCHINGS, L. M., D. E. BUNNELL and W. W. BAY: Experimental therapy of brucellosis in swine with streptomycin and sulfadiazine. Amer. J. Vet. Res. 11, 388 (1950). — HUTCHINGS, L. M., D. E. BUNNELL, C. H. DUNHAM and W. W. BAY: The viability of brucella suis in swine carcasses. Proc. Book Amer. Vet. Med. Assoc., 87. Meet. Ann. **1950**, 184. — HUTCHINGS, L. M., A. L. DELEZ and C. R. DONHAM: Studies on brucellosis of Swine. I. Infection experiments with weanling pigs. Amer. J. Vet. Res. 5, 195 (1944). — Brucellosis in swine. V. Reproduction studies with naturally infected sows an boars. Amer. J. Vet. Res. 7, 388 (1946). — HUTCHINGS, L. M., N. B. McCULLOUGH, C. R. DONHAM, C. W. EISELE and DORIS E. BUNNELL: The viability of Br. melitensis in naturally infected cured hams. Publ. Health Rep. 66, 1402 (1951). — HUTCHINGS, L. M., and F. V. WASHKO: Brucellosis in swine. VII. Field control experiments. J. Amer. Vet. Med. Assoc. 110, 171 (1947).

JOHNSON, H. W., I. F. HUDDLESON and E. E. HAMANN: Further studies on natural brucella infection in swine. J. Amer. Vet. Med. Assoc. 36, 727 (1933).

KARSTEN, M.: Über das Auftreten der Brucellosis suis in deutschen Schweinezuchtbeständen. Dtsch. tierärztl. Wschr. **1950**, Nr 11—16. — KERNKAMP, H. C. H., and M. H. ROEPKE: Interpretation of law agglutination titres in the control of swine brucellosis. Amer. J. Vet. Res. 9, 46 (1948). — Vaccination of pigs with brucella abortus vaccine strain 19. J. Amer. Vet. Med. Assoc. 113, 564 (1948).

MANTHEI, C. A.: Research on swine brucellosis by the Bureau of Animal Industry. Amer. J. Vet. Res. 9, 40 (1948). — McCULLOUGH, N. B., C. W. EISELE and EMMA PARELCHECK: The incidence of brucella in packing house swine, USA. Publ. Health Rep. 64, 539 (1949). — McKENZIE, F. F., J. C. MILLER and L. C. BAUGESS: The reproductive organs and semen of the boar. Res. Bull. Univ. Mont. Agric. Exper. Stat. 1, 122 (1938). — McNUTT, S. H.: Incidence and importance for brucella infection in of swine in packing houses. J. Amer. Vet. Med. Assoc. 39, 183 (1935). — MIESSNER, H., u. A. KÖSER: Die Brucellose des Schweines und die Biologie der Brucella abortus. Dtsch. tierärztl. Wschr. **1933**, 308.

Saxer, E.: Über Banginfektion als Ursache von Wirbelnekrose beim Schwein. Münch. tierärztl. Wschr. **1936**, 289. — Schröter, A.: Untersuchungen auf Schweinebrucellose. Mh. Vet.med. 8, 203 (1953). — Steffens, M.: Über die Brucellose des Schweines. Dtsch. tierärztl. Wschr. **1937**, 355. — Stone, W. S.: Brucellosis in swine. Cornell Vet. **33**, 115 (1943).

Thomsen, A.: Die Übertragung der Brucellosen zwischen den Haustieren und den Menschen. Z. Inf.krkh. Haustiere **52**, 282 (1937).

Uranov, A., and B. Bohl: Abortus infectiosus nach Bang bei Schweinen. 11. Internat. Vet. Congr. London **1930** (Gen. Meet. 3).

Wegener, K. H.: Untersuchungen bei Schweinebrucellose. Dtsch. tierärztl. Wschr. **1951**, 301. ~ Serologische Untersuchungen bei Schweinebrucellose. Berl. u. Münch. tierärztl. Wschr. **1953**, 23.

E. Pferd.

Ammann, K.: Onchocercen als Ursache von Lahmheiten, Widerrist- und Genickfisteln beim Pferd. Schweiz. Arch. Tierheilk. **89**, 325 (1947). — Ammann, K., u. E. Hess: Die Banginfektion des Pferdes. Schweiz. Arch. Tierheilk. **88**, 275 (1946) (Literatur).

Davis, G. R., R. M. Woods, J. D. Gadd and R. E. Kennedy: The incidence of brucella agglutinins in horses and their relationship to periodic ophthalmia. Cornell Vet. **40**, 264 (1950).

Fontaine und Lütje: Beiträge zur Spezifitätsfrage der Komplementbindungsmethode bei der Rotzkrankheit. Z. Vet.kde **31**, 1 (1919).

Hartnell, W.: Brucellosis of the withers. J. Amer. Vet. Med. Assoc. **112**, 153 (1948). — Hedström, H., u. A. Olson: Brucellosis hos häst. Skand. Vet.-Tidskr. **1943**, 207. — Hess, E.: Die Brucellose des Pferdes. Festschrift Bürgi, 1943, S. 138. — Hieronymi, E.: Die Brucellose des Pferdes. 8. Tagg Fachtierärzte für Bekämpfung der Aufzuchtkrankheiten, Berlin 1936, S. 180. — Hieronymi, E., u. H. Gilde: Die Brucella-Bang-Infektion beim Pferd als Ursache von Widerrist- und Genickfisteln. Z. Inf.krkh. Haustiere **47**, 24 (1924). — Hoeden, J. van der: Brucella Bang-Infektion beim Pferd. Z. Inf.krkh. Haustiere **42**, 1 (1932). — Hotz, H. Pathologisch-histologische Untersuchungen bei der Brucellose des Pferdes und ein Beitrag zur Genese der Corpora oryzoidea. Inaug.-Diss. Zürich 1951.

Magnusson, H.: Bursitiden mit Brucellainfektion beim Pferde. Münch. tierärztl. Wschr. **1933**, 474.

Schilling, K., u. G. Schmid: Über einen Fall von Brucella Bang-Infektion bei einem Pferd mit Widerristschaden. Schweiz. Arch. Tierheilk. **77**, 312 (1935). — Schellner: Diskussion. 8. Tagg. Fachtierärzte für Bekämpfung der Aufzuchtkrankheiten, Berlin 1 936, S. 191. — Schoop, G.: Bangbakterieninfektion bei Widerristfistel und Genickbeule des Pferdes. Dtsch. tierärztl. Wschr. **1932**, 520.

F. Hund und Katze.

Domke, W.: Experimentelle Brucellose beim Hunde. Z. Inf.krkh. Haustiere **56**, 320 (1940).

Feldman, W. H., J. L. Bollman and C. J. Olson: Experimental brucellosis in dogs. J. Inf. Dis. **56**, 321 (1935).

Jörgensen, H.: Brucellainfection in cat. Maanedsskr. Dyrl. **54**, 116 (1943).

Love, R., J. H. Hempill, M. S. Cooper, G. C. de Mello and J. C. Goebel: Epididymitis in a dog caused by Br. abortus, and treatment with aureomycin. Cornell Vet. **42**, 36 (1952).

Margolis, G., W. D. Forbus and G. P. Kerby: The reaction of the Reticulo-Endothelial System in experimental brucellosis in dogs. Amer. J. Path. **21**, 753 (1945). — Morse, E. V.: Canine brucellose — a review of the literature. J. Amer. Vet. Med. Assoc. **114**, 304 (1941). — Morse, E. V., H. G. Erling and B. A. Beach: The bacteriolocical aspects of experimental brucellosis in dogs following oral exposure. II. Effects of feeding brucella infected milk to young dogs. Amer. J. Vet. Res. **12**, 324 (1951). — Morse, E. V., T. Kowalczyk and B. A. Beach: The bacteriologic aspects of experimental brucellosis in dogs following oral exposure. I. Effects of feeding aborted fetusses and placenta to adult dogs. Amer. J. Vet. Res. **12**, 219 (1951).

Thomsen, A.: Brucella infections (Bang disease) in dogs. Medlemsblad Danske Dyrl. **15**, Nr 22 (1932).

G. Wildtiere.

BURGISSER, H.: Constatations sur la brucellose génitale du chamois. Schweiz. Arch. Tierheilk. **94**, 554 (1952). — BOUVIER, G., H. BURGISSER u. R. SCHWEIZER: Observations sur les maladies du gibier et des poissons en 1949 et 1950. Schweiz. Arch. Tierheilk. **93**, 275 (1951).

KLINGLER, K.: Über die Gemsblindheit und ihre Beziehungen zur Conjunctivo-Keratitis infectiosa und zum Abortus Bang der Rinder und Schafe. Schweiz. Arch. Tierheilk. **94** (1952).

H. Geflügel.

BELLER, K., u. W. STOCKMAYER: Experimentelle Untersuchungen über die Empfänglichkeit des Huhnes für die Infektion mit Bakterien aus der Brucellagruppe. Zbl. Bakter., I Orig. **127**, 456 (1933). ∼ Die Pathogenität der Bangbazillen (Br. abortus) für Hühner und Kücken unter natürlichen Bedingungen. Dtsch. tierärztl. Wschr. **1933**, 537.

FELSENFELD, O., VIOLA M. YOUNG, E. LOEFFLER, S. J. ISHIHARA and W. SCHROEDER: A study of the nature of brucellosis in chicken. Amer. J. Vet. Res. **12**, 48 (1951).

GILMAN, H. L., and E. L. BRUNETT: Bacterium abortus-Infection in the fowl. Rep. New York State Vet. Coll. Cornell Univ. **1930/31**, 149.

McNUTT, S. H., and P. PURWIN: The effect of the brucella group on chickens. J. Amer. Vet. Med. Assoc. **77**, 217 (1930).

THOMSEN, A.: Über das Vorkommen von Brucellainfektion in dänischen Hühnerbeständen. Maanedsskr. Dyrl. **44**, 118 (1932).

Namenverzeichnis.

Die in *Kursiv* gesetzten Ziffern beziehen sich auf die Literaturverzeichnisse.

Abaracon 5.
— D. s. Szyfres, B. *155.*
Abell, E. s. Huddleson, I. F. *146.*
Agren 12.
Ahringsmann, H. 131, *150.*
Aichelburg, U. di 54, *143.*
Ajello, L. 91, *150.*
Albertini, A. v. 2, 93, 106, 108, 110, 111, 112, 113, 115, 116, 118, 119.
— u. W. Lieberherr *150.*
— s. Löffler, W. *153.*
Albrecht 130.
— W. A. s. Pottenger, F. M. *154.*
Alessandrini, A. 2, 76, *143.*
Allison 130.
—, J. s. Pottenger, F. M. *154.*
Althoff, H. u. B. Rating *150.*
Ammann 42, 43.
— K. *165.*
— u. E. Hess *165.*
Amoss 66, 130.
— H. L. *150.*
— u. M. A. Poston *143.*
— s. Leavell, H. R. *152, 153.*
Amsbacher 135.
— s. Pulaski *154.*
Amsler, M., u. F. Verrey *143.*
Anderson 53.
Andrén 130.
— G. *150.*
Andrews 35.
— F. N., u. L. M. Hutchings *164.*
— s. Hillaert, E. L. *160.*
— s. Hutchings, L. M. *164.*
Angle, F. E. 97, *150.*
Anselme-Martin, G. s. Rimbaud, P. *154.*
Antoni, de 54.
Aran-Duchenne 93.
Arbella 54.
— s. Vidal *149.*
Ardrey 41.
Attinger, E. 94, *150.*
Azzi 90.
— E. u. D. Mircoli *150.*

Badoux, V. 144.
Baker 88.
— jr., B. M. *150.*
— L. s. Calder, R. M. *150.*

Baltzer, Betty 50.
— s. Huddleson, I. F. *146, 157.*
Bandelier 131.
— J. s. Bickel, G. *150.*
Bang 1, 2, 12, 20, 48.
— B. *144.*
— u. V. Stribold *144.*
— O. 69, *144, 158.*
Barber 134.
— T. E. s. Herrell, W. E. *152.*
Barger 6, 14, 21.
— E. H. s. Hayes, F. M. *160.*
Bartsch 40.
— E. 53, 55.
— s. Hofmann, P. *146.*
Baserga 67, 99.
— A. s. Introzzi, P. *152.*
Basso, G. s. Molinelli, E. A., *155.*
Baugess, L. C. s. McKenzie, F. F. *164.*
Baumann, R., u. A. Kuscher *158.*
Bay 34, 40.
— F. W., F. V. Washko, D. E. Bunnell u. L. M. Hutchings *164.*
— W. W. s. Hutchings, L. M. *164.*
Beach 10, 23, 28, 30, 44, 45.
— B. A., M. R. Irwin u. E. T. Berman *158.*
— s. Berman, D. T. *158.*
— s. Morse, E. V. *165.*
Beal 28, 56, 82, 131.
— G. A. *150.*
— s. Eisele, C. W. *144.*
Beard 102, *150.*
Beatty 91.
— O. A. *150.*
Becker 34.
— Lore *164.*
— O. *144.*
Beeso 41.
Beglinger, F. *158.*
Beller 13, 47.
— K. *158.*
— u. W. Stockmayer *166.*
Bendixen 10, 12, 19, 20, 68.
— H. C. *158.*
— u. E. Blom *158.*
— u. J. Jörgensen *158.*

Bennett 6, 24, 31.
— G. R. s. Huddleson, I. F. *146.*
Bennhold, H. 142.
Benning 129.
— H. M. *150.*
Bergagna, F. s. Criscuolo, E. *156.*
Berge 42.
— R., u. A. Ekrem *158.*
Berger 130.
— W., u. H. Schnetz *150.*
Bergh, Hijmans, van den 90.
Bergman 12.
Bergmark 99, 108.
— G. *150.*
Berman 2, 3, 8, 10, 17, 23, 28, 30.
— D. T. *156.*
— u. B. A. Beach *158.*
— u. M. R. Irwin *158.*
— B. A. Beach u. M. R. Irwin *158.*
— M. R. Irwin u. B. A. Beach *158.*
— P. H. Philipps u. C. A. Brandly *158.*
— s. Jones, L. M. *160.*
— E. T. s. Beach, B. A. *158.*
Bertrand 99, 108.
— J. s. Lemaire, G. *153.*
Bertschinger, A. 88, 101, 108, *150.*
Bethoux 131.
Béthoux, L., E. Gourdon u. J. Rochedix *150.*
Bevan 6.
Bianchini 35.
Bickel 131.
— G., u. J. Bandelier *150.*
Bieling 55.
— K. *144.*
Binder, L. 82.
— u. E. Fauszt *144.*
Bing 98.
— R. *143.*
Birch 8, 13, 29, 34.
— R. R. *158.*
  u. H. L. Gilman *144.*
— H. L. Gilman u. W. S. Stone *158.*
— s. Smith, R. W. *158, 162, 163.*
Birkeland 28.
Birrer 88, 90, 93.
— W. *150.*

Sachverzeichnis*.

---

* Man beachte die zur Erleichterung der Orientierung vorgenommenen Gruppengliederungen unter den Stichwörtern: Bakteriologie und Serologie; Brucellose, Mensch, Definition, usw; —, —, Epidemiologie und Prophylaxe; —, —, Experimentelle Pathologie; —, —, Klinik; —, —, Pathologische Anatomie; —, —, Therapie; —, —, Unfall und Berufskrankheit; —, Tier, Allgemeines; —, —, Geflügel; —, —, Hund und Katze; —, —, Pferd; —, —, Rind; —, —, Schwein; —, —, Wild; —, —, Ziege und Schaf; Laboratoriumsdiagnostik.